GUIDE PRATIQUE URGENCES ET ORTHOPEDIE PEDIATRIQUE

31ème Séminaire d'enseignement
de la SOFOP - 2007

Ce logo a pour objet d'alerter sur la menace que représente pour l'avenir de l'écrit, tout particulièrement dans le domaine universitaire, le développement massif du « photocopillage ».

Cette pratique qui s'est généralisée, notamment dans les établissements d'enseignement, provoque une baisse brutale des achats de livres, au point que la possibilité même pour les auteurs de créer des oeuvres nouvelles et de les faire éditer correctement est aujourd'hui menacée.

Nous rappelons donc que la reproduction et la vente sans autorisation, ainsi que le recel, sont passibles de poursuites.

Les demandes d'autorisation de photocopier doivent être adressées à l'éditeur ou au Centre français d'exploitation du droit de copie :
3, rue Hautefeuille, 75006 Paris.
Tél. : 01 43 26 95 35.

Dépot légal : Mars 2007
I.S.B.N. : 978-2-84023-508-8
EAN : 9782840235088

GUIDE PRATIQUE URGENCES ET ORTHOPEDIE PEDIATRIQUE

31ème Séminaire d'enseignement
de la SOFOP - 2007

Dirigé par : Jean-Luc JOUVE

Préface Gérard BOLLINI

sauramps medical

11, boulevard Henri IV
34000 Montpellier
www.livres-medicaux.com

Cet ouvrage a été édité après communication à l'ensemble des enseignants hospitalo-universitaires de la SOFOP pour lecture, correction et diffusion auprès de leurs collaborateurs.

Nous remercions particulièrement tous les collègues qui ont eu la gentillesse de nous communiquer commentaires, corrections et documents

Jérôme BERARD *(Lyon)*, Christian BONNARD *(Tours)*, Gérard BOLLINI *(Marseille)*, Sophie BOURELLE *(Saint Etienne)*, Corinne BRONFEN *(Caen)*, Jean-Philippe CAHUZAC *(Toulouse)*, Franck CHOTEL *(Lyon)*, Pierre CHRESTIAN *(Marseille)*, Jean Michel CLAVERT *(Strasbourg)*, Jean-Luc CLEMENT *(Nice)*, Jérôme COTTALORDA *(Saint Etienne)*, Benoît DE BILLY *(Besançon)*, Pierre Louis DOCQUIER *(Bruxelles)*, Bruno DOHIN *(Lyon)*, Bertrand FENOLL *(Brest)*, Georges FILIPE *(Paris)*, Franck FITOUSSI *(Paris)*, Jean-Marie GENNARI *(Marseille)*, Christophe GLORION *(Paris)*, Jacques GRIFFET *(Nice)*, Jean-Marc GUILLAUME *(Marseille)*, Antoine HAMEL *(Nantes)*, Bernard HERBAUX *(Lille)*, Pierre JOURNEAU *(Nancy)*, Rémy KOHLER *(Lyon)*, Pierre LASCOMBES *(Nancy)*, Franck LAUNAY *(Marseille)*, Joël LECHEVALLIER *(Rouen)*, Gérard LEFORT *(Marseille)*, Jean-François MALLET *(Caen)*, Keyvan MAZDA *(Paris)*, Dominique MOULIES *(Limoges)*, Jean-Michel ROGEZ *(Nantes)*, Bruno SALAZARD *(Marseille)*, Jérôme SALES de GAUZY *(Toulouse)*, Raphaël SERINGE *(Paris)*, Elke Viehweger *(Marseille)*, Philippe WICART *(Paris)*.

Illustrations : Brigitte CHABOT

PREFACE

Ce document, initié par J.L. Jouve, est l'œuvre collective de la SOFOP.

Tous ces protocoles ont été relus et validés après corrections par la communauté des chirurgiens orthopédistes pédiatres qui compose la SOFOP.

Ces protocoles, qui s'intéressent essentiellement à la phase de prise en charge aux urgences des enfants, sont donc le fruit d'un consensus et à ce titre vont permettre à tous ceux qui ont la charge de la réception des urgences pédiatriques d'avoir des outils de décision validés.

L'organisation des territoires selon le dernier Schéma Régional d'Organisation Sanitaire et Social, le SROSS 3, s'impose à notre réflexion sur l'organisation de la réception des urgences.

Cette organisation en trois niveaux, de proximité, de référence et d'expertise nécessitera, de plus en plus, de protocoliser nos prises en charge.

J'y vois de multiples avantages : améliorer la prise en charge des enfants, faciliter la mobilité des acteurs retrouvant quel que soit leur lieu d'activité les mêmes grands axes de traitement, rassurer les parents par l'existence d'un document accessible leur montrant que la prise en charge de leur enfant s'est faite selon un plan pré-établi et n'a donc pas été improvisée et enfin la protection des acteurs de soins contre le risque de poursuites médico-légales grâce à ce document opposable si survenaient un différent, des complications, un reproche de non-information.

A l'heure de l'évaluation des pratiques professionnelles, de l'établissement de référentiel par spécialité, de l'accréditation des établissements et des praticiens et de l'obligation de formation médicale continue, ce document constitue une des premières pierres de l'édifice que la SOFOP va avoir à mettre progressivement en place pour unifier autant que faire se peut nos pratiques avec, comme toile de fond de notre réflexion pour ces protocoles, le concept de «Evidence Based Medicine».

Merci à J. L. Jouve d'avoir initié ce travail, merci à tous les membres de la SOFOP d'avoir contribué à sa finalisation.

G Bollini
Président de la SOFOP

SOMMAIRE

AVANT PROPOS

Cet ouvrage est le fruit de la réflexion de l'ensemble de la Société Française d'Orthopédie Pédiatrique (SOFOP).

Notre société regroupe l'ensemble des orthopédistes pédiatres français, des collègues étrangers, des collègues issus de spécialités intéressées par l'orthopédie pédiatrique, notamment radio-pédiatres.

La SOFOP organise, depuis 30 ans, un séminaire annuel d'enseignement destiné aux plus jeunes d'entre nous. Ainsi, au fil des années se sont dégagés un certain nombre de conduites pratiques consensuelles dans tous les secteurs de l'orthopédie pédiatrique.

Concernant les urgences orthopédiques de l'enfant, il nous a paru intéressant de faire le point sur nos pratiques quotidiennes et de les communiquer à tous les intervenants susceptibles de recevoir des enfants en urgence. Il regroupe le plus petit dénominateur commun sur la conduite à tenir devant une urgence orthopédique.

Ce livre s'adresse aux chirurgiens pédiatres, mais également à nos collègues urgentistes, orthopédistes, notamment aux plus jeunes de ces spécialités.

De façon volontaire, le propos se limite à la phase initiale, correspondant au séjour de l'enfant dans le service des urgences.

Seules sont concernées les urgences pour lesquelles la SOFOP pense avoir un véritable rôle de référence en terme de conduite à tenir.

Ainsi, sont éliminés de façon volontaire, les lésions cutanées (plaies, morsures et brûlures), ainsi que les traumatismes crâniens ou cranio faciaux. Ces sujets relèvent d'autres spécialités pédiatriques dont l'expérience et la compétence en la matière sont manifestement supérieures.

Dans le même ordre d'idée, la prise en charge du polytraumatisé n'est pas évoquée sauf dans les choix thérapeutiques. Le caractère obligatoirement multi-disciplinaire de cette prise en charge est tel qu'il ne trouvait pas sa place dans un ouvrage orthopédique exclusif.

Il est clair que ce guide ne prétend pas être le détenteur exclusif des bonnes pratiques médicales autour de l'enfant. Toutes les recommandations déclinées peuvent être remises en question et modifiées à chaque instant en fonction du cas clinique et de son contexte.

En effet, il est frappant de constater à quel point l'organisation des urgences pédiatriques est variable en fonction des régions et des équipes, dépendant de leur historique et du bassin de population concerné.

Ce document vise à rapporter une base de réponse commune concernant la prise en charge initiale de l'enfant. Il ne demande qu'à être enrichi par l'expérience de tous.

Jean-Luc JOUVE

GENERALITES

Particularités du squelette en croissance

Prise en charge de la douleur de l'enfant en salle d'urgence

Principes de l'immobilisation primaire

Syndromes des loges

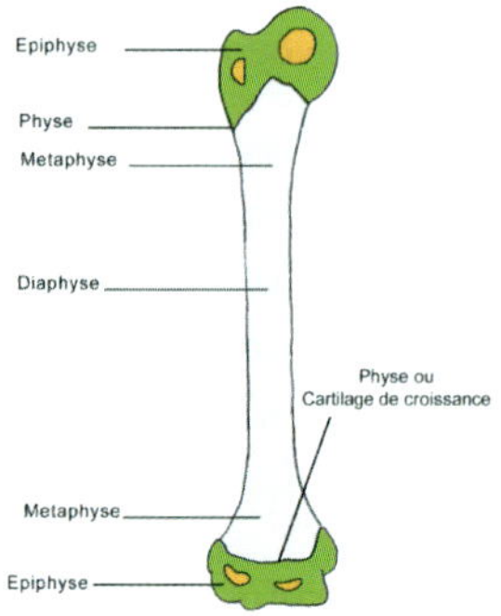

Fig : Différents segments de l'os long de l'enfant.

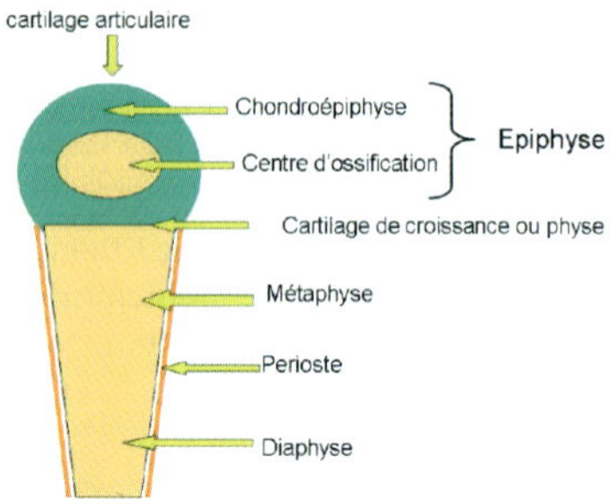

Fig : Extrémité d'un os en croissance.

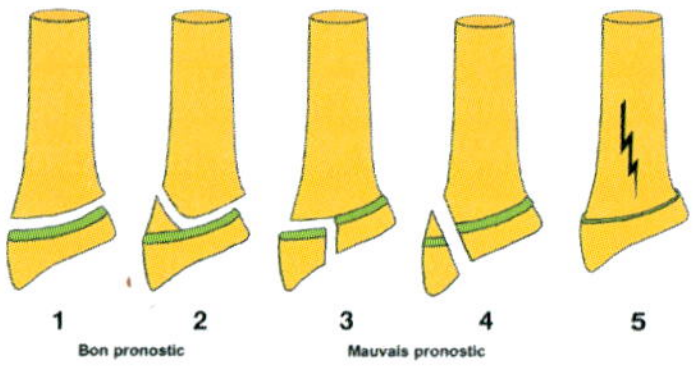

Fig : Classification de Salter.

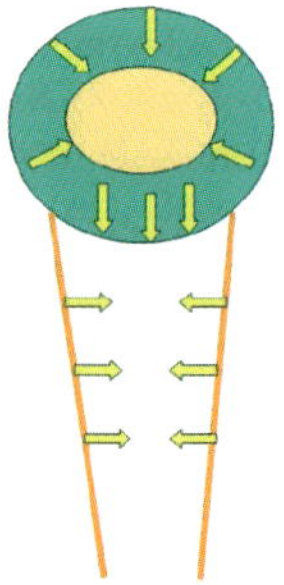

Fig : Croissance en épaisseur de l'os et croissance de l'épiphyse.

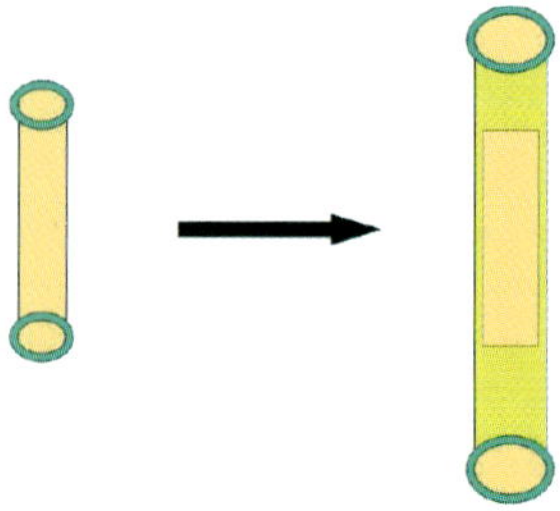

Fig : Croissance en longueur de la diaphyse.

PARTICULARITES DU SQUELETTE EN CROISSANCE

1. ANATOMIE-PHYSIOPATHOLOGIE

Le squelette de l'enfant présente des propriétés propres à chaque segment et variables en fonction de l'age.

- L'épiphyse est en grande partie cartilagineuse, source de difficultés de diagnostic radiographique. D'autre part, l'épiphyse supporte le cartilage de croissance sur le plan mécanique et vasculaire. Ainsi, tout traumatisme sectionnant le cartilage de croissance fait courir le risque d'un trouble de croissance. En revanche, tout décollement en bloc de l'épiphyse laisse théoriquement intact le cartilage de croissance. Ce principe est à la base de la **classification de Salter**, dont la valeur pronostique est fiable à quelques exceptions près. Les fractures de type Salter 1 et 2 correspondent à des décollements du cartilage de croissance (décollements épiphysaire ou décollements-fractures métaphysaires). Dans ces types 1 et 2, le pronostic est théoriquement bon car le cartilage de croissance n'est pas interrompu. Les fractures de type Salter 3 et 4 correspondent à des fractures de l'épiphyse sectionnant le cartilage de croissance. Le pronostic est plus réservé, car il y a un risque potentiel d'arrêt de croissance ou épiphysiodèse. Il en est de même du type Salter 5 qui correspond à une lésion en compression du cartilage de croissance et qui est un diagnostic rétrospectif à distance du traumatisme initial.

- La métaphyse est constituée d'un os spongieux dense, peu corticalisé, enveloppé d'un périoste très solide. C'est le siège de fractures partielles appelées fractures en « motte de beurre », d'excellent pronostic, mais de diagnostic difficile.

- La diaphyse est très souple, comparable à du bois vert, avec possibilité de fractures d'une seule corticale (fracture en bois vert), ou de déformations « plastiques », c'est-à-dire de déformations en angulation sans véritable rupture d'une corticale osseuse.

- Les ligaments et capsules sont plus solides que les épiphyses et le cartilage de croissance. Cela a pour conséquence la rareté des ruptures ligamentaires et la fréquence des décollements épiphysaires (exemple : fréquence des décollements épiphysaires de l'humérus proximal et rareté des luxations de l'épaule).

On peut dès à présent mesurer le paradoxe des fractures de l'enfant. Lorsqu'elles sont métaphysaires ou diaphysaires, elles sont dotées d'un poten-

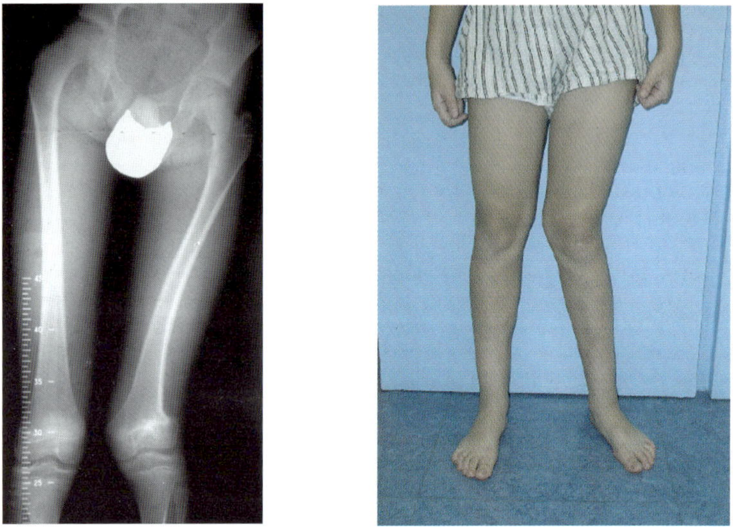

Fig : Conséquence d'une épiphysiodèse post-traumatique fémorale distale gauche.
Le fémur est raccourci avec un défaut d'axe en valgus.

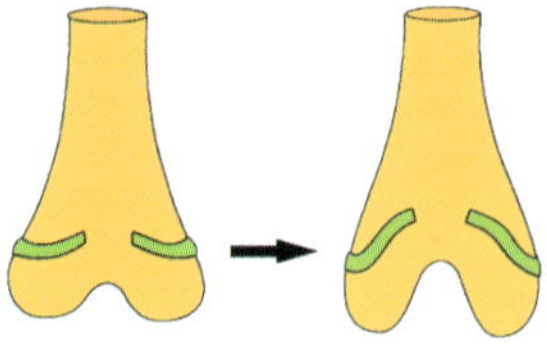

Fig : Evolution au cours de la croissance d'une épiphysiodèse centrale.

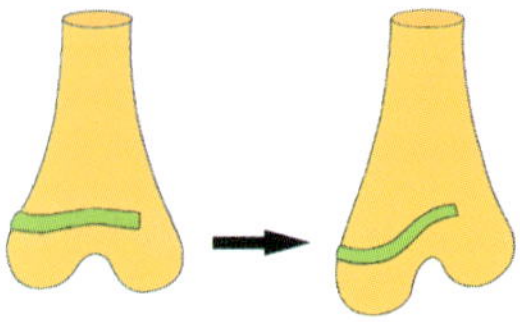

Fig : Evolution au cours de la croissance d'une épiphysiodèse latérale.

tiel de consolidation et de remodelage majeurs. Dés lors que l'épiphyse et surtout le cartilage de croissance sont atteints, il existe un risque notable d'arrêt de croissance ou épiphysiodèse totale ou partielle. Le diagnostic de certitude d'une telle complication sera porté plusieurs mois après le traumatisme. Les parents devront être alertés de cette éventualité dès la phase initiale afin d'éviter toute confusion avec une complication interprétée à tort comme d'origine iatrogène.

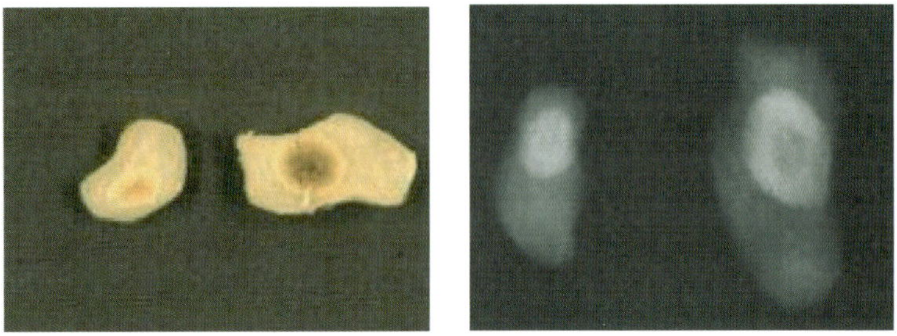

Fig : Talus et calcaneus d'un nouveau-né. Il s'agit essentiellement de maquettes cartilagineuses dont les images radiographiques sont quasiment in-interprétables.

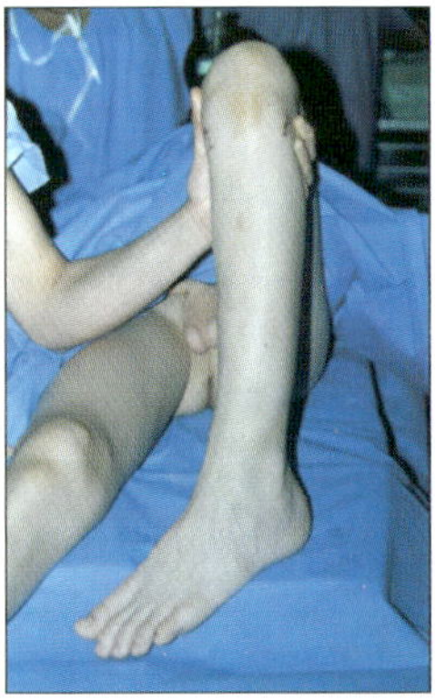

Fig : Cal vicieux en rotation après fracture du tibia. Aucune correction n'est à espérer avec la croissance, car les défauts dans le plan transversal ne se corrigent pas.

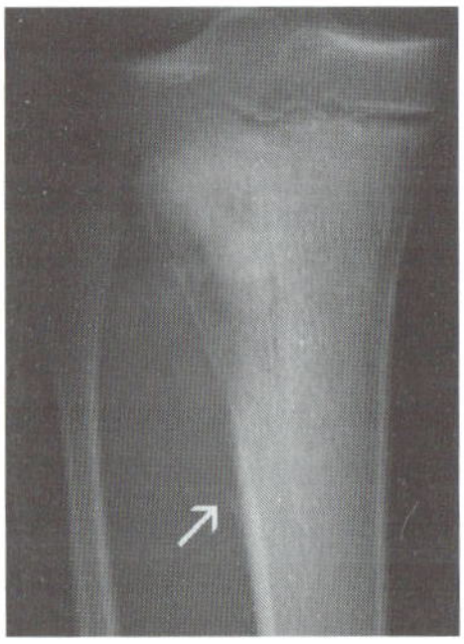

Fig : Aspect hétérogéne, rupture de la corticale, éperon périosté sont autant de signes évocateurs de tumeur maligne. Le diagnostic d'hématome sous périosté post-traumatique a été porté à tort.

2. CONSEQUENCES PRATIQUES : LES PIEGES A EVITER EN URGENCE

2-1 Pièges relatifs à la biomécanique de l'enfant

< Ne pas sous-estimer une lésion du fait des difficultés de l'imagerie pédiatrique en zone épiphysaire. La présence de plusieurs points d'ossification dans la matrice cartilagineuse épiphysaire constitue une véritable difficulté de lecture des clichés standards en urgence *(cf traumatismes du coude).*

< Ne pas penser que la croissance corrige tout défaut sans restriction. Les possibilités de correction dépendent de l'âge de survenue, du type de fracture, de la topographie de la fracture et de l'importance du déplacement*(cf fracture des deux os de l'avant bras).*

2-2 Pièges relatifs au contexte du traumatisme

2-2-1 : L'entourage peut sous-estimer ou méconnaître le traumatisme
Un enfant peut présenter une fracture d'un membre après un traumatisme mineur telle qu'une simple chute de sa hauteur ou d'un fauteuil. Un enfant qui se coince un membre entre les barreaux d'un lit peut également présenter une fracture. Il s'agit de traumatismes méconnus, à différencier de ceux observés en cas de maltraitance. De tels traumatismes n'ont généralement rien à voir avec une quelconque négligence. Le contexte en est généralement bien différent, le type de fracture également, sous forme de fracture oblique spiroïde.

2-2-2 : L'entourage peut sur-estimer l'importance du traumatisme
Les raisons peuvent être très diverses.
Il peut s'agir de parents inquiets dans des situations parentales conflictuelles.
Cela peut être également le cas chez un enfant considéré comme sportif de haut niveau avec un environnement très exigeant.
Enfin il faudra toujours avoir à l'esprit que le traumatisme est régulièrement évoqué comme étant à l'origine de toute douleur des membres de l'enfant. Ainsi des lésions orthopédiques froides (infections, tumeurs) sont souvent initialement rapportées à un traumatisme ancien par la famille.

Le traumatisme est parfois un élément rassurant pour la famille, source de retard de diagnostic.

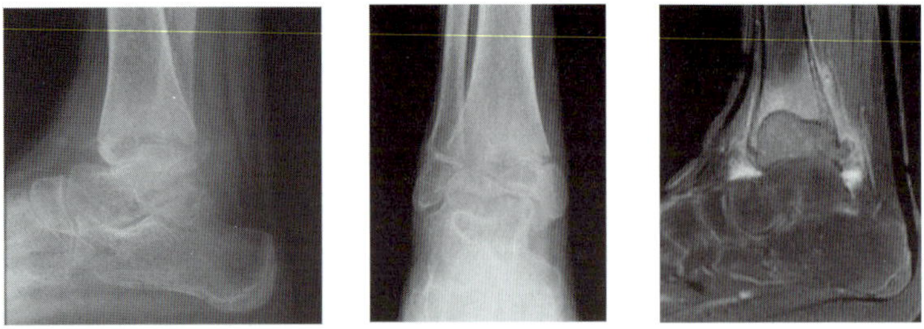

Fig : Chondroblatome du tibia distal. Lors d'une première consultation pour douleur post traumatique, il n'avait pas été demandé de radiographie. Seule une échographie n'avait pas retrouvé de lésion ligamentaire.

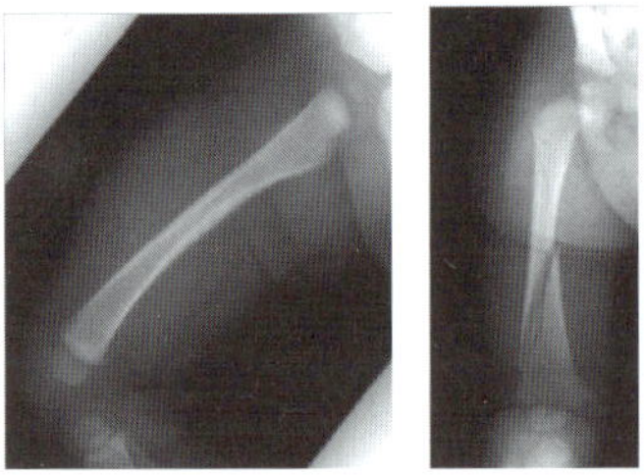

Fig : Fracture de la diaphyse fémorale visible uniquement sur le cliché de face.

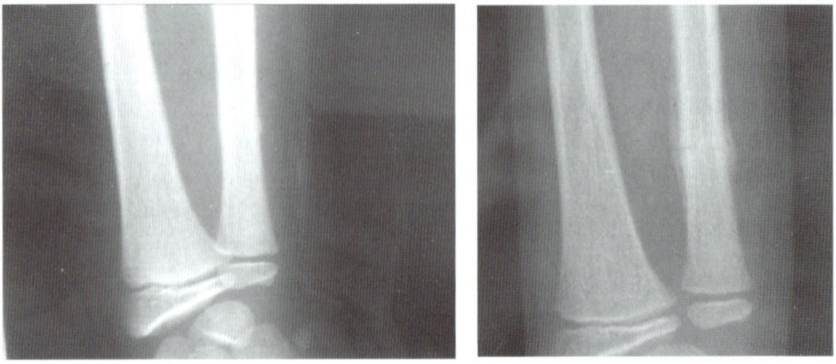

Fig : Traumatisme de l'avant-bras avec radiographies initiales normales.
A J21, apparition du trait de fracture et des signes de consolidation de l'ulna distale.

2-3 Pièges relatifs à l'imagerie

L'imagerie en urgence est source de nombreux pièges relatifs à plusieurs paramètres :

- demande abusive avec multiplication de clichés. C'est souligner l'importance de l'examen clinique initial qui doit rester une étape incontournable malgré le caractère d'urgence et la pression de l'entourage familial. L'étude soigneuse du membre douloureux, la palpation douce, vont souvent corriger une demande d'imagerie abusive et non contributive.

- demande inappropriée comme par exemple une échographie isolée première demandée sans cliché standard associé.

- difficulté de lecture des clichés du fait de la présence de points d'ossification et de la nature cartilagineuse d'une grande partie des épiphyses.

- difficultés de lecture car les incidences sont imparfaites du fait des douleurs et des déformations initiales. Il est indispensable d'obtenir au moins deux incidences orthogonales.

2-4 Conséquences : Les trois aphorismes de la traumatologie pédiatrique

Tout traumatisme considéré comme mineur
doit être guéri à J7 chez un enfant.

La persistance d'une douleur ou d'une impotence fonctionnelle significative impose de renouveler le bilan d'imagerie standard. Une fracture passée inaperçue pourra alors être mise en évidence.

En cas de symptomatologie persistante à J21, il convient de remettre
en cause le diagnostic de traumatisme mineur
et entreprendre un bilan d'imagerie plus adapté

- Le nouveau cliché standard peut permettre, s'il s'agissait initialement d'une fracture *a minima*, d'observer une apposition périostée correspondant à un cal en formation.

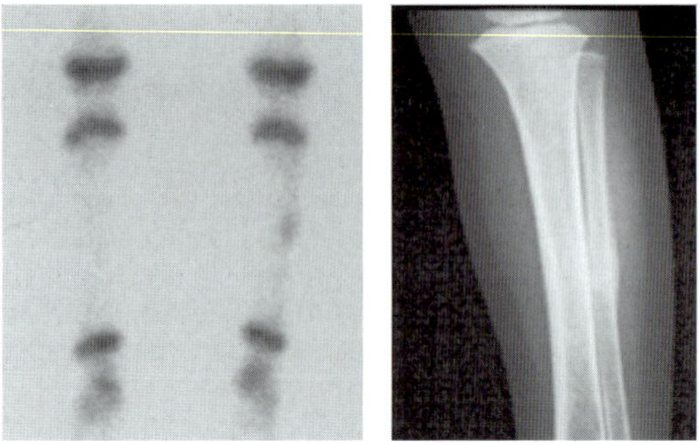

Fig : Hyperfixation de la fibula sur une scintigraphie réalisée 3 semaines après un traumatisme banal pour lequel les radiographies standards n'avaient rien objectivé. Un nouveau cliché à trois semaines montre le cal en formation.

- Si la radiographie à 21 jours est normale, il est indispensable de pousser plus loin les investigations. Une consultation spécialisée est nécessaire. Une IRM ou une scintigraphie osseuse pourront être demandées en fonction des signes cliniques. L'arrière-pensée d'une pathologie tumorale doit toujours être présente.

- A J21, les diagnostics d'entorse grave, hématome profond, ne doivent jamais être retenus en première intention. Une consultation spécialisée est indispensable compte tenu de la rareté de telles lésions chez l'enfant.

Toute fracture de l'enfant présente
un risque de trouble de croissance.
Une surveillance à long terme doit être recommandée.

PRISE EN CHARGE DE LA DOULEUR DE L'ENFANT EN SALLE D'URGENCE

La prise en charge de la douleur de l'enfant doit être une priorité pour les équipes médicales. Il est important d'utiliser et de continuer à optimiser les moyens d'évaluation de la douleur en fonction de l'âge ainsi que d'utiliser une stratégie de prise en charge de la douleur avec l'ensemble des outils à notre disposition afin de minimiser les effets secondaires.

1. EVALUATION DE LA DOULEUR DE L'ENFANT

Prendre en charge la douleur de l'enfant nécessite de pouvoir l'identifier et l'évaluer de façon objective et fiable. L'utilisation d'outils d'évaluation adaptés permet :
< d'établir ou de confirmer l'existence d'une douleur,
< d'apprécier son intensité,
< de déterminer les moyens antalgiques nécessaires,
< d'évaluer l'efficacité du traitement institué et enfin,
< d'adapter ce traitement.
Face à cette problématique et afin de mieux codifier l'évaluation de la douleur chez l'enfant, l'ANAES a émis à cet égard un certain nombre de recommandations *(références jointes en annexe)*.

2. L'IMMOBILISATION DU MEMBRE TRAUMATISE

Une contention efficace est à la base de toute analgésie. Un des problèmes en pédiatrie est que toutes les tailles d'attelles ne sont pas nécessairement disponibles dans tous les services d'urgences pour des raisons pratiques bien compréhensibles.
Dans un premier temps, la contention doit être assurée par des attelles radio-transparentes jusqu'au bilan radiographique initial.
En revanche, dès les clichés réalisés, il est recommandé de réaliser des gouttières plâtrées, qui restent le meilleur moyen de contention quel que soit l'âge de l'enfant. Même dans le cas d'une chirurgie programmée dans les heures qui suivent, une contention par gouttière plâtrée évitera l'installation de douleurs sévères surtout si un retard survient dans la prise en charge chirurgicale.

Une contention efficace c'est-à-dire prenant les articulations sus et sous-jacentes, est a la base de toute analgésie en urgence.

3. LA PRISE EN CHARGE MEDICAMENTEUSE

Elle doit se faire également dès l'admission. La position du médecin d'urgence est délicate car il doit assurer une antalgie efficace tenant compte de la prise en charge secondaire.
Les antalgiques de palier 1 (paracétamol, AINS) doivent être largement prescrits devant tout traumatisme. Néanmoins, si le patient doit être opéré, il est préférable d'éviter les AINS du fait de leur pouvoir anti-agrégant plaquettaire.
Les antalgiques de palier 2 et 3 sont à réserver aux patients hospitalisés afin de bénéficier d'une surveillance adaptée.

En pratique, plusieurs situations sont possibles, de nombreux protocoles d'antalgiques existent. A titre indicatif on peut retenir 3 situations :

< **Lésion bénigne traitée par simple immobilisation et retour à domicile** (contusion du coude, entorse de cheville, plaie superficielle suturée...).
Il peut s'agir d'une indication de paracétamol per os ou intra-rectal à la posologie de 15 mg/Kg avec prise toutes les 6 heures, associée en fonction de la douleur à un AINS (ibuprofen, diclofénac,...) per os ou intra-rectal, sans dépasser 3 jours de prescription pour les AINS.

< **Lésion bénigne plus importante mais ne relevant pas d'un traitement chirurgical** (fracture de clavicule, fracture non déplacée du poignet...).
Selon le contexte, l'enfant est gardé en hospitalisation mais le plus souvent retourne à domicile. Le même protocole peut être utilisé et si nécessaire, la codéine base (Codenfan) peut être ajoutée per os à la posologie de 2 à 4 mg/Kg/j en 4 à 6 prises.

< **Lésion nécessitant une intervention chirurgicale en urgence.**
Une voie veineuse est indispensable associant paracétamol (Perfalgan) à la dose de 15 mg/kg/injection toutes les 6 heures. Son association peut se faire avec la morphine. L'utilisation de la morphine est tout à fait possible à tout âge même chez le nouveau-né, sous réserve d'un usage soigneux. La première injection se fait à la dose de 0,025 à 0,1 mg/kg/injection. Cette première injection doit être réalisée sur une période de 5 mn. Après cette 1ère dose, il est souhaitable de réaliser une titration consistant en des injections répétées de 0,025 mg/kg toutes les 5 à 7 mn jusqu'à obtention d'une réduction suffisante de la douleur ou apparition d'un effet indésirable. La surveillance est impérative et porte sur le degré de sédation, la fréquence respiratoire, la saturation et la pression artérielle. La dose totale ainsi injectée en première intention pour une source de douleur constante peut être renouvelée toutes les 4 heures. L'adaptation des doses doit être faite régulièrement selon le niveau d'antalgie obtenue qui est, avec la surveillance des effets secondaires, le principal guide de prescription.

4. LA CREME ANESTHESIQUE EMLA

C'est une association de lidocaïne et de prilocaïne. Sa profondeur d'efficacité est de 5 mm environ. Elle peut être utilisée dans les effractions cutanées superficielles, en vue d'un bilan sanguin ou de la pose d'une voie veineuse.

5. LES ANESTHESIES LOCO-REGIONALES

Les possibilités actuelles de l'anesthésie loco-régionale laissent envisager pour le futur des alternatives intéressantes. Dans l'état actuel de la formation des médecins impliqués dans cette prise en charge, les anesthésies loco-régionales se limitent en phase initiale aux blocs fémoraux dans le cadre des lésions de la cuisse notamment les fractures du fémur.

6. LE MEOPA

Il s'agit d'un Mélange Equimolaire d'Oxygène et de Protoxyde d'Azote. L'ensemble constitue un gaz à effet anxiolytique, euphorisant et procurant une analgésie de surface. Les conditions d'utilisation doivent suivre des règles législatives strictes en terme de matériel et de locaux. L'administration ne peut se faire que sur prescription médicale.
Le gaz peut être utilisé seul ou en association avec les antalgiques classiques. Cependant, l'association avec des benzodiazépines ou des morphiniques majore le risque respiratoire et doit être réalisé en présence d'un médecin. Dans ce cas, la sédation plus profonde qu'elle entraîne nécessite des règles de jeûne et un monitorage adapté.

Les effets indésirables sont rares, mineurs et réversibles quelques minutes après l'arrêt de l'inhalation (nausées, vomissements, agitation, excitation paradoxale, sensation de malaise).
Les contre-indications sont rares
- L'hypertension intra-crânienne et le traumatisme crânien non évalué.
- Le pneumothorax, les bulles d'emphysème, la distension gazeuse abdominale.

Il s'agit sans aucun doute d'un apport significatif dans le contrôle de l'analgésie chez l'enfant. Néanmoins, l'efficacité avant l'âge de 4 ans est discutée. Sa place, dans les gestes thérapeutiques très douloureux tels que les réductions de fracture, est à l'étude. Un débat existe entre différentes équipes afin d'en cerner les indications et établir dans quelles conditions il pourrait se substituer à des anesthésies générales brèves.

Actuellement, à l'exception d'équipes bien entraînées à son utilisation, on ne peut considérer le MEOPA comme d'usage courant et l'anesthésie générale reste de règle pour tout geste thérapeutique douloureux de l'enfant.

PALIER 1	Nouveau né < 28 j	Nourrisson 1 à 6 mois	Enfant 6 mois à 4 ans	Enfant 4 ans à 7 ans	Enfant > 7 ans
-Paracétamol - AINS	- Paracétamol PO, IV, suppo (60mg/Kg/jr)	- Idem + - Aspirine PO (50mg/kg/jr)	- Idem + - Ibuprofène PO, 30 mg/kg/jr (advil®, nureflex®,nurofen®) - Acide niflumique suppo 40 mg/kg/jr (nifluril®)	- Idem + - Diclofénac PO, suppo 2 à 3 mg/kg/jr (Voltarène®) - Acide tiaprofénique PO 10 mg/kg/jr (Surgam®)	- Idem + - Naproxène PO 0,5g/jr (Apranax®)

PALIER 2	Nourrison < 12 mois	Nourrisson 12 à 18 moi	Enfant 18 mois à 7 ans	Enfant 7 ans à 12 ans	Enfant > 12 ans
- Codéine - Nalbuphine - Buprénorphine - Tramadol		- Codeine pure PO 2 à 4 mg/kg/jr (Codenfan®)	- Idem+ - Nalbuphine IV 0,2 mg/ kg/ prise 4 à 6 fois/jour Voie intrarectale 0,4 mg/kg en une prise si pas de voie veineuse	- Idem + - Buprénorphine per os 0,2 mg x 3/jr (Temgesic®)	- Idem+ - Tramadol per os50 à100mg/4 à 6 h max 400mg/jr (Topalgic®)

Fig : Médicaments antalgiques et analgésiques de paliers 1 et 2 ayant l'AMM utilisables en pédiatrie : récapitulatif par palier et par âge (source AFSSAPS)

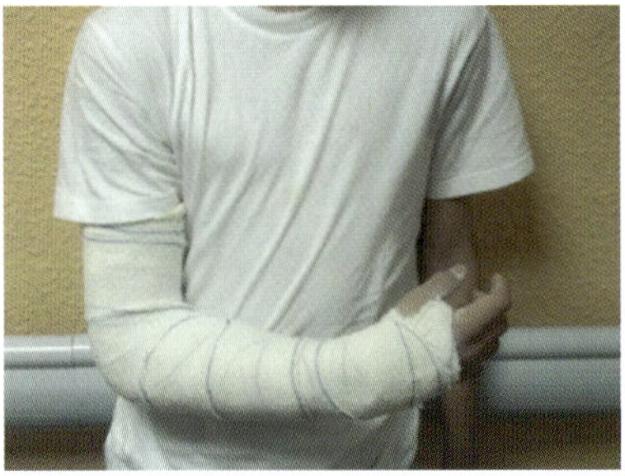

Fig : Immobilisation brachio-anté-brachio palmaire(BABP).

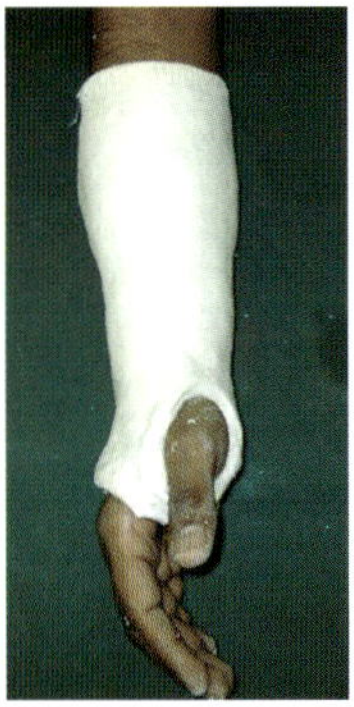

Fig : Immobilisation anté-brachio palmaire (ABP).

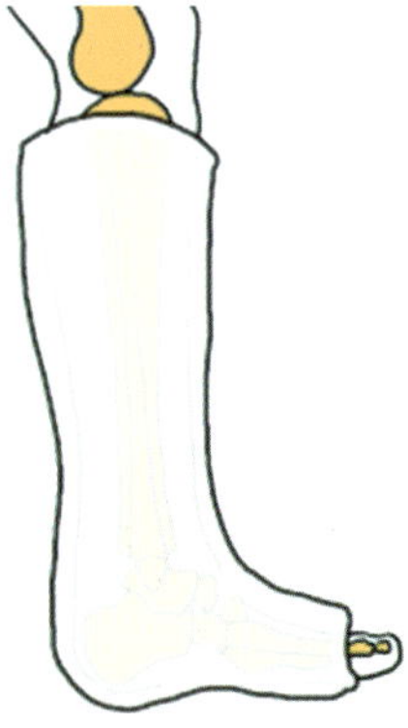

Fig : Immobilisation par botte suro-pédieuse.

PRINCIPES DE L'IMMOBILISATION PRIMAIRE

1. LES BUTS DE L'IMMOBILISATION :

Il s'agit d'obtenir à la fois un effet de contention et un effet antalgique.

1-1 Un effet de contention

En réalisant un exo squelette, une carapace protectrice, l'immobilisation plâtrée doit donner une stabilité primaire au foyer de fracture.
L'œdème initial post-traumatique va fondre progressivement et une désadaptation contenant-contenu va se produire avec un risque de déplacement secondaire entre le 8ème et le 15ème jour.
Ceci implique donc une surveillance régulière et la nécessite de refaire ou de modifier l'immobilisation plâtrée au cours du traitement.

1-2 Un effet antalgique

Le plâtre est le premier des antalgiques.
Immobiliser le mouvement des extrémités des fractures ne peut plus se faire sous la force des pressions musculaires. Une stabilisation extérieure est nécessaire.

2. LES BASES DE LA CONFECTION DE L'IMMOBILISATION PLATREE

Il faut contenir et soutenir le segment de membre en prenant appui sur les segments sus et sous-jacents.
Il faut appliquer et mouler le plâtre sur la zone à immobiliser, celle-ci étant préalablement protégée par 1 à 2 jersey et du coton pour éviter les points de compression sur les saillies osseuses (sciatique poplité externe au niveau du col de la fibula) ou des vaisseaux (artère humérale et cercle péri-artériel au niveau du coude).

3. LES CHOIX TECHNIQUES

Le choix entre immobilisation circulaire ou gouttière est fonction du choix du prescripteur qui en fonction de l'âge, du type de lésion prendra l'option qui lui semblera la plus efficiente.

- L'immobilisation plâtrée doit être confortable, ni trop lourde, ni compressive et dans une fonction de repos articulaire (au membre inférieur légère flexion du genou pied à 90°, plâtre dépassant les orteils pour les protéger).

- Choix de la position d'immobilisation
  Il faut toujours privilégier la fonction future, ce qui sera un gain de temps lors de la phase de réadaptation.

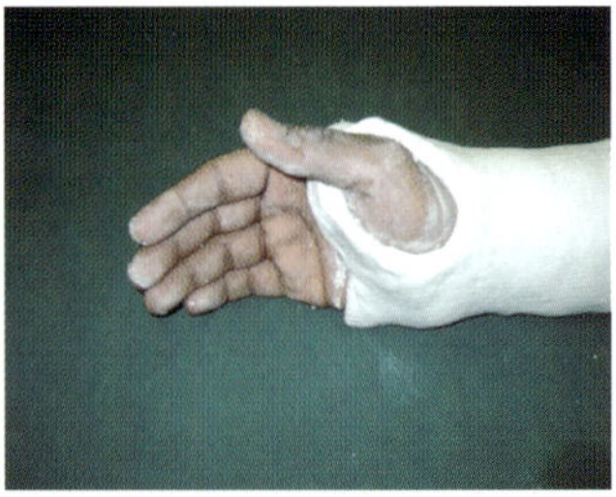

Fig : Les articulation non immobilisées doivent garder toute leur amplitude articulaire comme dans cet exemple la colonne du pouce.

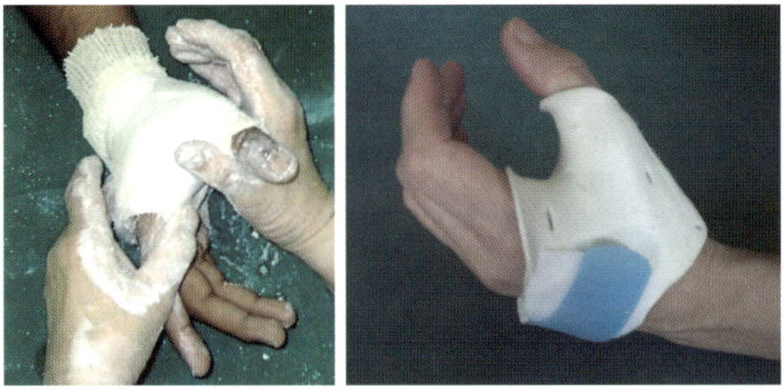

Fig : Les matériaux peuvent être utilisés de manière successives afin d'autoriser une meilleure autonomie, ici une attelle plâtrée est d'abord mise en place puis remplacée par une orthèse thermo-moulée.

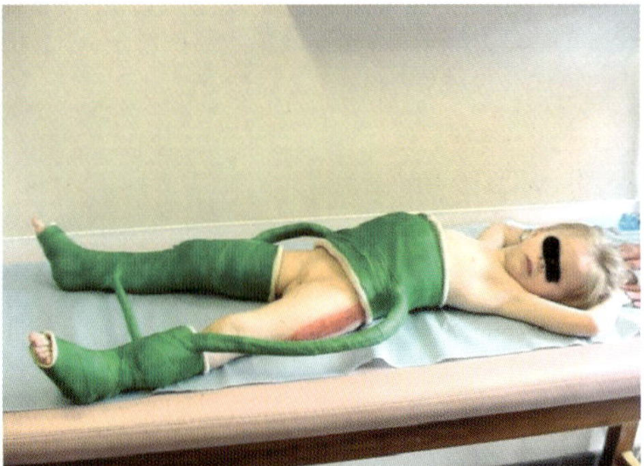

Fig : La résine peut permettre des adaptations intéressantes en cas de plaies ou cicatrices associées.

L'immobilisation plâtrée peut être évolutive

Si la règle initiale est d'immobiliser l'articulation sus et sous-jacente au segment atteint, l'antalgie et la solidité primaire étant obtenue, on peut diminuer l'étendue de l'immobilisation libérant le genou ou le coude sans risque de déplacement secondaire (en règle générale à partir de la 3ème semaine).

Il faut éviter les positions forcées, mais quelquefois, c'est le seul moyen de conserver une stabilité du foyer fracturaire (inclinaison cubitale dans le cadre de certains décollements épiphysaires au poignet).
Dans aucuns cas, les positions forcées ne doivent être prolongées et excéder 3 semaines.

4. LE CHOIX DU MATERIEL

< soit plâtre dit de Paris
    < excellent moyen
    < économique
    < mais fragile
< soit bandes de résine
    < solides
    < onéreuses
< soit procédé mixte associant plâtre renforcé secondairement par résine.

5. LA DUREE DE L'IMMOBILISATION

Il est courant de dire que l'enfant consolide vite, mais l'enfant est turbulent et le risque de fractures itératives est important.
Les critères d'ablation de la contention doivent être stricts :

< constitution d'un bon cal périphérique,
< reperméabilisation du canal médullaire,
< angulation des fragments diaphysaires inférieurs à 10/15°.

Lors d'une réduction chirurgicale, l'immobilisation temporaire est une nécessité à but antalgique même s'il est pris la décision d'une réduction sous anesthésie générale.

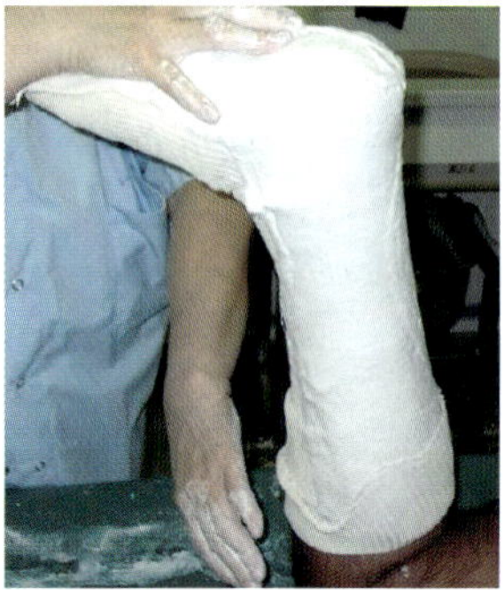

Fig : Gouttière plâtrée confectionnée patient en décubitus ventral, genou fléchi.

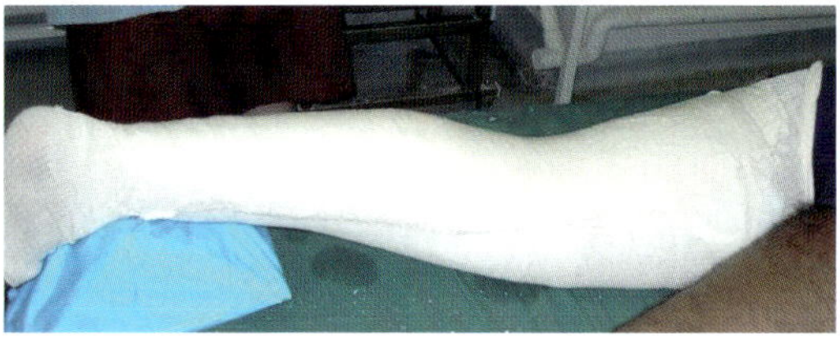

Fig : Confection d'une gouttière postérieure cruro-malléolaire patient en décubitus ventral.

a

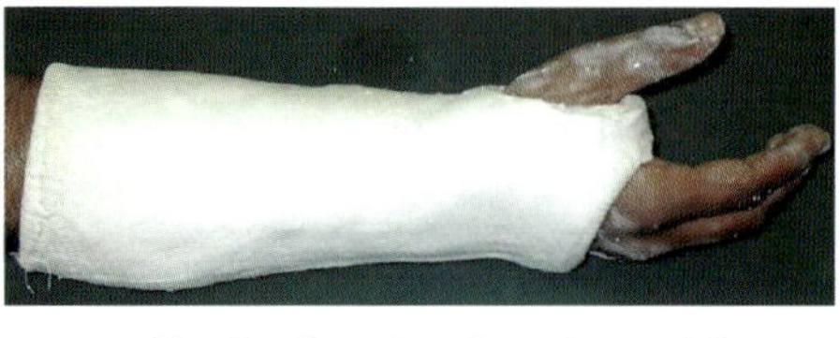

b

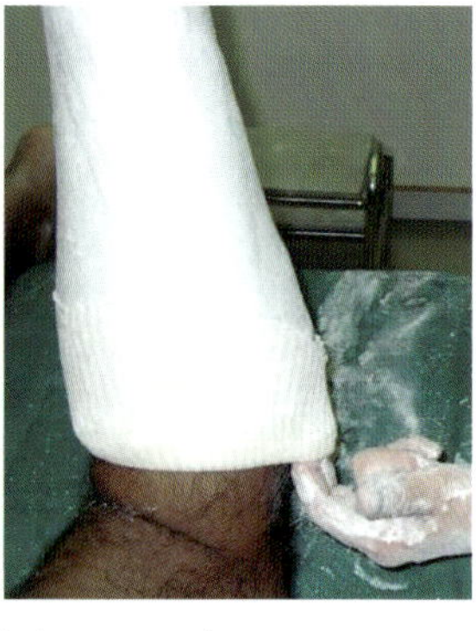

Fig : Tous les points d'appui potentiellement douloureux ou dangereux doivent être protégés.
Comme dans ces deux exemples, la tête des métacarpiens (a) ou le nerf fibulaire (b)

6. LES ASTUCES DE CONFECTION DE L'APPAREIL PLATRE

Dans le positionnement du patient

Pour le membre inférieur

< La position jambe pendante est utile,

< Pour une botte plâtrée, le malade est placé à plat ventre, jambe repliée à 90°.

Pour le membre supérieur

< Il est préférable de faire allonger le patient avec un coussin sous la tête, coude fléchi à 90°.

Le praticien doit toujours tenir compte de son ergonomie personnelle et ne pas hésiter à s'asseoir s'il est plus confortable.

Dans la confection : le plâtre en 2 temps

On peut réaliser l'immobilisation de la jambe dans le cadre d'une fracture de jambe et compléter ensuite l'immobilisation par le segment sus-jacent et le segment sous-jacent.
La difficulté est de bien s'appliquer dans les zones de jonction qui seront alors des zones de fragilité.

Dans l'ablation

Lorsqu'on confectionne un plâtre, il faut toujours penser à celui qui l'enlèvera.
L'ablation des plâtres, par les brûlures ou les plaies qu'elle occasionne, est une cause importante de contentieux.

Cinq règles pour éviter les désagréments :

1 - Bien expliquer à l'enfant que la scie vibre et ne coupe pas et le lui montrer.
2 - Bien l'installer confortablement sur un plan dur.
3 - Protéger la peau en glissant une lame souple entre l'appareil plâtré et la peau.
4 - Scier en oblique par rapport à l'axe du membre et pas perpendiculairement.
5 - Ne pas utiliser toujours la même zone de la scie qui chauffe et brûle.

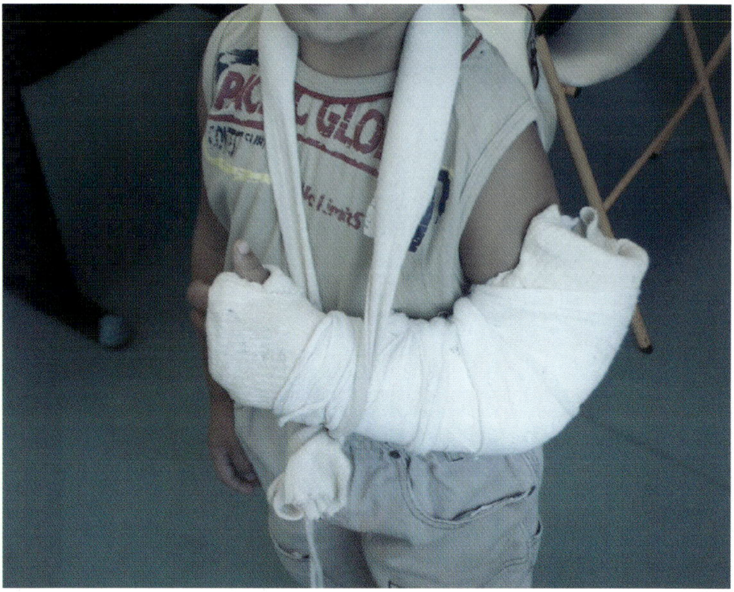

Fig : Aspect typique d'immobilisation à éviter en sortant du service d'urgence : immobilisation insuffisante, poids excessif, durée de vie de l'appareillage limitée.

7. LES ERREURS DE CONFECTION A EVITER

La position forcée

< le varus à la cheville,
< la trop forte flexion au poignet.

De telles situations peuvent être à l'origine d'un syndrome algoneurodystrophique.

Les points de compression

Sont dus :

< Aux aides de bonne volonté mais mal informés qui agrippent véritablement le membre de l'enfant et laissent leur doigts imprimés dans le plâtre.
Il faut un maintien efficace et léger.

< A la rectification secondaire de la position lors de la phase de dessiccation du plâtre.
On s'aperçoit en fin de confection de l'appareil plâtré que la position n'est pas satisfaisante, on la rectifie brutalement ; ceci est particulièrement vrai au coude. Le passage de la position de 110° à 90° entraîne une compression par les replis de plâtre ainsi occasionnés.

< La dessiccation du plâtre.
On a reposé le membre inférieur sur le plan dur alors que le plâtre n'est pas encore sec. Une compression se produit ce qui donnera rougeur, douleur et escarre.

La confection d'un appareil plâtré nécessite :
- De la méthode,
- Du soin,
- Une surveillance particulièrement à l'avant-bras et à la jambe.

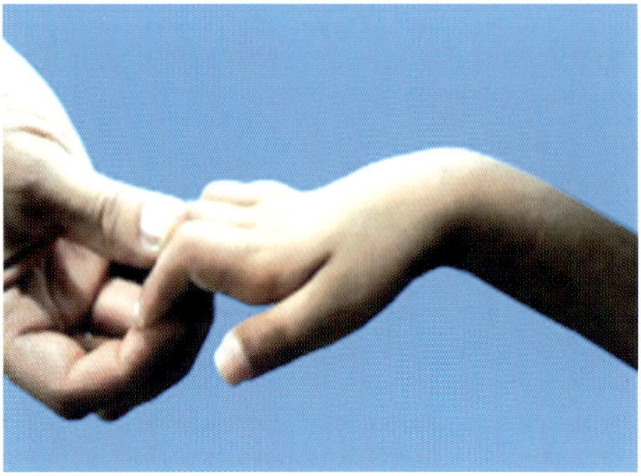

Fig : Syndrome de loge séquellaire au membre supérieur (syndrome de Volkman).

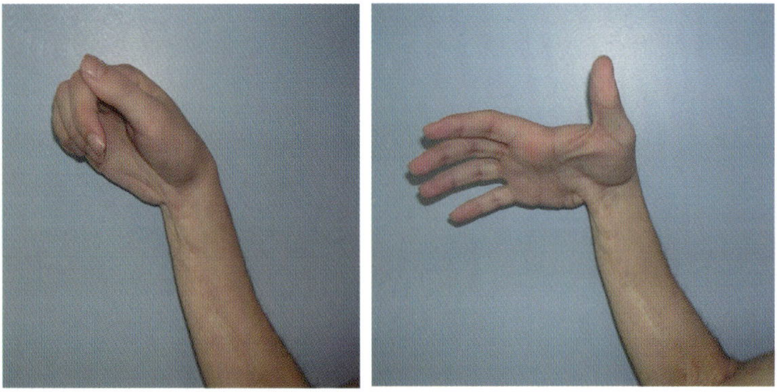

Fig : Enfant ayant présenté un syndrome de Volkman dans les suites d'une fracture ouverte des deux os de l'avant-bras droit à l'âge de 3 ans. Aspect des séquelles constatées à l'âge de 21 ans après de nombreuses interventions de chirurgie réparatrice.

LES SYNDROMES DES LOGES

1. PHYSIOPATHOLOGIE

Le mécanisme d'un syndrome de loge correspond à l'installation d'une nécrose des corps musculaires contenus dans l'ensemble non extensible de la loge concernée.

Toutes les loges musculaires des membres peuvent être concernées. Lorsque l'atteinte concerne la loge des muscles fléchisseurs de l'avant bras, il s'agit du syndrome de Volkman.

Une loge musculaire est un compartiment inextensible. L'augmentation aiguë de pression dans une loge musculaire peut survenir dans plusieurs circonstances parfois associées.
La lésion traumatique induit une augmentation de pression du fait de l'hématome et des lésions musculaires associées.
Lorsque la pression dans la loge devient supérieure à la pression veineuse, une hypoxie s'installe, avec pour conséquence, une ischémie et un œdème cellulaire. Ceux-ci augmentent encore la pression locale et aboutissent à un cercle vicieux dont la conséquence est une nécrose musculaire.
Lorsque la nécrose est installée, un déficit définitif s'installe avec une rétraction tendineuse irréversible.

Certains éléments vont favoriser l'augmentation de pression dans une loge musculaire traumatisée.
- l'importance du déplacement fracturaire et donc des lésions musculaires associées,
- L'existence de lésions vasculaires associées,
- L'existence d'une compression extrinsèque par une immobilisation plâtrée ou en résine.

Aspects cliniques

Certaines lésions sont particulièrement exposées au syndrome de loges.
- **Au membre supérieur**, il s'agit de toute lésion du coude et de l'avant-bras, notamment fracture supra-condylienne et fracture des deux os de l'avant-bras.
- **Au membre inférieur**, toute fracture de jambe, plus particulièrement dans le cadre de lésions avec grands délabrements musculaires.
- **Aux membres supérieurs et inférieurs**, toute lésion vasculaire associée provoquant une ischémie durable.
- Des syndromes de loge partiels peuvent être observés, particulièrement au niveau du membre inférieur. Le déficit de l'extenseur de l'hallux,

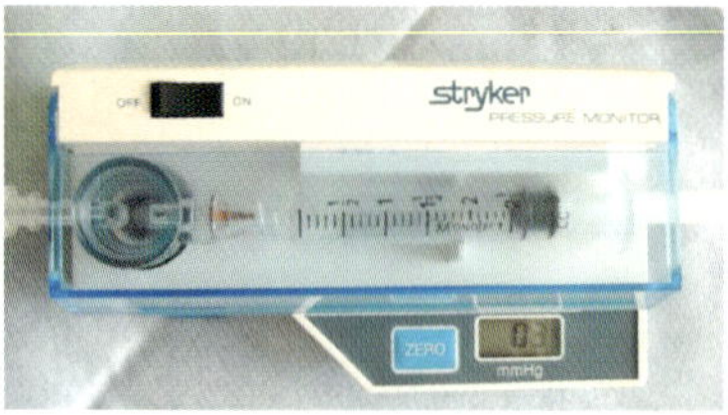

Fig : Appareil portatif de mesure de la pression intra-musculaire.

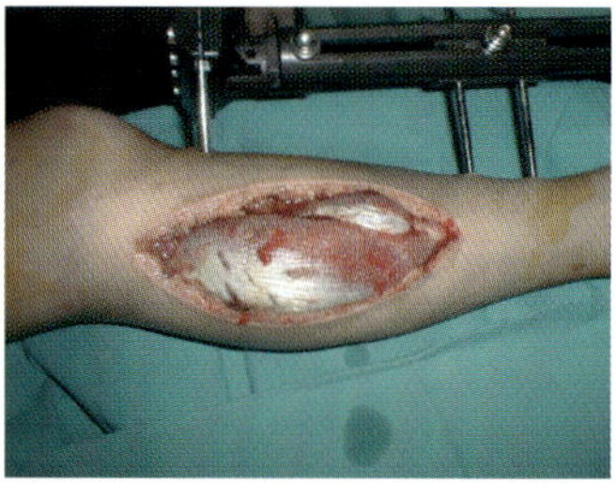

Fig : Fasciotomie associée à une ostéosynthèse par fixateur externe.

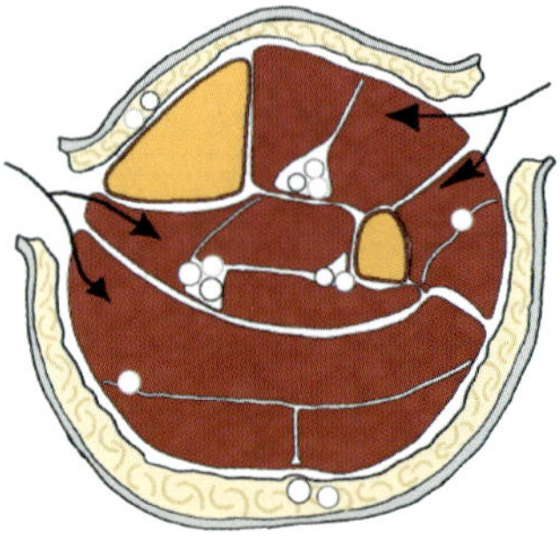

Fig : Voies d'abords pour les différentes fasciotomies de la jambe.

avec l'hypoesthésie de la 1ère commissure traduisent un syndrome de loge localisé à la région du retinaculum antérieur du cou de pied

Signes précurseurs d'un syndrome de loge

Le chirurgien doit impérativement être avisé dès le constat des signes précurseurs.

- majoration inhabituelle des phénomènes douloureux,
- diminution du pouls capillaire avec possibilité de conservation des pouls périphériques,
- perte de coloration des extrémités,
- douleur inhabituelle à la mobilisation passive des extrémités tels que l'extension des doigts au membre supérieur, l'extension des orteils au membre inférieur,
- Impossibilité à la mobilisation active.

Conduite à tenir

L'évocation d'un syndrome de loge implique des mesures thérapeutiques urgentes.

Si une immobilisation plâtrée a été mise en place, il convient de supprimer toute composante compressive en ouvrant largement le plâtre ou la résine, voire en retirant complètement toute contention.

La mesure de pression dans la loge est possible au moyen d'une ponction éventuellement à l'aide d'un moniteur de pression.

La pression dans la loge mesurée doit être inférieure à 20 mmHg. Entre 20 et 40 mmHg, l'aspect clinique doit dicter la conduite à tenir. Au-dessus de 40 mmHg, l'indication de fasciotomie en urgence est posée.

En l'absence de signes francs de récupération, une fasciotomie en urgence est nécessaire permettant une large ouverture de la loge concernée.

Conseils concernant l'information aux familles

Il est très important d'informer la famille de l'existence d'un doute concernant un syndrome précurseur d'un syndrome de loge et de ses conséquences redoutables. C'est le seul moyen d'obtenir une coopération efficace de la famille généralement très déstabilisée par cette situation.

La survenue d'un syndrome de loge reste possible
dans tout traumatisme des membres.
Ce n'est que sa prévention efficace
qui rend sa survenue exceptionnelle.

TRAUMATISMES
DU MEMBRE SUPERIEUR

L'extension active du pouce signe l'intégrité du nerf radial.

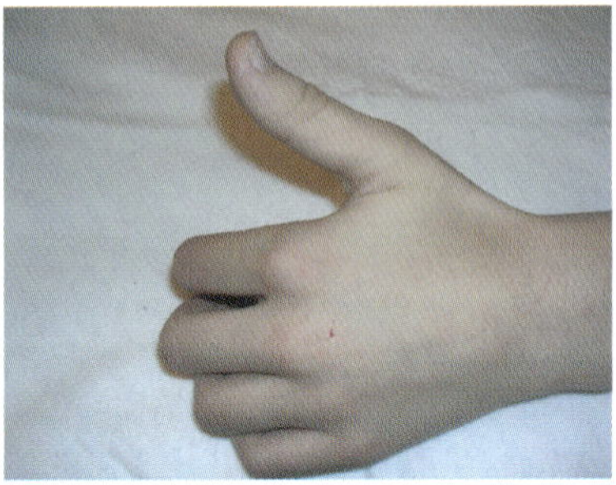

La flexion active du pouce signe l'intégrité du nerf médian.

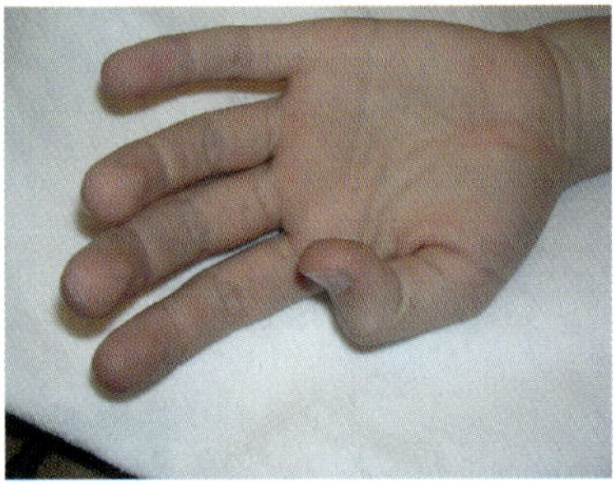

L'extension et l'écartement actifs du 5e doigt signe l'intégrité du nerf ulnaire.

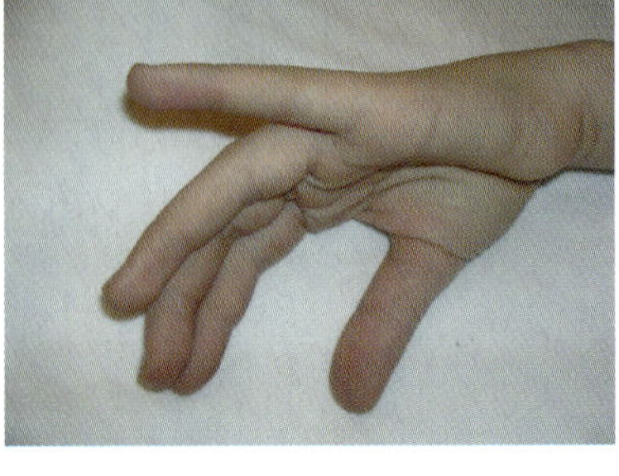

EXAMEN CLINIQUE D'UN ENFANT TRAUMATISE DU MEMBRE SUPERIEUR

Il est habituel de recommander un examen clinique exhaustif du membre de l'enfant.

En pratique quotidienne, les choses se présentent souvent différemment. L'enfant est algique, inquiet, son entourage également et le membre concerné difficilement évaluable.

Certains éléments extrêmement contributifs peuvent cependant être toujours recherchés dès lors que l'enfant est conscient.

- Le pouls radial et le pouls capillaire doivent être présents. L'absence de pouls radial dans un traumatisme du coude même avec pouls capillaire conservé fait suspecter une lésion de l'artère humérale et impose une prise en charge chirurgicale en urgence.
- Diminution du pouls capillaire, douleur à l'extension passive des doigts, tension des masses musculaires font évoquer un syndrome de loges et nécessitent une prise en charge chirurgicale en grande urgence.
- L'extension active du pouce signe l'intégrité du nerf radial.
- La flexion active du pouce et surtout de l'index signe l'intégrité du nerf médian. En pratique et surtout chez un enfant immobilisé, la flexion du pouce est l'élément le plus facile à rechercher.
- L'extension active et surtout l'écartement du 5ème doigt signe l'intégrité du nerf ulnaire.

Dans tous les cas il est indispensable de réaliser
un examen clinique minimum qui devra être renouvelé
après résultat du bilan radiologique.
Toute anomalie doit être consignée dans le protocole d'urgence
au moindre doute
La famille doit en être informée par le médecin en charge
de l'enfant dés la réception.

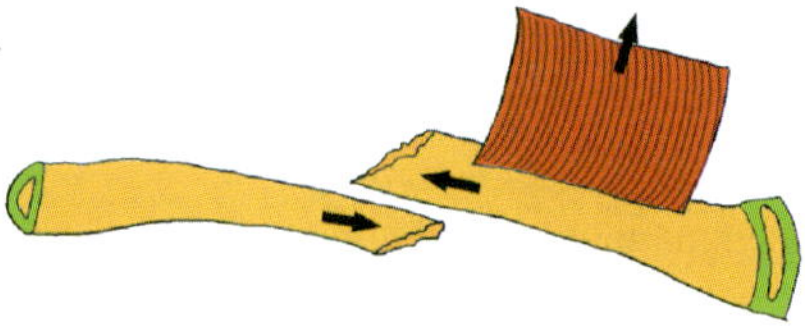

Fig : Déplacement d'une fracture de la diaphyse de la clavicule.

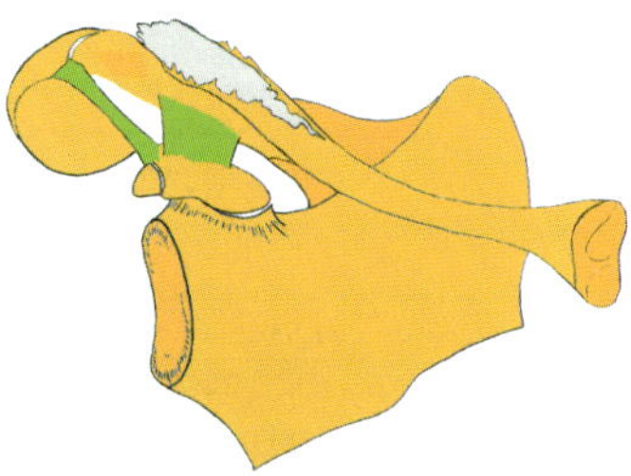

Fig : Déplacement d'une fracture du quart externe de la clavicule. Le fourreau de périoste est ouvert et le segment osseux fait irruption vers le haut. La consolidation générée par le périoste permettra de conserver une clavicule stable.

a 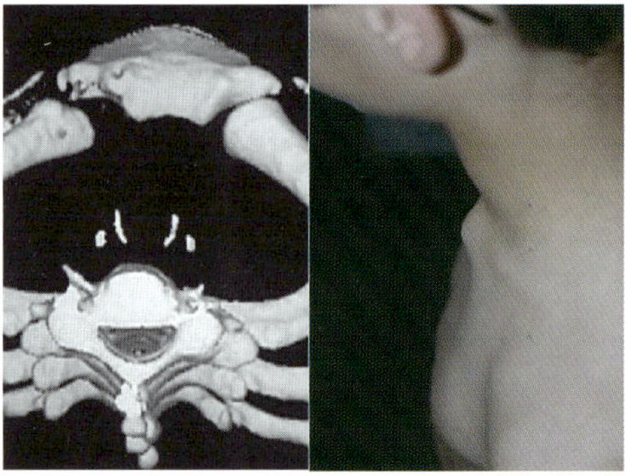 b

Luxation sterno claviculaire : (a) avec déplacement postérieur, (b) avec déplacement antérieur.

FRACTURES DE LA CLAVICULE

1. EPIDEMIOLOGIE - CLASSIFICATION

Les fractures de la clavicule sont très fréquentes chez l'enfant et l'adolescent. Elles sont le plus souvent secondaires à une chute sur le moignon de l'épaule.
Il existe plusieurs types de fractures de la clavicule :
- Fractures de la diaphyse : ce sont les plus fréquentes,
- Fractures du quart distal,
- Lésions de l'extrémité interne de la clavicule,
- Fractures obstétricales.

2. DIAGNOSTIC

2-1 Fractures de la diaphyse de la clavicule

Elles ne diffèrent pas de l'adulte.
Même si les complications vasculo-nerveuses sont exceptionnelles, il faut malgré tout faire un examen neurologique complet du membre concerné et le consigner sur le protocole d'urgence.
En fait de telles complications apparaissent dans un contexte clinique en général dramatique. Les patients porteurs de complications vasculaires se présentent dans un tableau clinique de grande détresse hémodynamique qui domine largement le tableau. De la même manière une lésion du plexus brachial sera au premier plan du tableau clinique.
En revanche, un traumatisme associé du rachis cervical doit être systématiquement évoqué car il peut passer au second plan.

2-2 Fractures du quart externe de la clavicule

La clinique est évocatrice d'une luxation acromio-claviculaire. Le fragment médial est déplacé vers le haut. Il s'agit en général d'un dépériostage de la clavicule. Ainsi, il n'existe pas de rupture des ligaments coraco-claviculaires.
Même si les complications vasculo-nerveuses sont exceptionnelles, il faut malgré tout faire un examen neurologique complet du membre concerné et le consigner sur le protocole d'urgence.

2-3 Lésions de l'extrémité interne de la clavicule

La clinique est évocatrice d'une luxation sterno-claviculaire. Il s'agit le plus souvent de décollements épiphysaires.
Les lésions à déplacement postérieur sont diagnostiquées au scanner et doivent faire rechercher d'éventuelles complications vasculo-nerveuses.

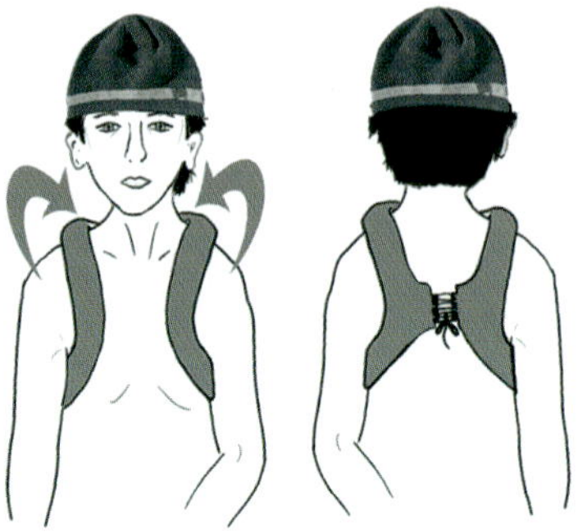

Fig : Anneaux en 8.

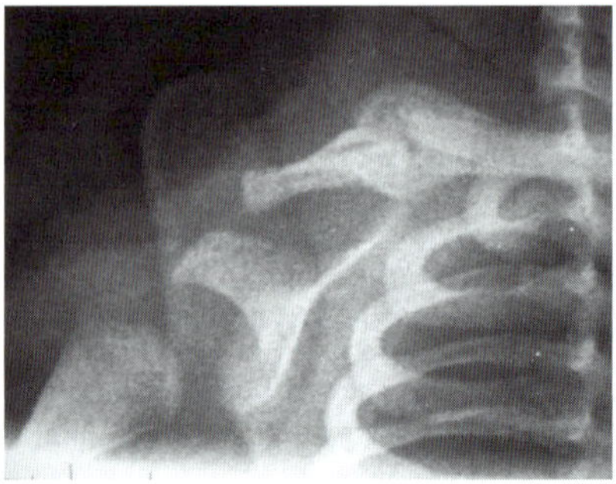

Fig : Cal hypertrophique de fracture de la clavicule.

2-4 Fractures obstétricales de la clavicule

Cliniquement, le nouveau-né se présente dans un tableau d'impotence douloureuse de tout le membre supérieur. La radiographie de la clavicule de face permet de faire le diagnostic mais ne permet pas d'exclure une paralysie du plexus brachial qui peut y être associée compte tenu de l'impotence douloureuse initiale.

La consolidation est obtenue en quinze jours avec un simple bandage coude au corps ou Élastoplaste.

3. TRAITEMENT

3-1. Fractures de la diaphyse de la clavicule

Le traitement est dans l'immense majorité des cas un traitement orthopédique par contention par des anneaux en 8 pour une durée de 3 à 4 semaines.

Il est judicieux d'y associer le bras en écharpe, au moins les premiers jours, ce qui a une valeur antalgique certaine.

Les anneaux ont peu de valeur de réduction et leur effet est essentiellement antalgique. Pour cette raison une simple mise en écharpe 3 à 4 semaines avec des antalgiques de palier 2 les premiers jours est préconisée comme seul traitement par certaines équipes.

Les indications du traitement chirurgical sont exceptionnelles. Elles peuvent être indiquées en cas de complications vasculo-nerveuses ou de déplacements tellement importants qu'ils menacent la peau. Dans ce cas, l'ostéosynthèse est le plus souvent réalisée par un embrochage.

3-2. Fractures du quart externe de la clavicule

Le traitement est, dans la grande majorité des cas, un traitement orthopédique par contention par des anneaux en 8, associée à un bandage par élastoplaste en pont sur l'épaule pour une durée de 3 semaines. Le but est essentiellement d'abaisser la touche de piano. Lorsque le déplacement est important et menace la peau, une stabilisation chirurgicale peut être envisagée, particulièrement chez le grand enfant.

3-3. Lésions internes de la clavicule

En cas de lésion à déplacement antérieur, le traitement consiste le plus souvent en une immobilisation du membre supérieur par une simple écharpe pour une durée de 3 semaines.

En cas de lésion à déplacement postérieur, il peut être nécessaire de réduire le déplacement sous anesthésie générale et d'assurer une stabilisation chirurgicale. Il faut donc aviser le chirurgien de garde qui jugera de la prise en charge à mettre en oeuvre.

3-4. Fractures obstétricales de la clavicule

Le traitement est orthopédique avec un bandage coude au corps pour une durée de 2 semaines.

Les parents doivent être prévenus de la survenue d'un cal hypertrophique qui sera modelé secondairement avec la croissance.

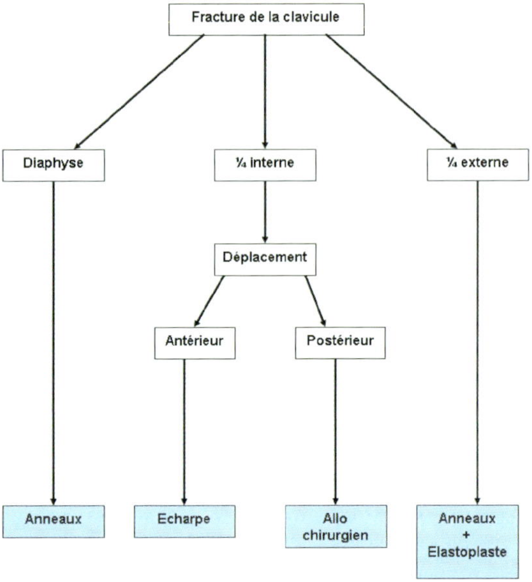

Orientation thérapeutique aux urgences d'une fracture de la clavicule en fonction de son siège.

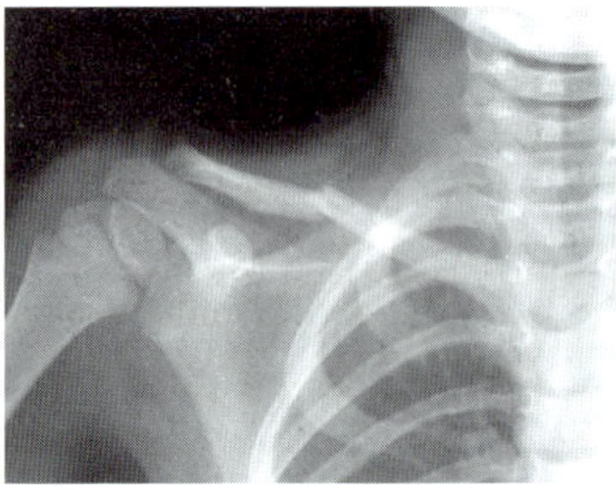

Fig : Fracture du tiers moyen de la clavicule.

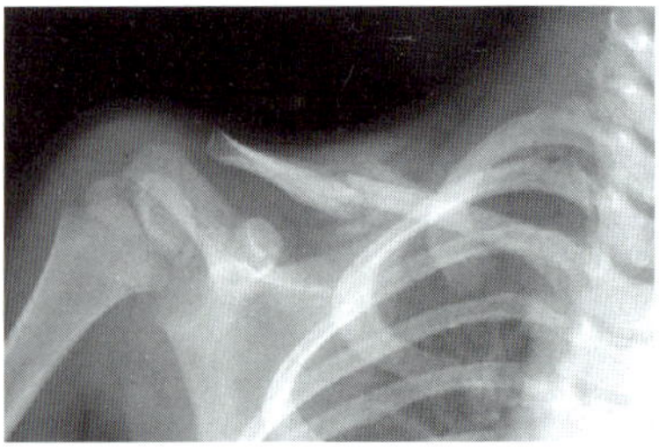

Fig : Consolidation à 3 semaines avec un cal hypertrophique.

4. POINTS PARTICULIERS CONCERNANT LA PRISE EN CHARGE AUX URGENCES

- L'hospitalisation n'est pas nécessaire sous réserve d'une information bien comprise,

- Assurer la sédation des douleurs par un antalgique de palier 1,

- Consigner l'examen neurologique et vasculaire sur le protocole d'urgence,

- Assurer la contention de la fracture,

- Convoquer le patient à 3 semaines (à 2 semaines pour les fractures obstétricales) avec une radiographie de la clavicule de face. La famille ou le médecin traitant veilleront à garder les anneaux tendus durant cette période,

- Si la famille semble avoir mal intégré le principe du traitement, une convocation à 1 semaine peut être utile afin de remettre en tension les anneaux.

5. POINTS PARTICULIERS CONCERNANT L'INFORMATION A LA FAMILLE

- Prévenir la famille que la consolidation des fractures de la clavicule se fera avec un chevauchement et qu'il y aura un cal hypertrophique au niveau du foyer de fracture qui disparaîtra en 6 mois à 1 an. Cette information doit être systématiquement répétée à chaque consultation,

- Concernant les fractures obstétricales, il faut avertir la famille que le diagnostic de paralysie du plexus brachial sera confirmé ou infirmé après la consolidation de la fracture. Toujours préciser qu'en l'absence de lésion du plexus brachial le pronostic fonctionnel et esthétique est excellent.

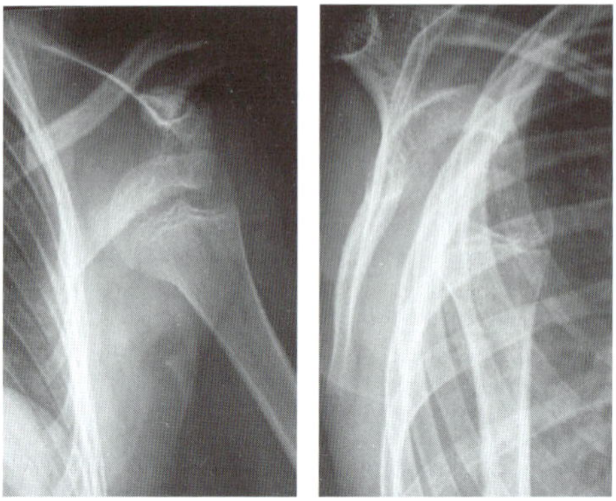

Fig : Luxation antéro interne chez un enfant de 12 ans.

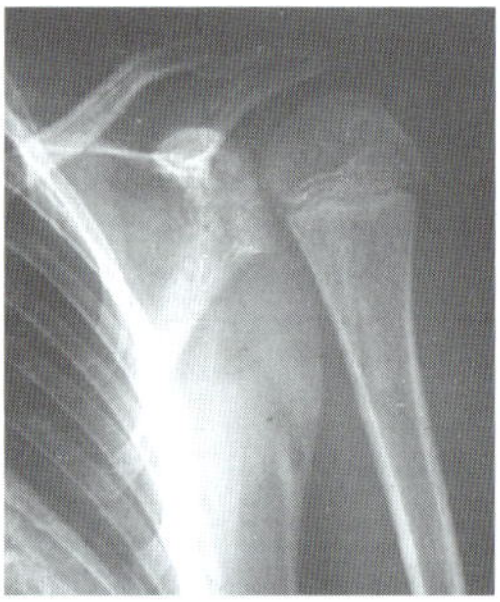

Fig : Clichés après réduction.

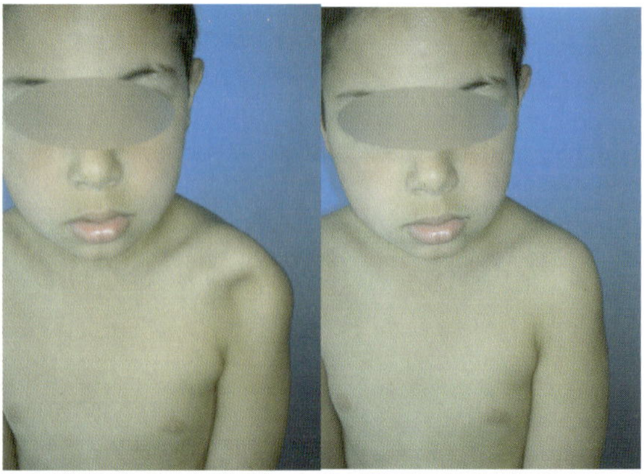

Fig : Luxation volontaire de l'enfant.

LUXATIONS DE L'EPAULE

1. EPIDEMIOLOGIE - CLASSIFICATION

La luxation de l'épaule est très rare avant l'âge de 12 ans. Il s'agit le plus souvent, comme pour l'adulte, de luxations antéro-internes.

2. DIAGNOSTIC

L'impotence douloureuse de l'épaule est majeure. Sur le plan neurologique seule la sensibilité cutanée du moignon de l'épaule est fiable, l'examen moteur du deltoïde n'est pas réalisable compte tenu du caractère algique.

Des radiographies de l'épaule de face et de profil seront réalisées avant toute réduction afin de dépister d'éventuelles fractures associées.

3. TRAITEMENT

La réduction doit pouvoir se faire dans d'excellentes conditions d'antalgie et de relâchement musculaire pour l'enfant. Ainsi, la réduction de l'épaule se fera sous anesthésie générale.

Après la réduction, il faudra de nouveau vérifier la bonne sensibilité de l'épaule et réaliser de nouveaux clichés de face et de profil de l'épaule. Le membre supérieur sera immobilisé coude au corps pour une période d'environ 3 semaines. Certaines équipes immobilisent les adolescents jusqu'à 6 semaines et observent une meilleure prévention des récidives. D'autres préconisent une immobilisation en rotation externe afin de préserver la totalité des amplitudes articulaires.

4. POINTS PARTICULIERS CONCERNANT LA PRISE EN CHARGE AUX URGENCES

- Assurer une sédation des douleurs par un antalgique de palier 2 ou 3,
- Hospitaliser l'enfant dans tous les cas,
- Consigner l'examen neurologique et vasculaire initial sur le protocole d'urgence,
- Appeler le chirurgien de garde qui jugera de la prise en charge à mettre en œuvre.

5. POINTS PARTICULIERS CONCERNANT L'INFORMATION A LA FAMILLE

- Avertir la famille du risque important de récidives ultérieures.

Le diagnostic de luxation d'épaule est exceptionnel avant 12 ans.
Toujours évoquer une fracture de l'extrémité supérieure de l'humérus ou une luxation volontaire sans rapport avec un traumatisme vrai.

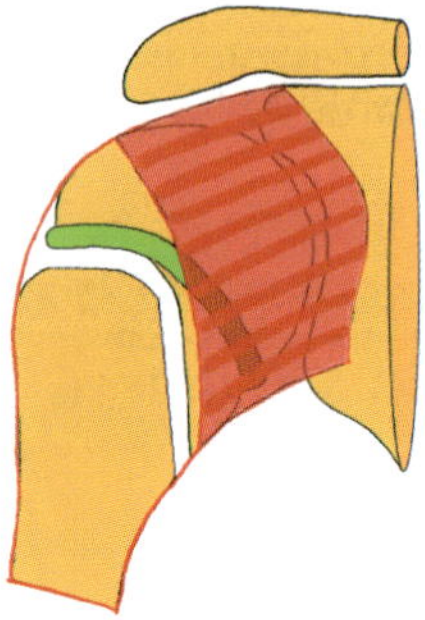

Fig : Ligne de fracture habituelle sur l'extrémité supérieure de l'humérus suivant la capsule articulaire de l'épaule.

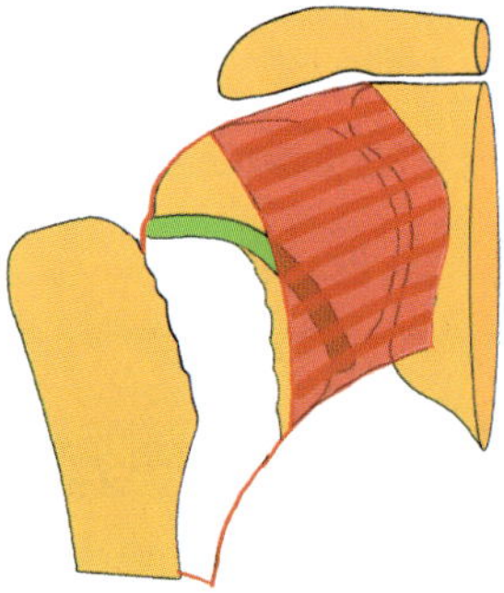

Fig : Déplacement d'une fracture Salter 2 de l'humérus proximal.

FRACTURE DE L'HUMERUS PROXIMAL

1. PHYSIOPATHOLOGIE

Les fractures de l'humérus proximal sont relativement fréquentes chez l'enfant. Ce sont soit des fractures décollements épiphysaires, soit des fractures métaphysaires.

- Avant 5 ans, il s'agit surtout de décollements épiphysaires de type Salter I,
- Entre 5 et 12 ans, il s'agit surtout de fractures métaphysaires,
- Après 12 ans, il s'agit surtout de fractures décollements épiphysaires de type Salter II ou de fractures métaphysaires.

2. DIAGNOSTIC

L'impotence douloureuse est majeure. L'enfant se présente comme l'adulte dans l'attitude classique des traumatisés du membre supérieur. Il faut malgré tout faire un examen neurologique complet du membre concerné et le consigner sur le protocole d'urgence.

Pour cette fracture, il faut particulièrement vérifier l'état du nerf axillaire. Sur le plan pratique seule la sensibilité cutanée du moignon de l'épaule est fiable, l'examen moteur du deltoïde n'est pas réalisable compte tenu du caractère algique.

3. TRAITEMENT

Le traitement est le plus souvent orthopédique par simple contention, même en cas de forme très déplacée.

Les fractures intéressant cette région ont un très grand potentiel de remodelage. Ceci est lié d'une part au cartilage de croissance proximal de l'humérus qui prend en charge environ 80% de la croissance en longueur de l'humérus, d'autre part au fait que l'épaule présente des amplitudes articulaires dans les trois plans de l'espace facilitant des corrections angulaires considérables. Une angulation de 60° et un complet chevauchement des fragments peuvent être acceptés chez un enfant avec un cartilage de croissance proximal encore bien ouvert. Habituellement, le traitement consiste en une immobilisation coude au corps par un Dujarier pour une durée de 3 à 4 semaines. Les troubles de croissance sont exceptionnels.

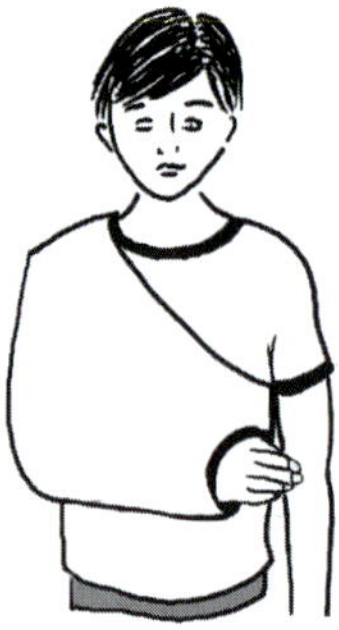

Fig : Immobilisation coude au corps de type Dujarrier.

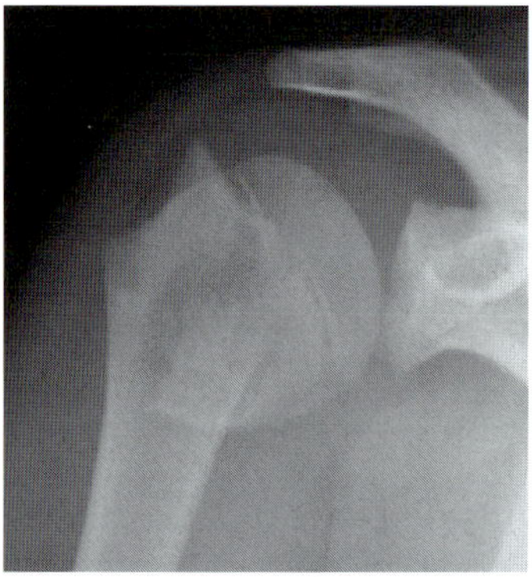

Fig : Fracture métaphysaire.

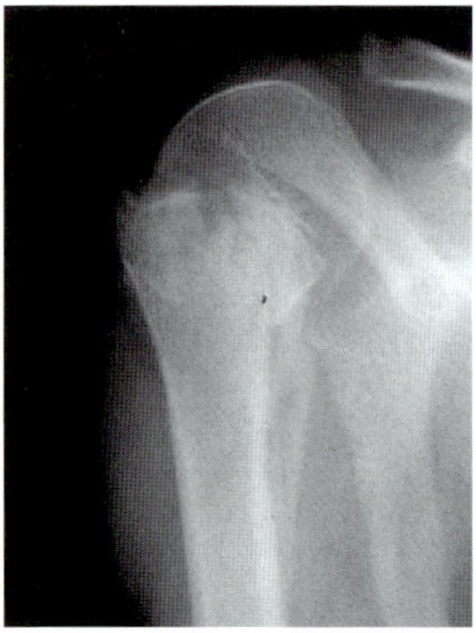

Fig : Consolidation à 1 mois.

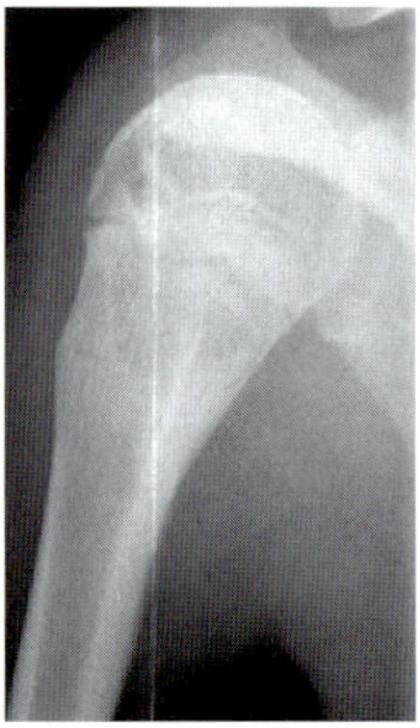

Fig : Remodelage à 6 mois.

Le traitement chirurgical peut être indiqué en cas de polytraumatisme, de mauvaise tolérance du traitement orthopédique et en cas de nécessité d'obtenir une mobilisation rapide de l'épaule ou du coude. Dans ce cas, l'ostéosynthèse est le plus souvent réalisée par un embrochage centro-médullaire élastique rétrograde.

4. POINTS PARTICULIERS CONCERNANT LA PRISE EN CHARGE AUX URGENCES

- Assurer la contention par écharpe coude au corps ou par un gilet de contention,
- Assurer une sédation des douleurs par un antalgique de palier 2,
- Consigner l'examen neurologique et vasculaire initial sur le protocole d'urgence,
- L'hospitalisation n'est pas systématique. Elle dépend du déplacement initial, des douleurs ressenties après traitement adapté, de l'importance des lésions associées. Dans cette hypothèse, il conviendra de convoquer l'enfant pour une radiographie de contrôle dans les semaines qui suivent le traumatisme,
- Une décision d'ostéosynthèse est rarement prise en urgence dans les formes sans complications associées. Cette décision se discute plutôt après examen des clichés de contrôle sous contention en sachant que le traitement orthopédique est largement prioritaire,
- Certaines circonstances peuvent majorer le degré d'urgence chirurgicale :
  - Polytraumatisme,
  - Suspicion de compression vasculaire (exceptionnelle),
  - Suspicion de fracture-luxation (exceptionnelle).

5. POINTS PARTICULIERS CONCERNANT L'INFORMATION A LA FAMILLE

- Rassurer la famille sur le bon pronostic malgré un tableau initial hyperalgique et un déplacement radiologique important.
- La priorité est au contrôle de la douleur en période initiale.
- L'indication de réduction sous anesthésie générale ou d'ostéosynthèse est rare malgré le déplacement. La décision est généralement prise en urgence différée par le chirurgien.

Malgré son caractère spectaculaire, la fracture de l'extrémité supérieure de l'humérus de l'enfant a un excellent pronostic avec une simple immobilisation.

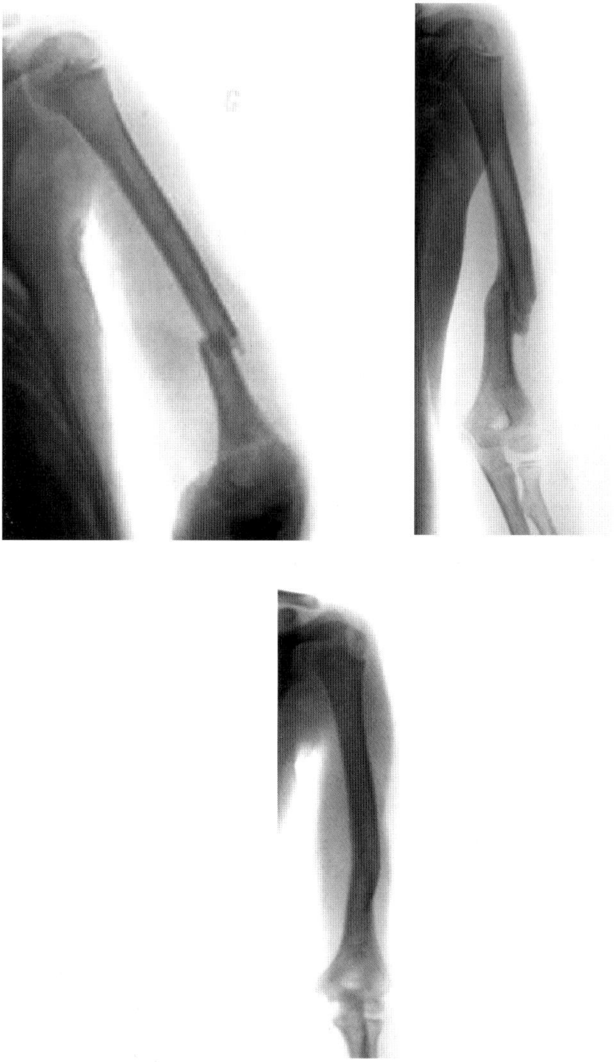

Fig : Remodelage de la diaphyse humérale lors du traitement orthopédique d'une fracture de la diaphyse de l'humérus.

FRACTURES DE LA DIAPHYSE DE L'HUMERUS

1. EPIDEMIOLOGIE – CLASSIFICATION

Il s'agit d'une fracture obstétricale classique *(cf chapitre fractures obstétricales)*. Hormis ce contexte, les fractures de la diaphyse humérale sont peu fréquentes. On les retrouve essentiellement dans les traumatismes liés à l'équitation ou au VTT. C'est la fracture de protection du visage.

2. DIAGNOSTIC

L'impotence fonctionnelle du membre supérieur est totale. Le bras peut être cliniquement déformé, voire donner l'impression d'un raccourcissement. Il faut s'assurer de l'absence de déficit cutané et vasculo-nerveux, en particulier du nerf radial en recherchant une extension active du poignet. L'examen cutané et vasculo-nerveux doit être systématique et consigné sur le protocole d'urgence. Tout déficit ou suspicion de déficit doit être annoncé à la famille avant la prise en charge thérapeutique.
En cas de fracture obstétricale, le nouveau-né se présente dans un tableau de paralysie obstétricale du plexus brachial. Les radiographies de l'humérus de face et de profil permettent de faire le diagnostic mais ne permettent pas d'exclure une paralysie du plexus brachial qui serait associée.

3. TRAITEMENT

Comme pour les fractures de l'humérus proximal, le traitement des fractures de la diaphyse humérale est le plus souvent orthopédique car le potentiel de remodelage est très important.
Avant l'âge de 6 ans, l'immobilisation se fera par un Dujarier pour une période de 6 semaines environ. A partir de l'âge de 6 ans, le traitement pourra être confié à un « plâtre pendant » pour une période analogue à pondérer en fonction de la fracture et de l'âge.
Le traitement chirurgical peut être indiqué en cas de polytraumatisme, de mauvaise tolérance du traitement orthopédique ou en cas de nécessité d'obtenir une mobilisation rapide de l'épaule ou du coude. Dans ce cas, l'ostéosynthèse est le plus souvent réalisée par un embrochage centro-médullaire élastique rétrograde. La présence d'un déficit du nerf radial ne conduit pas systématiquement à une décision opératoire, car le nerf est le plus souvent étiré et contus, et récupère habituellement spontanément et totalement en quelques semaines voire quelques mois.

En cas de fracture obstétricale, Le traitement est orthopédique avec un bandage coude au corps pour une durée de 2 semaines.

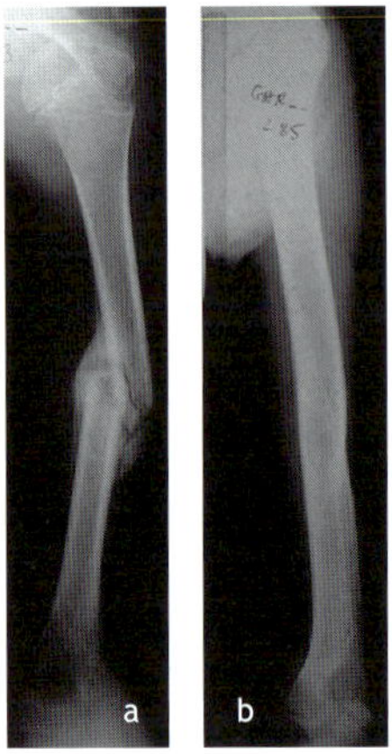

Fig : Fracture de la diaphyse humérale traitée par simple plâtre pendant (a) J45, (b) remodelage à 2 ans.

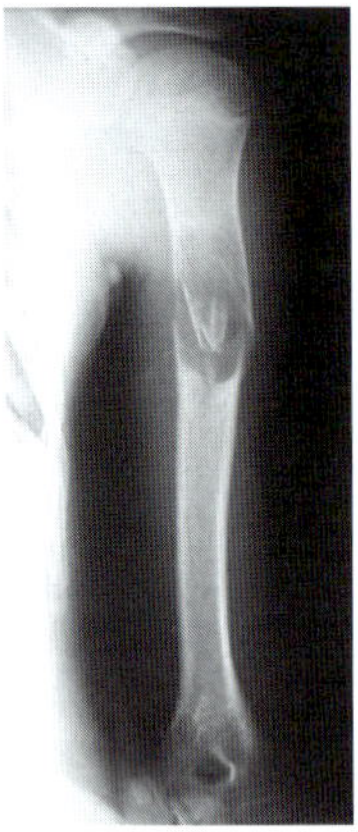

Fig : Fracture pathologique sur tumeur osseuse bénigne.

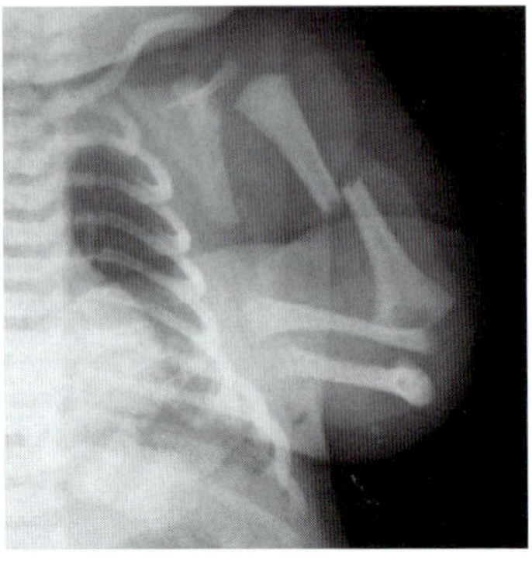

Fig : Fracture obstétricale.

4. POINTS PARTICULIERS CONCERNANT LA PRISE CHARGE AUX URGENCES

- Assurer une sédation des douleurs par un antalgique de palier 2,
- Assurer la contention du membre supérieur,
- Consigner l'examen cutané, neurologique et vasculaire sur le protocole d'urgence,
- Hospitaliser l'enfant de façon systématique, immobiliser la fracture et le perfuser. Une majoration des douleurs est prévisible dans les 12 heures et un passage à des antalgiques de palier 3 peut être nécessaire,
- Une décision d'ostéosynthèse est rarement prise en urgence dans les formes sans complication associée. Cette décision se discute plutôt après examen des clichés de contrôle sous contention en sachant que le traitement orthopédique est largement prioritaire,
- Certaines circonstances peuvent majorer le degré d'urgence chirurgicale :
    - Polytraumatisme,
    - Suspicion de compression vasculaire (exceptionnelle).

5. POINTS PARTICULIERS CONCERNANT L'INFORMATION À LA FAMILLE

- Bon pronostic malgré un tableau initial hyperalgique et un déplacement radiologique important,
- La priorité est au contrôle de la douleur en période initiale,
- Tout déficit ou suspicion de déficit vasculaire ou nerveux doit être annoncé à la famille avant la prise en charge thérapeutique,
- L'immobilisation par un plâtre pendant nécessite de dormir en position demi-assise,
- L'indication de réduction sous anesthésie générale ou d'ostéosynthèse est rare malgré le déplacement. La décision est généralement prise en urgence différée par le chirurgien,
- Concernant les fractures obstétricales, il faut avertir la famille que le diagnostic de paralysie du plexus brachial sera confirmé ou infirmé après la consolidation de la fracture.

TRAUMATISMES DU COUDE

Il s'agit d'une localisation délicate à gérer dans l'urgence du fait de sa grande fréquence et la difficulté du diagnostic initial.
En effet les écueils sont nombreux :

- L'interprétation radiographique du coude est compliquée par le grand nombre de points d'ossifications et leur apparition décalée dans le temps,
- La douleur de l'enfant ne permet pas toujours de bénéficier d'incidences satisfaisantes,
- Le coude est le siège le plus fréquent des lésions vasculo nerveuses initiales ou secondaires sous forme de syndrome de loges.

MATURATION OSSEUSE DU COUDE ET REPERES RADIOGRAPHIQUES DU COUDE

A la naissance, seule la métaphyse distale de l'humérus est ossifiée. Six centres d'ossification vont ensuite apparaître successivement (moyen mnémotechnique : CRITOE)

C R I T O E

Capitulum (condyle externe, condyle latéral)	2 ans
Radius	4 ans
Internal epicondyle (épitrochlée, épicondyle médial)	6 ans
Trochlea (condyle interne, condyle médial)	8 ans
Olecranon	10 ans
External epicondyle (épicondyle, épicondyle latéral)	12 ans

A la naissance

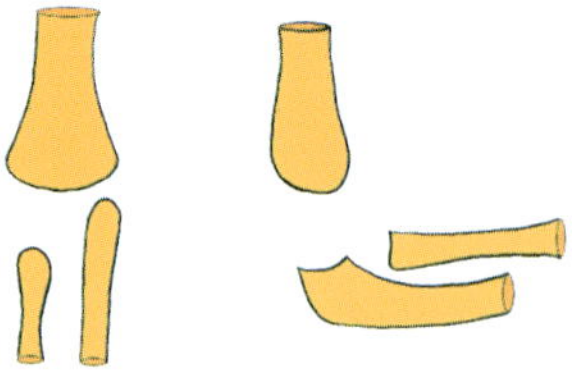

Fig : Schéma du coude à la naissance ne montrant aucun point d'ossification.

Vers 1-2 ans

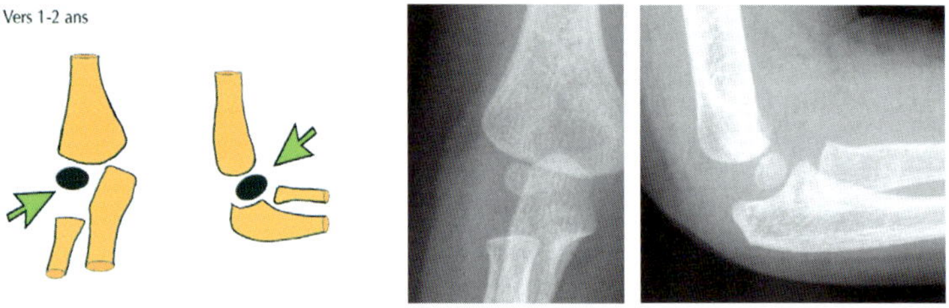

Fig : Coude vers l'âge de 1 à 2 ans montrant l'apparition du centre d'ossification du capitulum.

Vers 4-5 ans

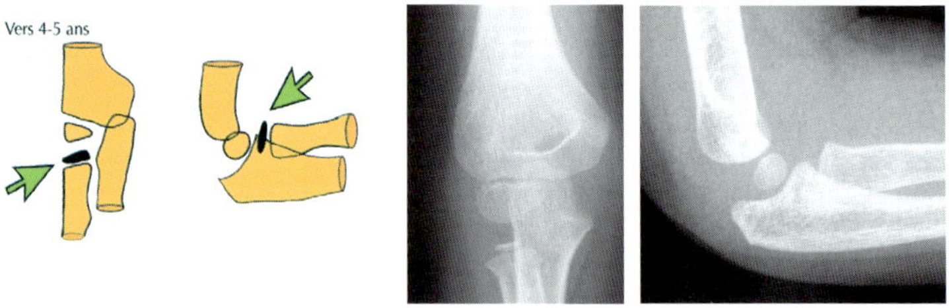

Fig : Coude vers l'âge de 4-5 ans montrant l'apparition du centre d'ossification de la tête radiale.

Vers 6 ans

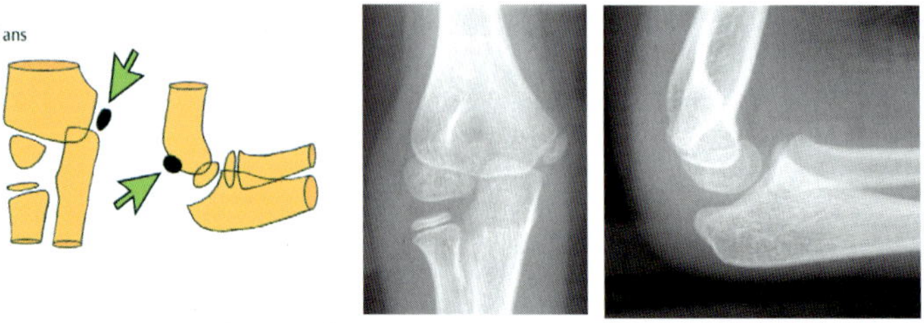

Fig : Coude vers l'âge de 6 ans montrant l'apparition du centre d'ossification de l'épicondyle médial.

Vers 7 - 8 ans

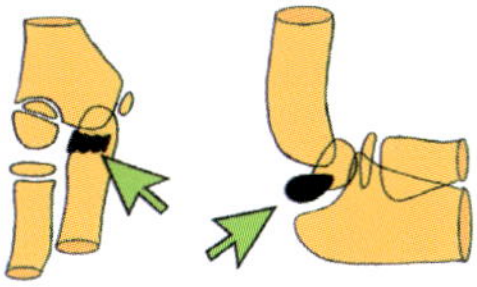
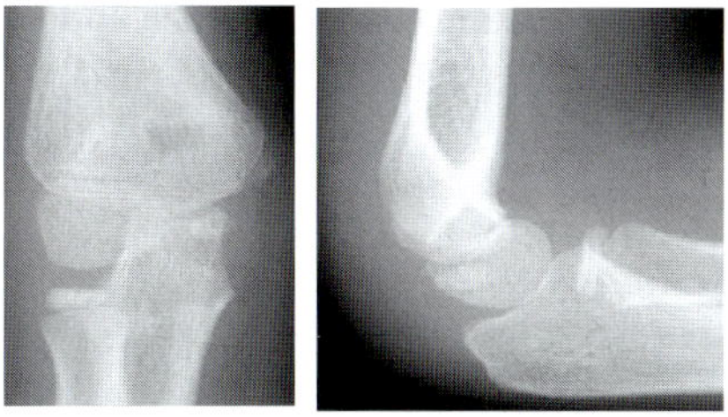

Fig : Coude vers l'âge de 7-8 ans montrant l'apparition du centre d'ossification de la trochlée.

Vers 9 - 10 ans

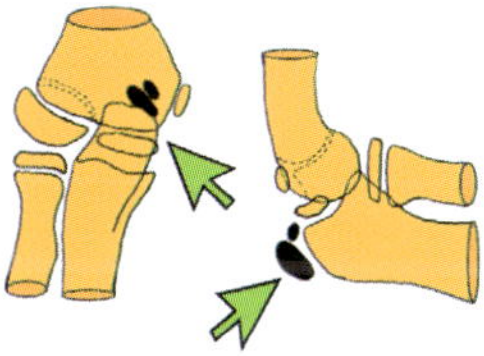
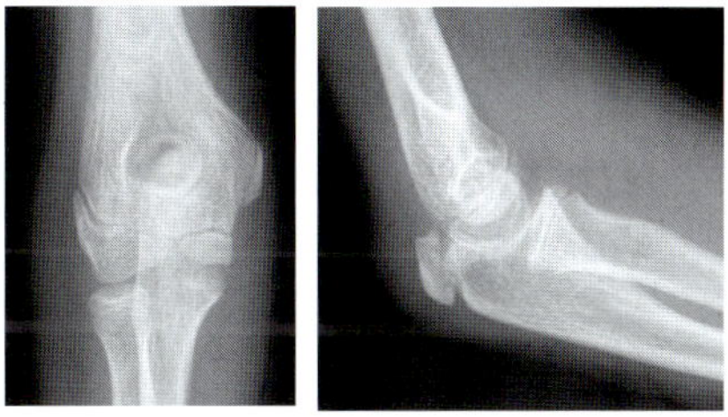

Fig : Coude vers l'âge de 9-10 ans montrant l'apparition du centre d'ossification de l'olécrane.

Vers 10 - 12 ans

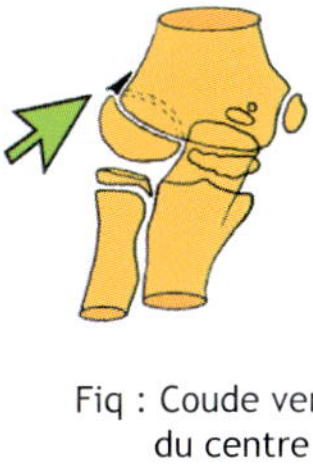
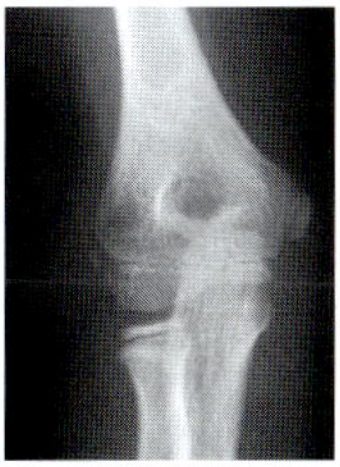

Fiq : Coude vers l'âge de 10-12 ans montrant l'apparition du centre d'ossification de l'épicondyle latéral.

< Angle de Baumann : angle entre l'axe de la diaphyse et la ligne passant par la physe du capitulum (valeur normale = 72° +/- 5°).

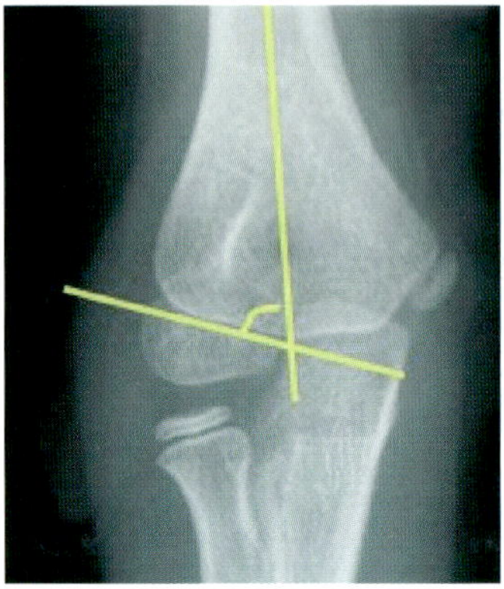

Fig : Angle de Baumann

< Antéflexion de la palette humérale : valeur normale = 30° à 40°.

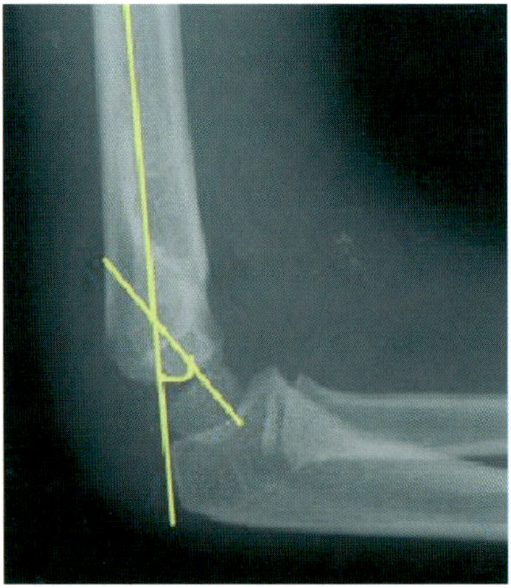

Fig : Antéflexion de la palette humérale.

< La ligne passant par le bord antérieur de l'humérus sur un cliché de profil doit couper le capitulum en son tiers moyen.

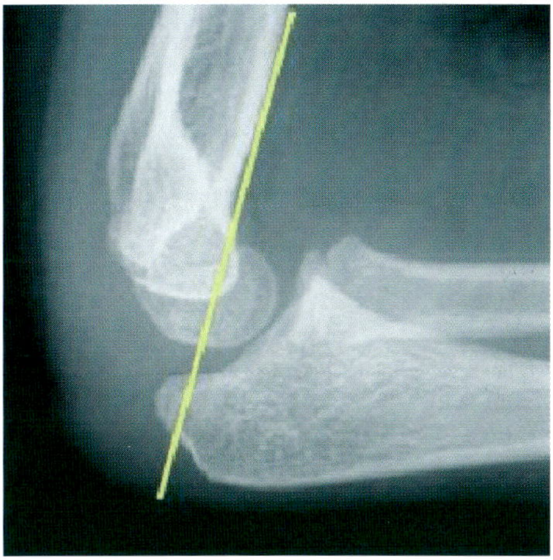

Fig : La ligne prolongeant le bord antérieur de l'humérus passe par le capitulum.

< Construction de Storen : l'axe de la diaphyse radiale doit couper le capitulum quelle que soit l'incidence radiographique. Ce point est essentiel car ce repère est fiable quant au diagnostic de luxation de la tête radiale même si l'incidence réalisée en urgence est imprécise.

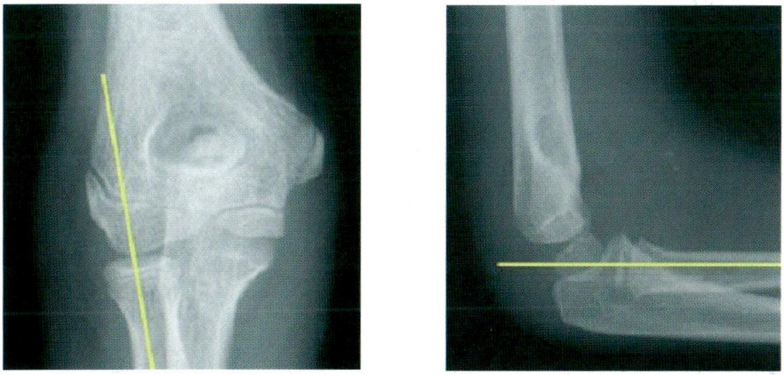

Fig : Construction de Storen de face et de profil.

< Hémarthrose : l'hémarthrose au niveau du coude se traduit par un refoulement des liserés graisseux.

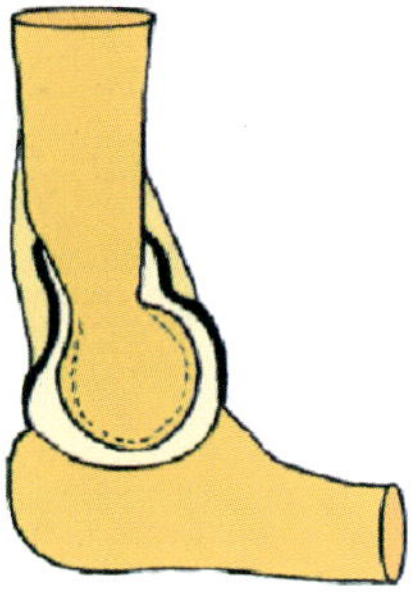

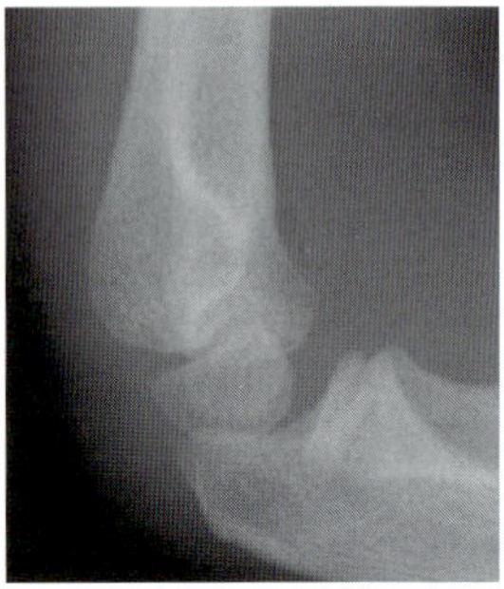

Fig : Pas d'hémarthrose

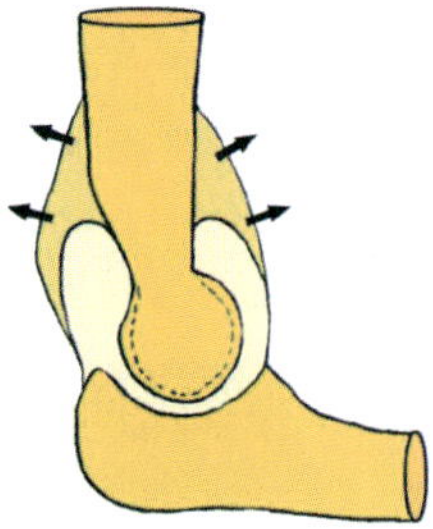

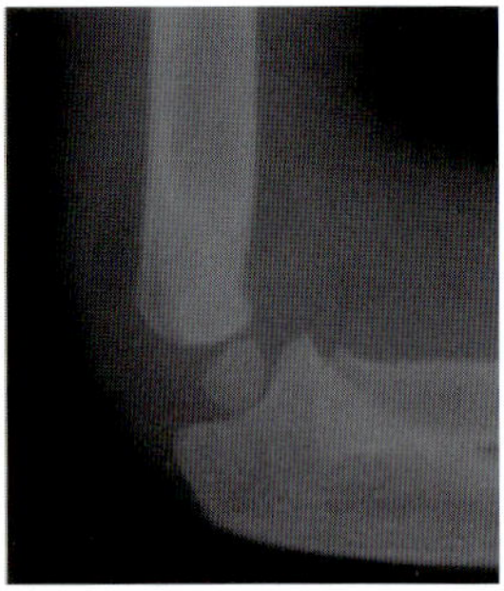

Fig : Hémarthrose.

CONTUSION DU COUDE

1. EPIDÉMIOLOGIE - CLASSIFICATION

Motif de consultation très fréquent, un coude peut être douloureux soit après une chute directe sur le coude, soit après une chute sur la main.

2. DIAGNOSTIC

La radiographie du coude douloureux de face et de profil doit être systématique. Il faut rechercher une fracture ainsi qu'une hémarthrose dont la valeur séméiologique est considérable.
En cas d'hémarthrose, l'échographie du coude est pratiquée par certains auteurs avec des résultats qui semblent prometteurs, notamment pour étudier les lésions cartilagineuses non visibles sur la radio standard. Cet examen reste encore dépendant de l'expérience de chacun.

Le diagnostic radiographique de fracture du coude est d'autant plus difficile que l'enfant est jeune du fait de l'ossification complexe des épiphyses.

(cf annexes « Maturation osseuse du coude » et « Repères radiographiques du coude »)

3. TRAITEMENT

Lorsque la contusion du coude s'accompagne d'une hémarthrose clinique ou radiographique, le membre supérieur doit être immobilisé avec une attelle plâtrée postérieure brachio-palmaire pendant environ 1 à 2 semaines. Il faut ensuite convoquer le patient, le déplâtrer et réaliser de nouveaux clichés.
Lorsque la contusion du coude ne s'accompagne pas d'une hémarthrose radiographique, le membre supérieur doit être immobilisé avec une attelle plâtrée postérieure brachio-palmaire seulement si l'enfant ne peut pas mobiliser son coude convenablement du fait de la douleur. Il faut ensuite convoquer le patient à 1 semaine sans radiographie de contrôle. Par contre, si l'enfant peut facilement mobiliser son coude, un simple traitement antalgique, si nécessaire, sera mis en place.

4. POINTS PARTICULIERS CONCERNANT LA PRISE EN CHARGE AUX URGENCES

- Assurer une contention efficace du coude si celle-ci est nécessaire,
- Assurer une sédation des douleurs. Les antalgiques de palier 1 sont le plus souvent suffisants, mais dans certains cas, des antalgiques de palier 2 peuvent être nécessaires.

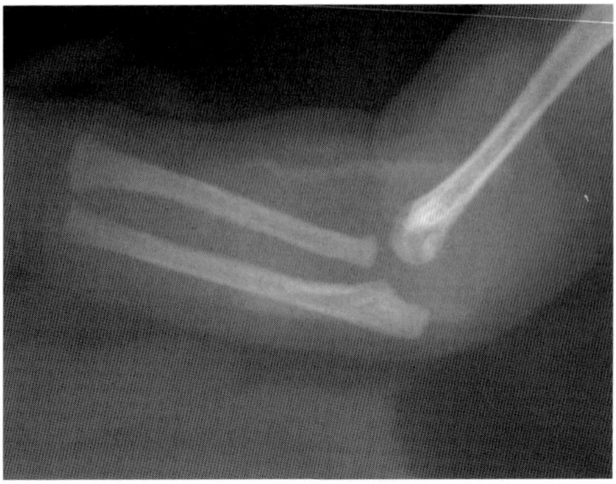

Fig : Difficultés d'interprétation des clichés radiographiques à la naissance. En l'absence d'ossification de l'ensemble de l'épiphyse humérale distale, ce faux aspect de luxation postérieure correspond en fait à une fracture décollement épiphysaire en bloc de l'humérus distal (cf chapitre fracture supra condylienne).

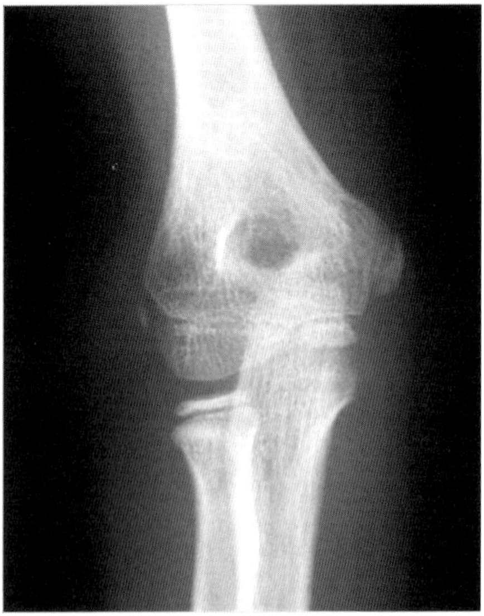

Fig : Piège radiographique à 13 ans. Le noyau d'ossification épicondylien latéral est apparu récemment. Il est souvent confondu avec un arrachement osseux dans le cadre d'une entorse latérale.

- Convoquer le patient à 1 semaine pour un nouvel examen clinique hors contention et un éventuel complément d'imagerie,
- Prévenir les parents qu'en cas d'aggravation de la symptomatologie dans les 48 heures, la situation doit être considérée comme anormale et l'enfant doit être revu rapidement.

5. POINTS PARTICULIERS CONCERNANT L'INFORMATION À LA FAMILLE

- Donner à la famille les conseils de surveillance de l'immobilisation plâtrée. En cas de douleurs de plus en plus importantes sous plâtre, de paresthésies ou de froideur des extrémités, la famille doit ramener l'enfant en urgence.
- Expliquer à la famille que l'absence de fracture évidente sur les radiographies initiales n'élimine pas formellement le diagnostic de fracture, ce d'autant plus s'il existe une hémarthrose radiographique ou des phénomènes douloureux importants, justifiant ainsi de la nécessité d'un contrôle clinique voire radio-clinique à 1 semaine.

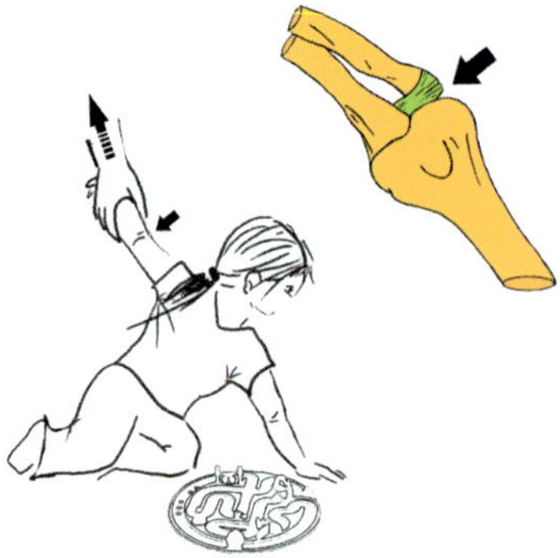

Fig : Mécanisme lésionnel d'une pronation douloureuse.

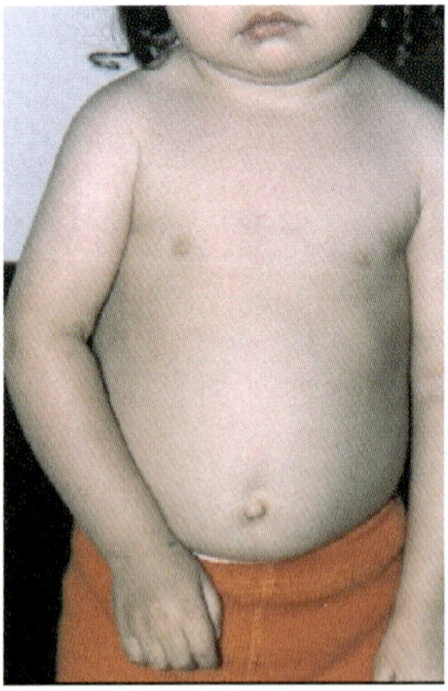

Fig : Présentation clinique d'une pronation douloureuse.

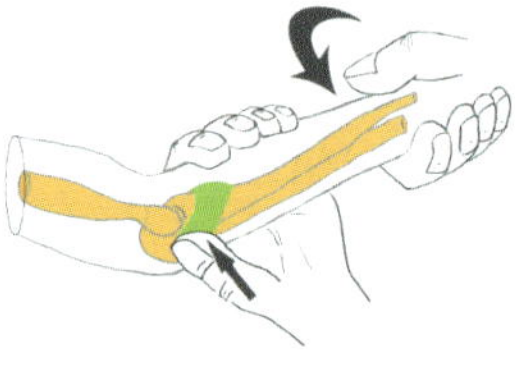

Fig : Procédure de réduction d'une pronation douloureuse.

PRONATION DOULOUREUSE

1. EPIDÉMIOLOGIE - CLASSIFICATION

Très fréquente chez l'enfant entre 2 et 5 ans. Elle est secondaire à un mécanisme en traction. Classiquement, il s'agit d'un adulte qui a tiré l'enfant par la main ou qui a retenu l'enfant par la main alors qu'il était en train de tomber. Il s'agit d'un déplacement de la tête radiale par rapport au ligament annulaire. Il ne s'agit donc pas d'une luxation.

2. DIAGNOSTIC

Cliniquement, l'enfant se présente en pleurs, le bras le long du corps et la main en pronation.

3. TRAITEMENT

- Si le mécanisme lésionnel est typique chez un enfant de 2 à 5 ans, la radiographie n'est pas systématique. Par contre, dans les autres cas, il faut demander des radiographies du coude de face et de profil avant toute réduction,
- Vérifier l'absence de fracture si des radiographies ont été nécessaires,
- Réduire la pronation douloureuse par un mouvement combiné de traction, supination et flexion. Un petit ressaut est ressenti lors de la réduction,
- Si l'enfant retrouve toute la mobilité active du membre supérieur après quelque minutes, il pourra sortir sans rendez vous de consultation,
- Si l'enfant reste douloureux et ne se sert pas de sa main après quelques minutes, il faudra, après s'être bien assuré que la supination passive de la main est possible, et que la radiographie du coude est normale, immobiliser le membre supérieur avec une attelle plâtrée postérieure brachio-palmaire. Il faut donner à la famille les conseils de surveillance de l'immobilisation plâtrée. En cas de douleurs de plus en plus importantes sous plâtre, de paresthésies ou de froideur des extrémités, la famille doit ramener l'enfant en urgence. Enfin, il faut convoquer le patient à 1 semaine sans radiographie de contrôle.

4 . POINTS PARTICULIERS CONCERNANT LA PRISE EN CHARGE AUX URGENCES

- Vérifier le caractère typique du mécanisme lésionnel,
- Noter sur le dossier d'urgence le mécanisme lésionnel,

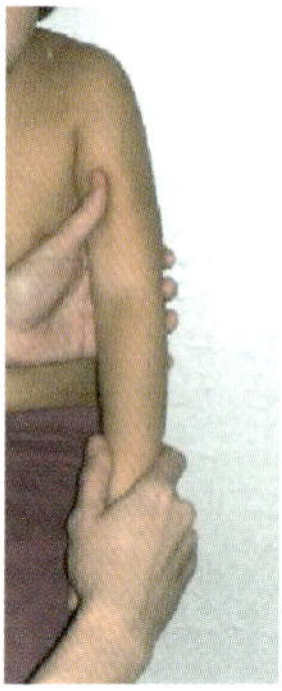

Fig : Première étape de la réduction d'une pronation douloureuse, traction dans l'axe du membre, main en pronation.

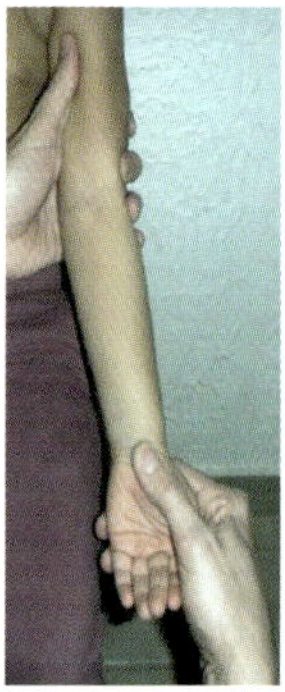

Fig : Deuxième étape, toujours membre en traction douce, placer la main en supination.

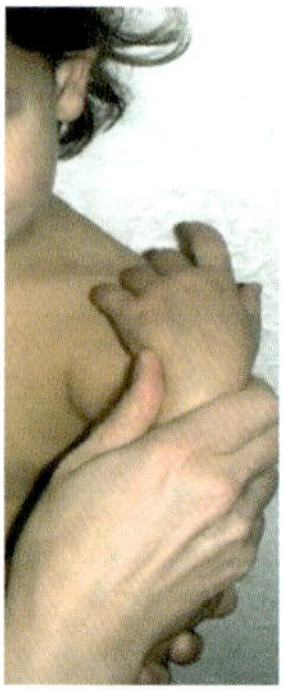

Fig : Troisième étape, tout en gardant la main en supination, l'avant-bras est fléchi sur le bras.

- Demander des radiographies du coude de face et de profil en cas de mécanisme lésionnel inhabituel,
- Vérifier l'absence de fracture si des radiographies du coude ont été pratiquées,
- Réduire la pronation douloureuse si aucune fracture n'a été observée par une association de traction du membre supérieur, de supination et de flexion,
- Immobiliser le membre supérieur à l'aide d'une attelle plâtrée brachio-palmaire si le coude reste douloureux quelques minutes après la manœuvre de réduction.

5. POINTS PARTICULIERS CONCERNANT L'INFORMATION À LA FAMILLE

Donner à la famille les conseils de surveillance de l'immobilisation plâtrée si celle-ci a été nécessaire. En cas de douleurs de plus en plus importantes sous plâtre, de paresthésies ou de froideur des extrémités, la famille doit ramener l'enfant en urgence.
Avertir la famille du risque de récidive et de la bénignité de la pathologie qui disparaîtra après l'âge de 5 ans.

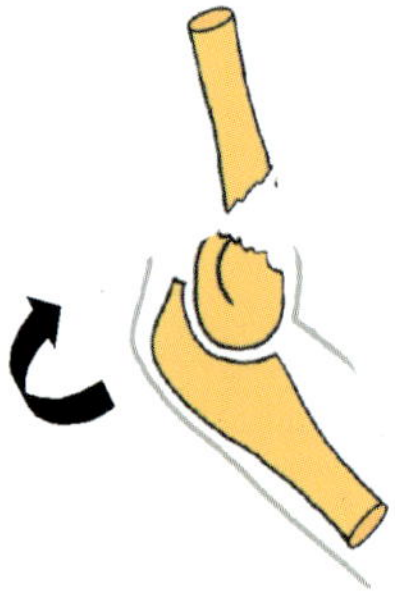

Fig : Fracture en extension.

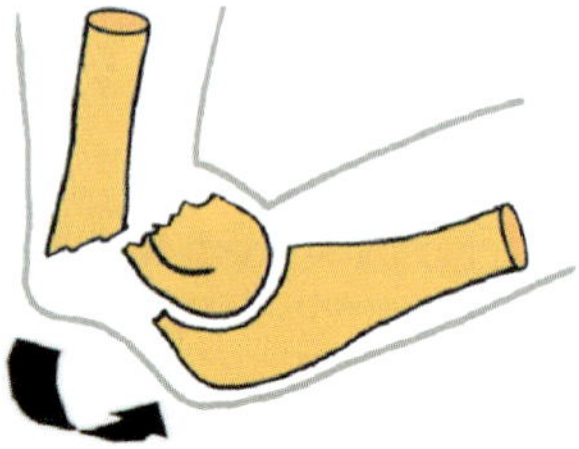

Fig : Fracture en flexion.

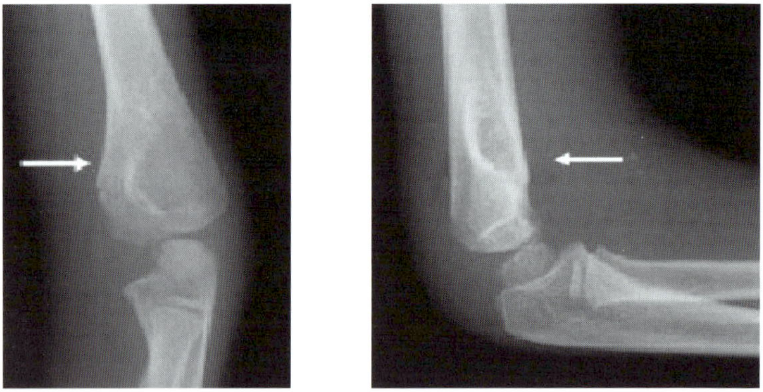

Fig : Fracture supracondylienne stade 1.

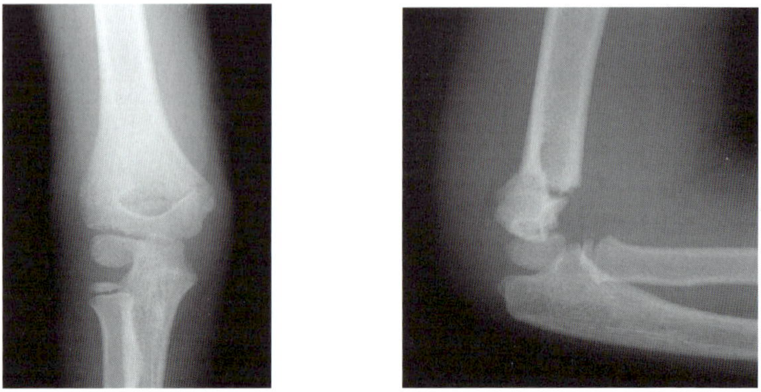

Fig : Fracture supracondylienne stade 2.

FRACTURE SUPRACONDYLIENNE DU COUDE (Palette humérale)

1. EPIDÉMIOLOGIE - CLASSIFICATION

Mécanisme :

< Les fractures en extension (95% des cas) : elles sont secondaires à une chute sur la main, coude en extension. Sur la radiographie de profil, la palette humérale est déplacée en arrière,

< Les fractures en flexion (5% des cas) : elles sont secondaires à une chute directe sur un coude en flexion. Sur la radiographie de profil, la palette humérale est déplacée en avant. Les fractures en flexion sont très instables.

Classification :

< Les fractures en extension : Classification de Lagrange et Rigault en 4 stades.

o Stade 1 :

- Fracture non déplacée.

o Stade 2 :

- Fracture déplacée.
- Le déplacement est une bascule postérieure pure.
- Les deux fragments sont en contact.

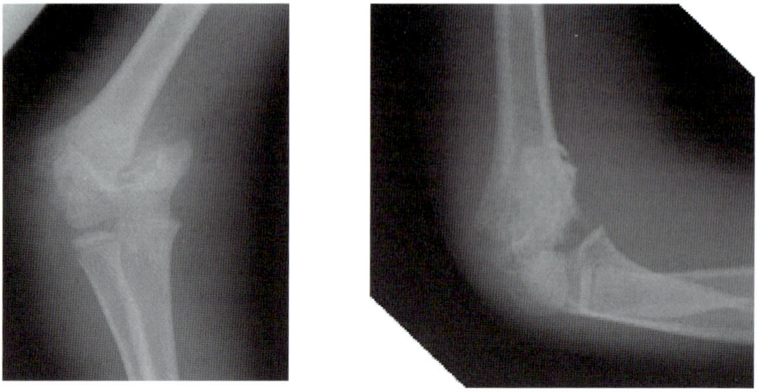

Fig : Fracture supracondylienne stade 3.

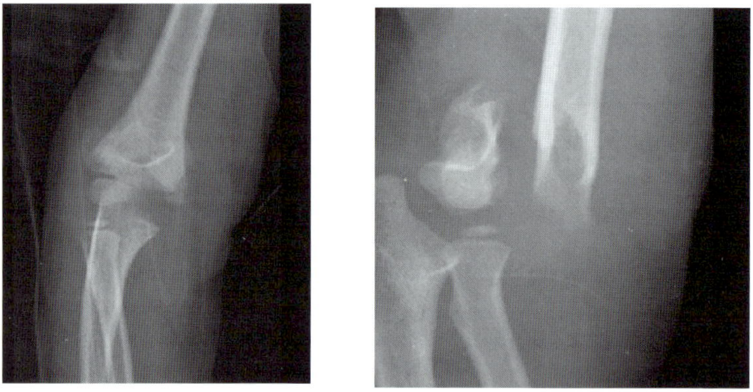

Fig : Fracture supracondylienne stade 4.

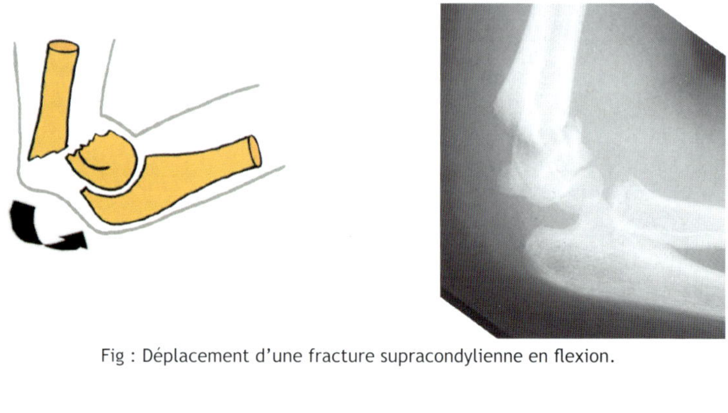

Fig : Déplacement d'une fracture supracondylienne en flexion.

o Stade 3 :

- Fracture déplacée.
- Le déplacement est une bascule postérieure associée à une translation et/ou rotation.
- Les deux fragments sont en contact.

o Stade 4 :

- Fracture déplacée
- Les deux fragments ne sont plus en contact.

Les fractures en flexion : Classification en 3 stades

o Stade 1 :
- Fracture non déplacée.

o Stade 2 :
- Fracture déplacée (déplacement antérieur).
- Les deux fragments sont en contact.

o Stade 3 :
- Fracture déplacée (déplacement antérieur).
- Les deux fragments ne sont plus en contact.

2. DIAGNOSTIC

< Rechercher une ischémie distale,

< Recherche d'une abolition des pouls périphériques sans ischémie,

< Rechercher minutieusement un déficit neurologique présent dans 5 à 10% des cas. Ne pas oublier de rechercher une atteinte du nerf interosseux antérieur, branche du nerf médian (impossibilité de fléchir l'IPD de l'index et l'IP du pouce, c'est-à-dire impossibilité de faire le signe « zéro » en utilisant le pouce et l'index),

< L'examen neurologique initial est souvent difficile chez des petits enfants pour lesquels les phénomènes douloureux empêchent l'examen minutieux de l'état neurologique périphérique. Il faut alors avertir la famille des risques de déficits qui ne se diagnostiqueront réellement que dans les 48 heures après l'intervention.

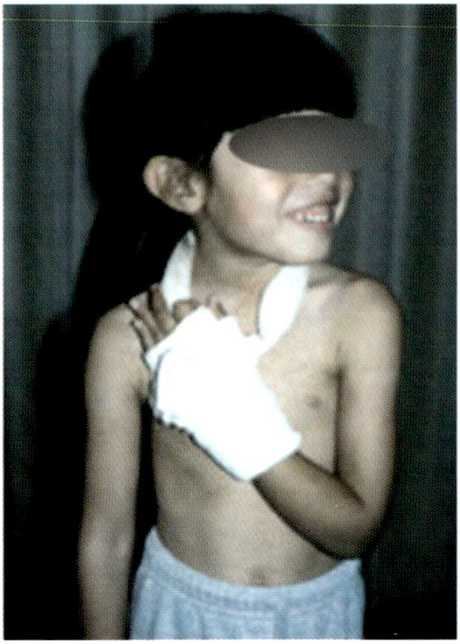

Fig : Immobilisation en flexion par la méthode de Blount.

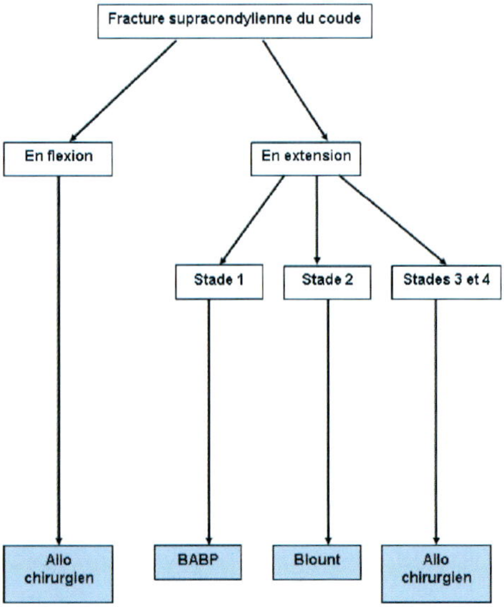

Orientation thérapeutique pour une fracture supracondylienne du coude en fonction du mécanisme.-*

3. TRAITEMENT

< Les fractures en extension :

o Stade 1 :

< Attelle plâtrée postérieure brachio-palmaire à 90° de flexion (si le coude est en légère extension, il existe un risque accru de déplacement postérieur secondaire). Il est important de maintenir le membre coude au corps notamment chez les enfants vifs, par une écharpe ou un bandage de type « Mayo clinic »,

• Convoquer l'enfant à J7-J10 avec des radiographies de face et de profil du coude sous plâtre,

• Durée prévisible de l'immobilisation : **3 à 4 semaines.**

o Stade 2 : Le traitement est le plus souvent orthopédique

• Soit selon la méthode de Blount. Elle consiste à placer progressivement le coude en flexion importante grâce à un bandage ou un gantelet plâtré maintenant la position hyper fléchie. Un contrôle radiographique est réalisé aux urgences. En cas de bonne réduction et en cas de douleurs modérées, convoquer l'enfant à J7 ou J10 avec des radiographies de face et de profil du coude en précisant bien que l'immobilisation ne doit pas être retirée au moment du contrôle,

• Soit en réalisant une réduction sous anesthésie générale plus ou moins ostéosynthèse, et une immobilisation brachio-palmaire.

o Stades 3 et 4 : Le traitement consiste soit en une réduction sous anesthésie générale, soit en une ostéosynthèse par broches. Le choix de la technique est effectué par le chirurgien en fonction de la stabilité observée après réduction. Le traitement doit être effectué en urgence avant que n'apparaisse un gonflement important qui va gêner le geste thérapeutique.

< Les fractures en flexion : Compte tenu de l'instabilité de la fracture, le traitement sera le plus souvent chirurgical par embrochage.

4. POINTS PARTICULIERS CONCERNANT LA PRISE EN CHARGE AUX URGENCES

< Assurer une sédation des douleurs par un antalgique de palier 2 et une immobilisation réelle jusqu'au geste chirurgical,

< Consigner l'examen neurologique initial sur le protocole. Un déficit neurologique ne modifie pas les modalités de prise en charge thérapeutiques initiales.

Chez l'enfant la main peut rester vascularisée malgré une rupture de l'artère humérale du fait de la collatéralité importante

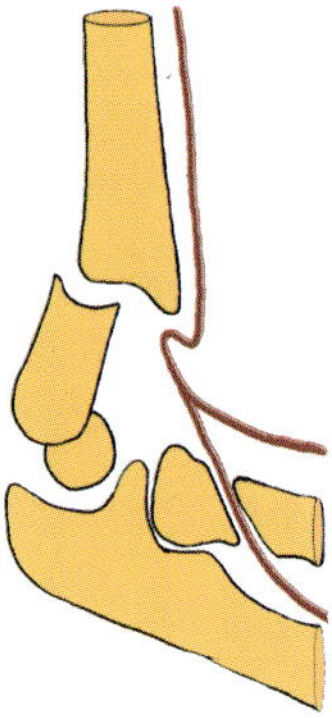

Fig : Le déplacement du fragment proximal peut entraîner une lésion de l'artère humérale.

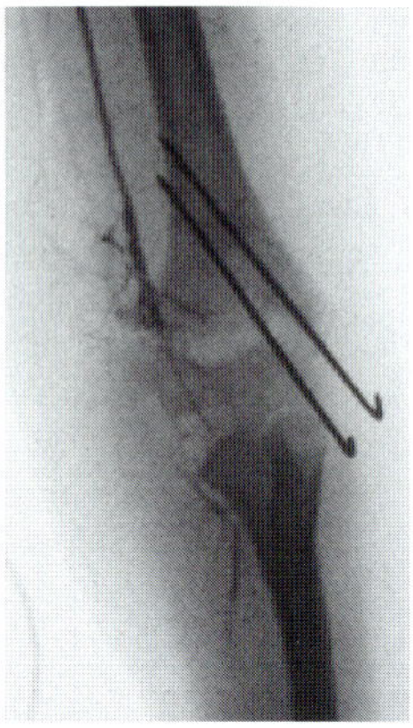

Fig : Artériographie montrant une interruption de l'artère humérale dans les suites immédiates d'une ostéosynthèse.

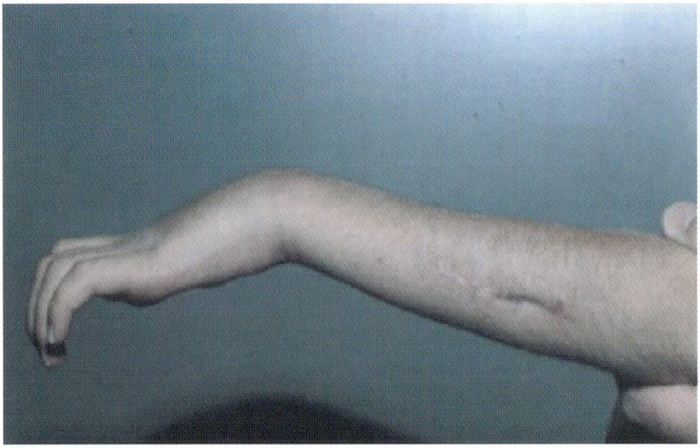

Fig : Syndrome de loges installé du membre supérieur (Volkman).

< En cas d'anomalie vasculaire, la prise en charge doit se faire dans une structure chirurgicale apte à réaliser une réparation vasculaire. Deux ordres de situation peuvent être distinguées

o Absence de signes d'ischémie distale mais abolition du pouls radial. La prise en charge impose une réduction en urgence sous anesthésie générale. Certaines équipes recommandent une surveillance pendant 24 à 48 heures, mais une telle décision ne peut s'envisager que de manière collégiale dans le cadre d'une hospitalisation en service de chirurgie doté de toute les compétences en chirurgie vasculaire.

< Si le pouls radial apparaît après quelques minutes le traitement classique de la fracture est réalisé en fonction de son type.

< En l'absence de récupération du pouls radial un bilan vasculaire complémentaire (doppler, imagerie vasculaire) s'impose suivi éventuellement d'un abord chirurgical des vaisseaux doit s'envisager après stabilisation chirurgicale de la fracture.

o Signes patents d'ischémie distale : Plusieurs options peuvent être distinguées en fonction du contexte et du plateau technique.

< Réduction de la fracture et persistance de l'ischémie : il convient de pratiquer dans le même temps stabilisation de la fracture et abord vasculaire.

< Réduction de la fracture et disparition des signes d'ischémie : si le pouls capillaire ou la saturation se normalisent, une exploration vasculaire par imagerie est réalisée dans un second temps. Selon le type de lésion observé en imagerie une réparation vasculaire sera effectuée.

Rechercher des signes précurseurs de syndrome de loge
dans l'affirmative, il faut avertir le chirurgien en urgence.

5. POINTS PARTICULIERS CONCERNANT L'INFORMATION À LA FAMILLE

< Informer de toute incertitude sur l'examen neurologique initial perturbé par les phénomènes douloureux.

< Donner à la famille les conseils de surveillance de l'immobilisation plâtrée. En cas de douleurs de plus en plus importantes sous plâtre, de paresthésies ou de froideur des extrémités, la famille doit ramener l'enfant en urgence.

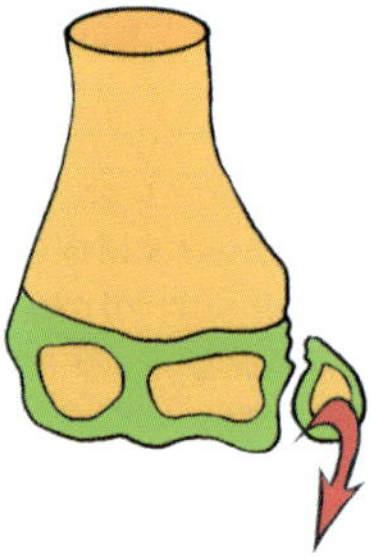

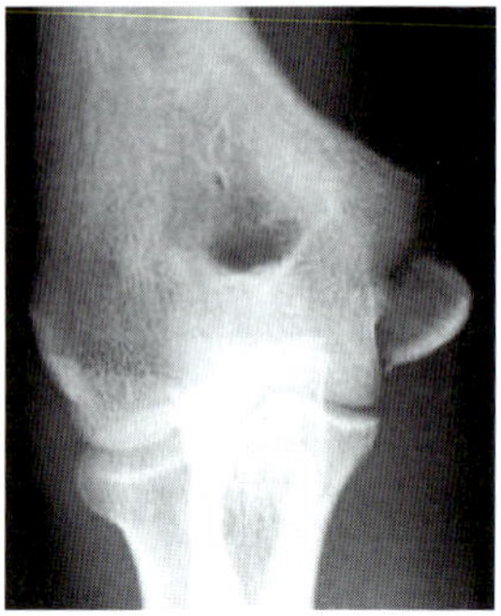

Fig : Fracture de l'épicondyle médial ou épitrochlée.

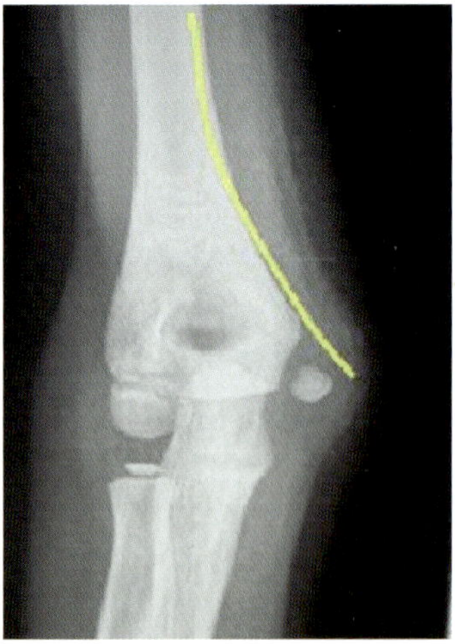

Fig (a) : Fracture de l'épicondyle médial : la ligne prolongeant le bord médial de la corticale passe au-dessus du bord supérieur de l'épicondyle médial.

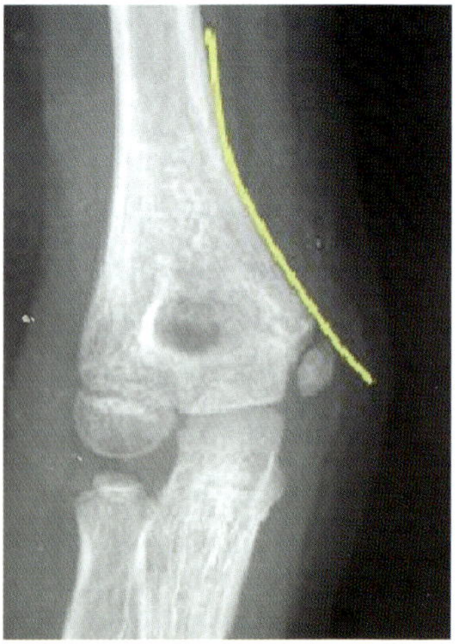

Fig (b) : Résultat après traitement.

FRACTURE DE L'EPICONDYLE MEDIAL (Epitrochlée)

1. EPIDÉMIOLOGIE - CLASSIFICATION

En terme de fréquence, les fractures de l'épicondyle médial (épitrochlée) du coude chez l'enfant occupent la deuxième position après les fractures supracondyliennes.
Le mécanisme lésionnel en est souvent une chute sur la main, coude en extension et en valgus. On comprend facilement que cette fracture soit fréquemment associée à une luxation du coude.
Ce sont des fractures extra-articulaires, **presque toujours déplacées** compte tenu des forces en traction exercées par les muscles épicondyliens qui s'insèrent sur l'épicondyle médial. Cette fracture s'apparente donc aux arrachements apophysaires, la réduction chirurgicale est préférable mais elle ne s'impose pas de façon aussi rigoureuse qu'une fracture articulaire comme la fracture du condyle latéral. Le pronostic est meilleur, le risque de perturbation lié à la croissance restante est inexistant.

2. DIAGNOSTIC

L'examen clinique retrouve un gros coude douloureux avec une exacerbation de la douleur à la palpation de la face médiale du coude. Les complications vasculaires ou nerveuses sont rares dans ce type de fracture. Cependant, il faut malgré tout faire un examen vasculaire et neurologique complet du membre concerné (en particulier du nerf ulnaire) et le consigner sur le protocole d'urgence. Tout déficit ou suspicion de déficit doit être annoncé à la famille avant la prise en charge thérapeutique.
Le diagnostic sera porté sur un bilan radiographique standard de face et de profil du coude atteint. Sur une radiographie normale du coude de face, la ligne prolongeant la corticale médiale de l'humérus distal doit être tangente au bord supérieur de l'épicondyle médial. Si ce n'est pas le cas, il existe une fracture de l'épicondyle médial. Il faut insister sur la bonne valeur d'une tuméfaction des parties molles médiales sur la radiographie

Chez l'enfant de moins de 6 ans, l'épicondyle médial n'est pas visible sur les radiographies et le diagnostic sera essentiellement clinique devant un gros coude électivement douloureux sur son bord médial.

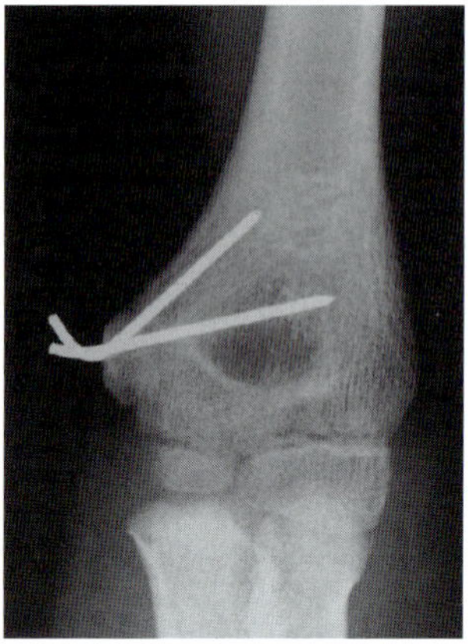

Fig : Ostéosynthèse de l'épicondyle médial par broches.

a 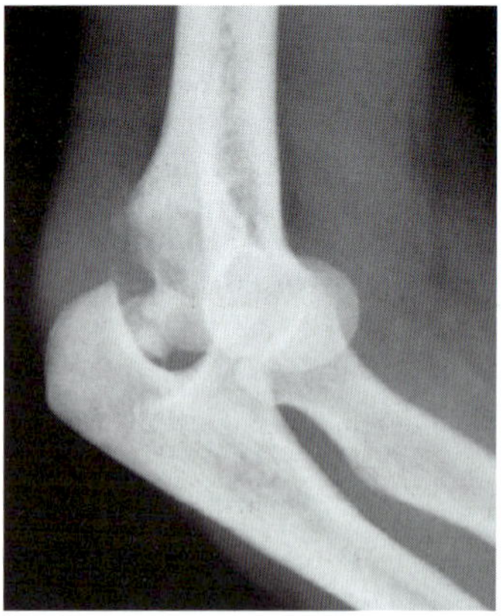 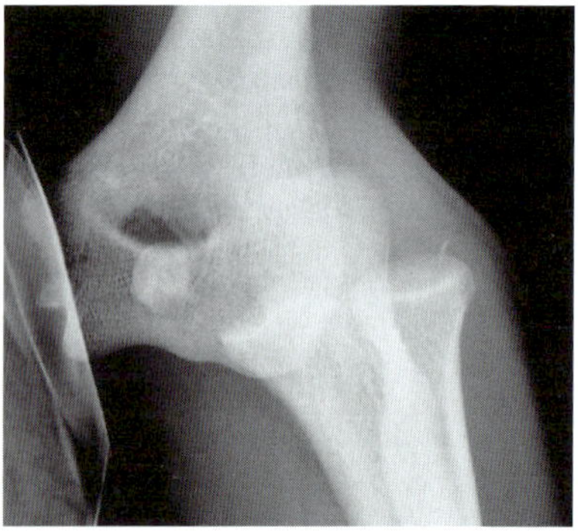 b

Fig (a et b) : En cas de luxation du coude, il faut systématiquement rechercher une fracture de l'épicondyle médial associée.
Dans ce cas l'épicondyle fracturé est incarcéré dans la fossette olécranienne.

Une fracture isolée de l'épicondyle médial est parfois le signe d'une luxation du coude qui s'est spontanément réduite lors du traumatisme et peut en partager les complications.

3. TRAITEMENT

Le traitement est le plus souvent chirurgical par ostéosynthèse à foyer ouvert afin d'éviter de léser le nerf ulnaire. La synthèse sera confiée en fonction de l'âge de l'enfant et de l'habitude du chirurgien à 1 ou 2 broches de Kirchner, une vis ou encore une ancre de réinsertion. Une immobilisation plâtrée brachio-palmaire complètera l'ostéosynthèse.
Le plâtre et les broches sont enlevés sous anesthésie générale après un délai de 6 semaines en fonction des contrôles radiographiques.

4. POINTS PARTICULIERS CONCERNANT LA PRISE EN CHARGE AUX URGENCES

- Assurer une contention efficace du coude,
- Assurer une sédation des douleurs. Les antalgiques de palier 1 sont le plus souvent suffisants, mais dans certains cas, des antalgiques de palier 2 peuvent être nécessaires,
- Appeler le chirurgien de garde qui jugera de la prise en charge à mettre en œuvre.

5. POINTS PARTICULIERS CONCERNANT L'INFORMATION À LA FAMILLE

- Informer la famille qu'il s'agit d'une fracture qui sera longue à consolider et qui nécessitera une immobilisation d'environ 6 semaines quelque soit le traitement mis en place par le chirurgien.
- Prévenir que la récupération complète de la mobilité du coude est parfois longue, particulièrement en cas de luxation associée spontanément réduite.

La fracture de l'épicondyle médial est extra articulaire et de bon pronostic.
L'incarcération intra articulaire lorsqu'il existe une luxation associée est une cause fréquente de contentieux médico-légal.

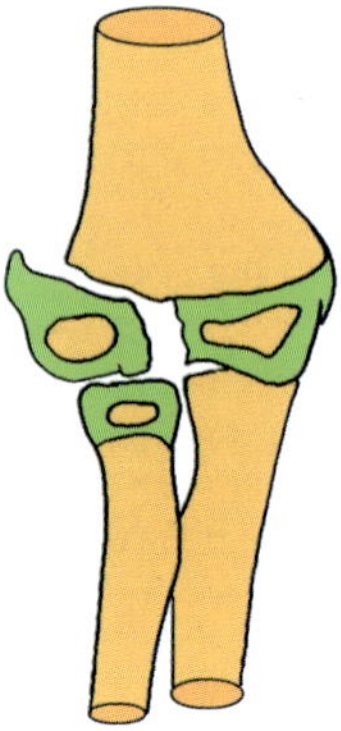

Fig : Fracture du condyle latéral déplacée.

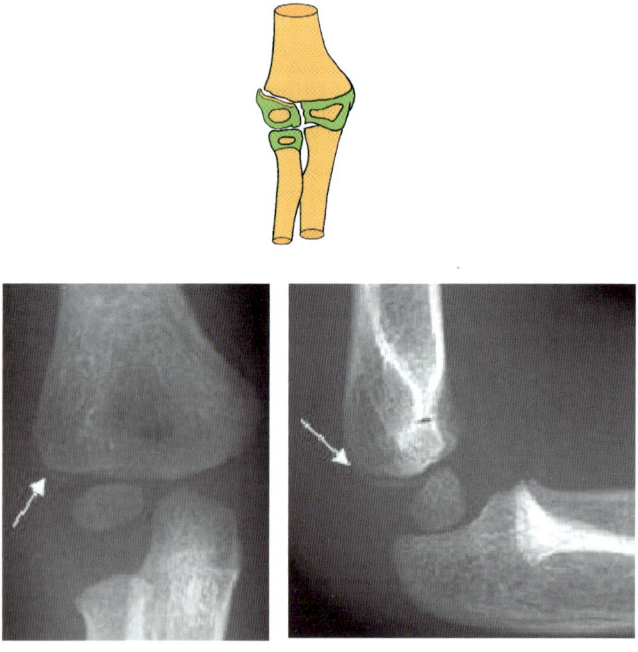

Fig : Condyle latéral Stade I peu déplacé. Il faut bien noter que l'aspect en coup d'ongle signe en fait une fracture complète du condyle latéral.

FRACTURE DU CONDYLE LATERAL DU COUDE

1. EPIDÉMIOLOGIE - CLASSIFICATION

En terme de fréquence, les fractures du condyle latéral du coude chez l'enfant occupent la troisième position après les fractures supracondyliennes et les fractures de l'épicondyle médial.

Deux mécanismes lésionnels sont possibles :

- En compression, par une chute sur la main, coude en extension et en valgus, ou par une chute directe sur un coude fléchi,
- En traction par une chute sur la main, coude en extension, varus et supination.

Ce sont des fractures intra-articulaires. Le trait de fracture débute au niveau de la corticale externe de la région métaphysaire, juste au dessus du capitulum, puis se dirige vers la joue externe de la trochlée. Ainsi, le diagnostic radiographique peut parfois être difficile à porter dans les fractures non déplacées car l'épiphyse est encore très cartilagineuse chez le jeune enfant.

Le risque de déplacement secondaire de la fracture est important même en cas de fracture non déplacée.

La classification la plus souvent utilisée est la **classification de Lagrange et Rigault** :

- Stade I : fracture du condyle latéral sans aucun déplacement ou avec un déplacement inférieur à 2 mm sur toutes les incidences radiographiques.

- Stade II : fracture du condyle latéral avec un déplacement supérieur ou égal à 2 mm sur au moins une incidence radiographique associée à une translation et/ou un abaissement du condyle latéral.

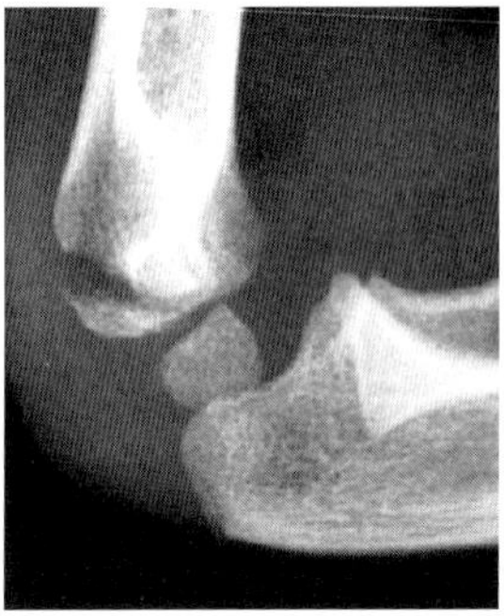

Fig : Condyle latéral Stade II.

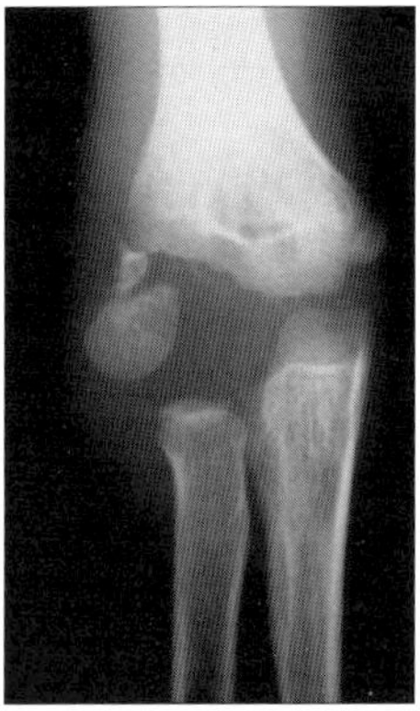

Fig : Condyle latéral Stade III très déplacé.

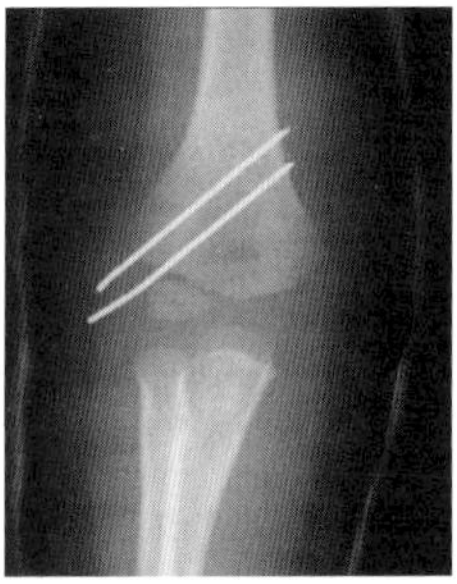

Fig : Ostéosynthèse du condyle latéral par deux broches.

- Stade III : fracture du condyle latéral avec un déplacement important associée à une bascule en rotation du fragment condylien.

2. DIAGNOSTIC

L'examen clinique ne retrouve pas toujours un gros coude douloureux. En revanche il existe de façon constante une douleur à la palpation de la face latérale du coude. Les complications vasculaires ou nerveuses sont exceptionnelles dans ce type de fracture. Cependant, il faut malgré tout faire un examen neurologique et vasculaire complet du membre concerné et le consigner sur le protocole d'urgence. Tout déficit ou suspicion de déficit doit être annoncé à la famille avant la prise en charge thérapeutique.

Chez le petit enfant le condyle latéral est essentiellement cartilagineux ce qui peut amener a sous-estimer le déplacement de la fracture +++.

Il faut insister sur la recherche d'une tuméfaction latérale du coude tant lors de l'examen clinique qu'à la lecture des radiographies sur les parties molles.

3. TRAITEMENT

Le traitement est souvent chirurgical avec ostéosynthèse par broches, mais il peut être modulé en fonction de la classification de la fracture. Les indications thérapeutiques sont très variables en fonction des équipes et le mode de traitement sera décidé par le chirurgien après analyse de l'imagerie.
Dans certains cas, une imagerie complémentaire peut être indiquée afin de bien préciser si la fracture est déplacée ou pas. Certaines équipes évaluent actuellement l'intérêt de l'échographie voire de l'IRM dans ces cas très particuliers.

a. Stade I : C'est dans cette forme que la décision thérapeutique est difficile. Certains indiquent une chirurgie d'emblée. D'autres préconisent une simple immobilisation. Dans ce cas, il faut absolument que le chirurgien puisse revoir le patient toutes les semaines avec des radiographies du coude hors plâtre afin de dépister tout déplacement secondaire même minime qui nécessiterait alors un traitement chirurgical.

b. Stade II et Stade III : le traitement sera chirurgical dans tous les cas. L'abord chirurgical doit préserver la vascularisation du condyle latéral qui se trouve en arrière de celui-ci. La synthèse sera confiée à 2 broches bicorticales de Kirchner (voire 3 broches en cas de stabilité insuffisante de

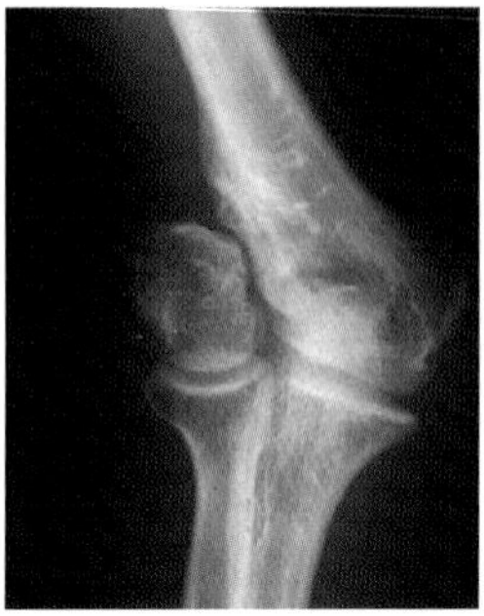

Fig : Pseudarthrose du condyle latéral.

l'ostéosynthèse). Une immobilisation plâtrée brachio-palmaire complètera l'ostéosynthèse.
En cas d'intervention chirurgicale, le plâtre et les broches sont classiquement enlevés sous anesthésie générale dans un délai de 6 à 8 semaines en fonction des contrôles radiographiques.
Les délais d'immobilisation sont longs car le risque de pseudarthrose n'est pas négligeable et de traitement difficile.

4. POINTS PARTICULIERS CONCERNANT LA PRISE EN CHARGE AUX URGENCES

- Assurer une contention efficace du coude,
- Assurer une sédation des douleurs. Les antalgiques de palier 1 sont le plus souvent suffisants, mais dans certains cas, des antalgiques de palier 2 peuvent être nécessaires,
- Appeler le chirurgien de garde qui jugera de la prise en charge à mettre en œuvre.

5. POINTS PARTICULIERS CONCERNANT L'INFORMATION À LA FAMILLE

- Informer la famille qu'il s'agit d'une fracture intra-articulaire qui sera longue à consolider et qui nécessitera une immobilisation d'au moins 6 semaines quelque soit le traitement mis en place par le chirurgien,
- Préciser toujours qu'une raideur séquellaire du coude n'est pas exclue.

La fracture du condyle latéral est un des principaux pièges
de la traumatologie du coude.
Le déplacement est toujours sous estimé.
Le traitement est presque toujours chirurgical.
Le traitement secondaire des complications est toujours difficile.

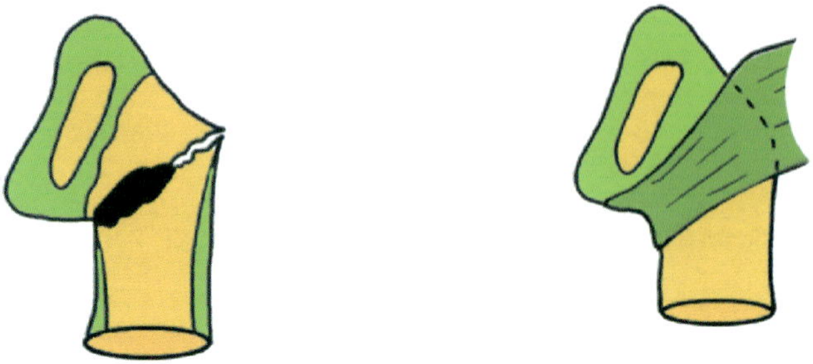

Fig : Fracture du col du radius en valgus.

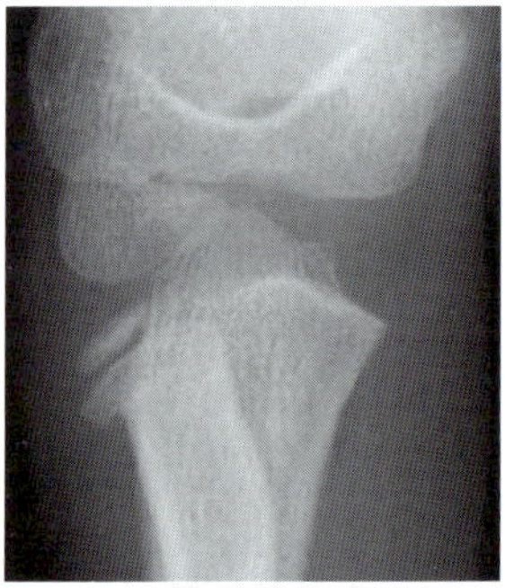

Fig : Translation latérale de la tête radiale.

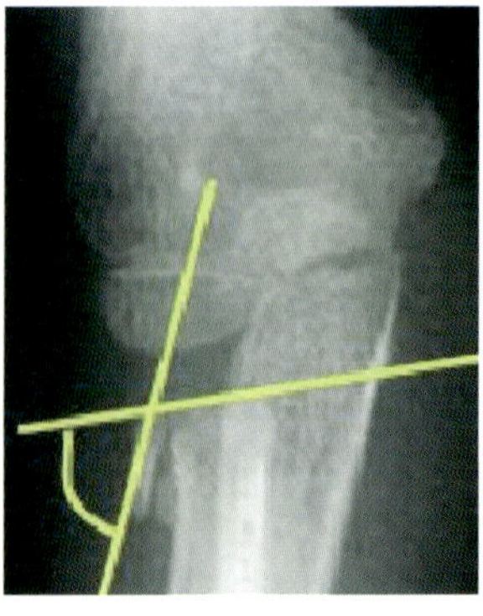

Fig : Angulation.

FRACTURE DU COL DU RADIUS

1. EPIDÉMIOLOGIE - CLASSIFICATION

Les fractures du col radial sont généralement secondaires à une chute sur la main, le coude étant en extension et en valgus.

Le déplacement de la fracture se définit en fonction de la translation et de l'angulation de la tête du radius.

2. DIAGNOSTIC

L'examen clinique retrouve un coude douloureux avec une exacerbation de la douleur à la palpation de la tête radiale. Les complications vasculaires ou nerveuses sont rares dans ce type de fracture. Cependant, il faut malgré tout faire un examen vasculaire et neurologique (en particulier le nerf radial) complet du membre concerné et le consigner sur le protocole d'urgence. Tout déficit ou suspicion de déficit doit être annoncé à la famille avant la prise en charge thérapeutique.

3. TRAITEMENT

La prise en charge thérapeutique est généralement dépendante du déplacement de la fracture.

Pour les fractures avec une translation inférieure à 5 mm et une angulation inférieure à 20°, le traitement est plutôt orthopédique avec une immobilisation du membre supérieur par une attelle plâtrée postérieure brachio-palmaire en pronation pour une durée de 4 semaines. Il faut alors convoquer le patient à 1 semaine en consultation de chirurgie avec des radiographies du coude de face et de profil sous plâtre.

Pour les fractures avec une translation supérieure ou égale à 5 mm ou une angulation supérieure ou égale à 20°, le traitement comprend dans un premier temps une tentative de réduction manuelle ou par poinçon. Cependant, il est le plus souvent chirurgical et consiste en un embrochage centromédullaire rétrograde.

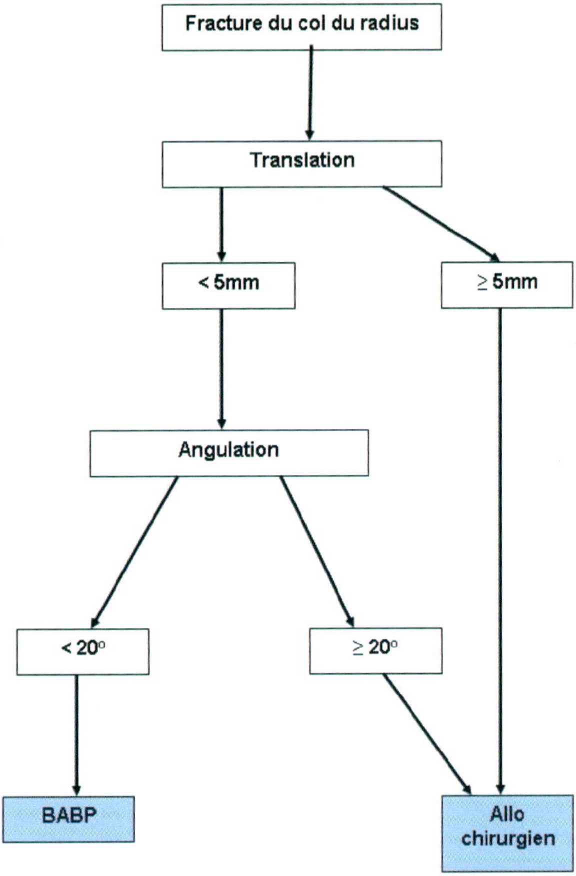

Conduite à tenir vis à vis d'une fracture du col du radius en fonction de son déplacement.

4. POINTS PARTICULIERS CONCERNANT LA PRISE EN CHARGE AUX URGENCES

- Assurer une contention efficace du coude,
- Assurer une sédation des douleurs. Les antalgiques de palier 1 sont le plus souvent suffisants, mais dans certains cas, des antalgiques de palier 2 peuvent être nécessaires,
- Lorsque la translation de la tête radiale est inférieure à 5 mm et son angulation inférieure à 20°, le choix du traitement orthopédique est alors retenu. L'hospitalisation n'est pas nécessaire. Il faut alors convoquer le patient à 1 semaine en consultation de chirurgie avec des radiographies du coude de face et de profil sous plâtre,
- Lorsqu'il existe une translation de la tête radiale supérieure ou égale à 5 mm ou une angulation supérieure ou égale à 20°, il faut appeler le chirurgien de garde qui jugera de la prise en charge à mettre en œuvre.

5. POINTS PARTICULIERS CONCERNANT L'INFORMATION À LA FAMILLE

- Avertir la famille du risque de nécrose secondaire de la tête radiale pouvant entraîner des phénomènes douloureux, une diminution des amplitudes articulaires, ainsi qu'une déformation progressive du coude en valgus,
- Donner à la famille les conseils de surveillance de l'immobilisation plâtrée. En cas de douleurs de plus en plus importantes sous plâtre, de paresthésies ou de froideur des extrémités, la famille doit ramener l'enfant en urgence,
- En cas de traitement orthopédique, il faut bien informer la famille qu'un déplacement secondaire est toujours possible justifiant ainsi d'une surveillance en consultation spécialisée chirurgicale.

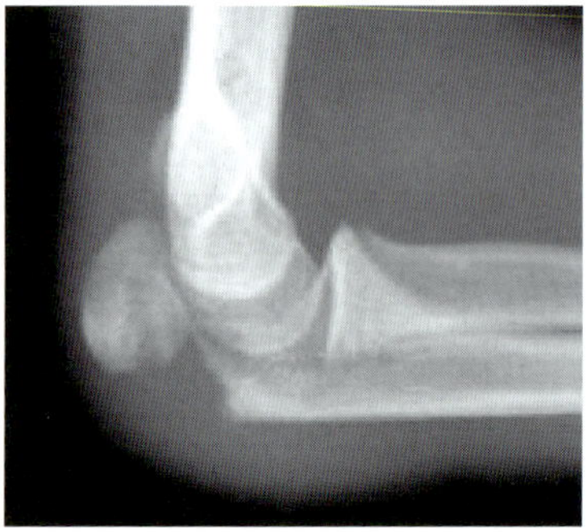

Fig : Fracture déplacée de l'olécrane.

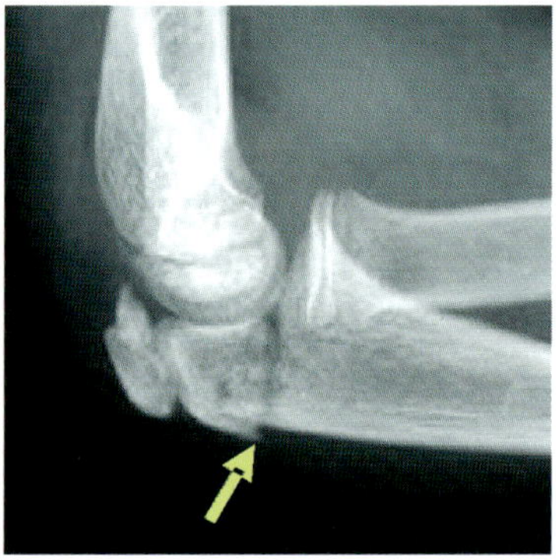

Fig : Fracture peu déplacée (flèche) à ne pas confondre avec le cartilage de croissance olécranien plus proximal.

FRACTURE DE L'OLECRANE

1. EPIDÉMIOLOGIE - CLASSIFICATION

Les fractures de l'olécrane sont rares chez l'enfant. Le mécanisme lésionnel est le plus souvent direct.

2. DIAGNOSTIC

L'examen clinique retrouve un gros coude douloureux avec une exacerbation de la douleur à la palpation de la face postérieure du coude. Les complications vasculaires ou nerveuses sont exceptionnelles dans ce type de fracture. Cependant, il faut malgré tout faire un examen neurologique (en particulier du nerf ulnaire) et vasculaire complet du membre concerné et le consigner sur le protocole d'urgence. Tout déficit ou suspicion de déficit doit être annoncé à la famille avant la prise en charge thérapeutique. Il faudra également rechercher des lésions cutanées et consigner l'examen clinique sur le protocole d'urgence.
Sur les radiographies, il ne faut pas confondre le cartilage de croissance avec une fracture de l'olécrane. Il faut vérifier l'absence de luxation ou de sub-luxation de la tête radiale associée (lésion de Monteggia).

3.TRAITEMENT

La prise en charge thérapeutique dépend du déplacement de la fracture.

< Fracture sans aucun déplacement,

< Immobilisation du membre supérieur avec une attelle plâtrée postérieure brachio-palmaire en flexion modérée (70 à 80°) pour une durée 4 semaines,
Convoquer le patient à 1 semaine en consultation de chirurgie avec des radiographies du coude de face et de profil sous plâtre,

< Fracture avec déplacement,

< Le traitement est le plus souvent chirurgical par embrochage et haubanage. Un vissage peut parfois être réalisé lorsque la croissance est terminée,

< Appeler le chirurgien de garde qui jugera de la prise en charge à mettre en œuvre.

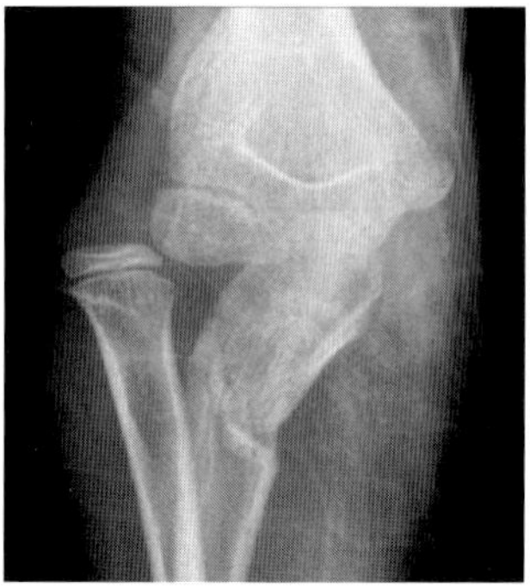

Fig : Fracture de l'olécrane déplacée associée à une luxation de la tète radiale et réalisant un équivalent de fracture de Monteggia.

4. POINTS PARTICULIERS CONCERNANT LA PRISE EN CHARGE AUX URGENCES

- Assurer une contention efficace du coude,
- Assurer une sédation des douleurs. Les antalgiques de palier 1 sont le plus souvent suffisants, mais dans certains cas, des antalgiques de palier 2 peuvent être nécessaires.

5. POINTS PARTICULIERS CONCERNANT L'INFORMATION À LA FAMILLE

- Donner à la famille les conseils de surveillance de l'immobilisation plâtrée. En cas de douleurs de plus en plus importantes sous plâtre, de paresthésies ou de froideur des extrémités, la famille doit ramener l'enfant en urgence.
- En cas de traitement orthopédique, il faut bien informer la famille qu'un déplacement secondaire est toujours possible justifiant ainsi d'une surveillance en milieu chirurgical.

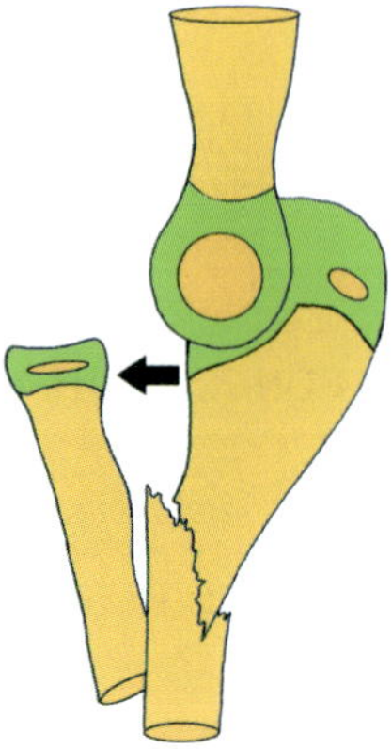

Fig : Lésion de Monteggia.

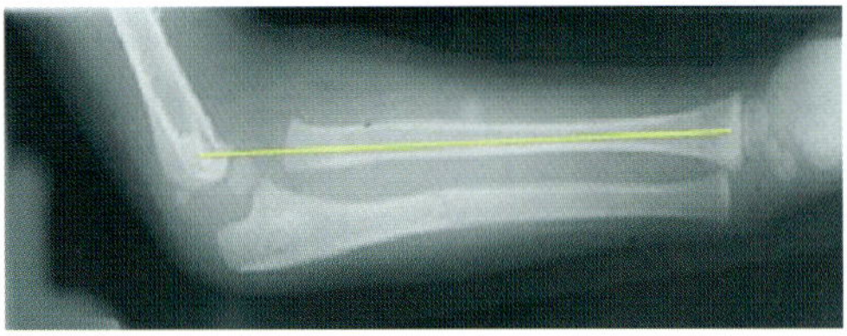

Fig : Lésion de Monteggia associant une fracture médio-diaphysaire en bois vert de l'ulna et une luxation antérieure de la tête radiale.

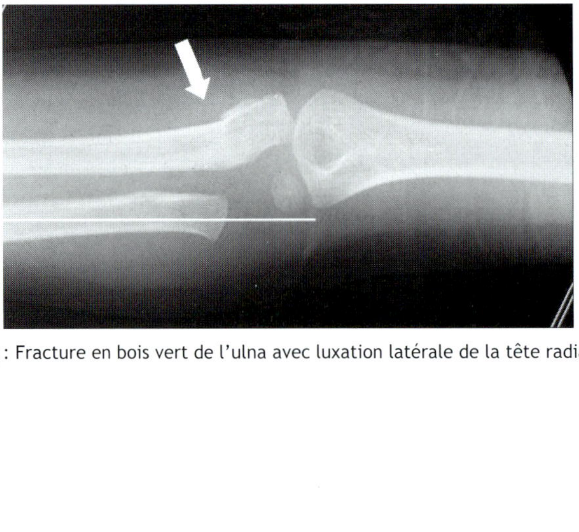

Fig : Fracture en bois vert de l'ulna avec luxation latérale de la tête radiale.

LESION DE MONTEGGIA

1. EPIDÉMIOLOGIE – CLASSIFICATION

La lésion de Monteggia est une lésion relativement rare associant une fracture de l'ulna et une luxation ou une sub-luxation de la tête radiale. On y associe les lésions équivalentes comportant une déformation plastique de l'humerus avec luxation de la tête radiale.

2. DIAGNOSTIC

L'examen clinique retrouve un gros coude douloureux. Les complications vasculaires ou nerveuses sont rares dans ce type de fracture. Cependant, il faut malgré tout faire un examen vasculaire et neurologique complet du membre concerné (en particulier du nerf radial) et le consigner sur le protocole d'urgence. Tout déficit ou suspicion de déficit doit être annoncé à la famille avant la prise en charge thérapeutique.
Le diagnostic sera porté sur un bilan radiographique standard de face et de profil du coude (incluant l'ensemble de l'avant-bras) atteint.

La luxation de la tête radiale : quelle que soit l'incidence radiographique, l'axe de la diaphyse radiale doit passer par le capitulum. Si ce n'est pas le cas, il existe une luxation de la tête radiale.

La fracture de l'ulna : l'ulna peut être fracturée dans sa région distale, ce qui explique la nécessité de pouvoir voir l'ensemble de l'avant-bras sur les radiographies. Chez l'enfant, on peut ne pas voir de fracture nette associée à la luxation de la tête radiale. Il faudra alors bien analyser les clichés radiographiques à la recherche d'une déformation plastique de l'ulna qui sera assimilée à un équivalent de fracture.

Devant toute fracture isolée du l'ulna il faut exiger en urgence des radiographies de face et de profil du coude.

3. TRAITEMENT

Le principe thérapeutique consiste à réduire anatomiquement l'ulna, ce qui permet la réintégration de la tête radiale sous le capitulum. Une tentative de réduction de l'ulna sous anesthésie générale peut ainsi être réalisée, mais le traitement chirurgical est le plus souvent la règle. L'ostéosynthèse de l'ulna permet la réintégration de la tête radiale. Elle peut se faire par plaque vissée ou ECMES. L'intervention est complétée par une immobilisation plâtrée postérieure brachio-palmaire pour environ 4 semaines.

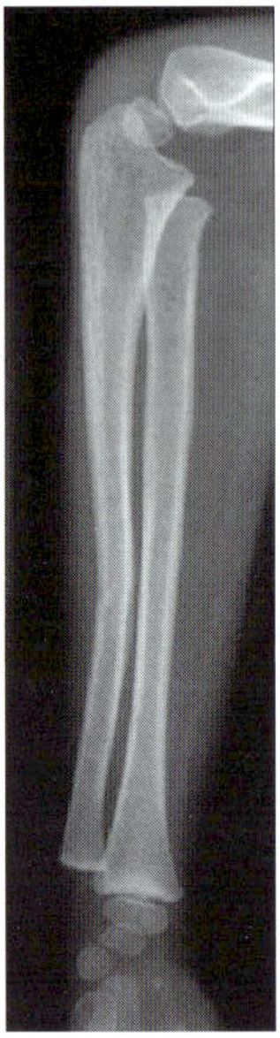

Fig : Lésion de Monteggia avec déformation plastique du cubitus avant chirurgie.
La tête radiale est luxée en avant.

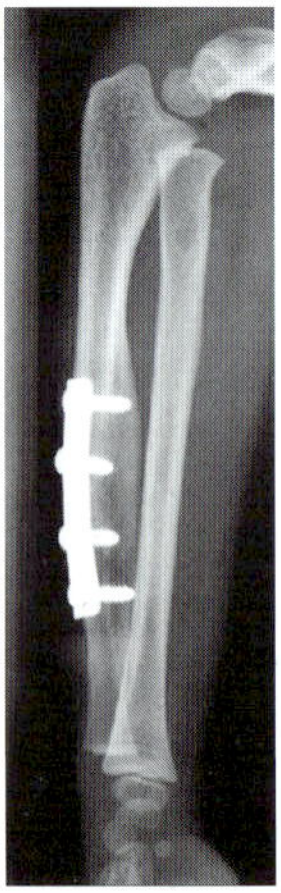

Fig : Après ostéosynthèse anatomique de l'ulna la tête radiale
s'est spontanément réduite.

4. POINTS PARTICULIERS CONCERNANT LA PRISE EN CHARGE AUX URGENCES

- Assurer une contention efficace du coude,
- Hospitaliser l'enfant de façon systématique, immobilisé et perfusé,
- Assurer une sédation des douleurs par des antalgiques de palier II,
- Consigner l'examen neurologique et vasculaire initial sur le protocole d'urgence,
- Appeler le chirurgien de garde qui jugera de la prise en charge à mettre en œuvre.

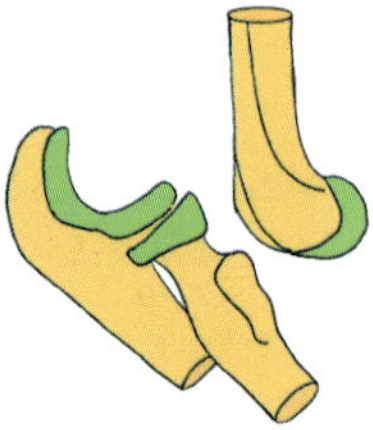

Fig : Luxation postérieure du coude.

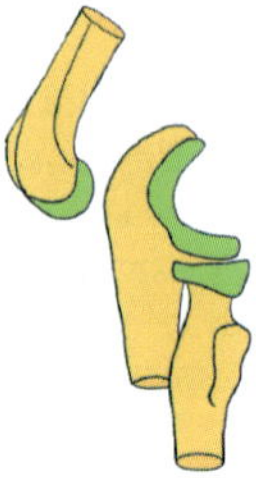

Fig : Luxation antérieure du coude.

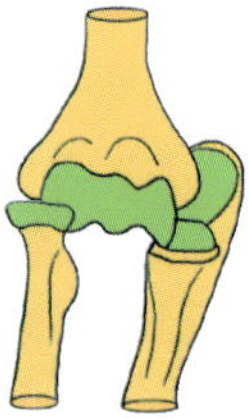

Fig : Luxation divergente.

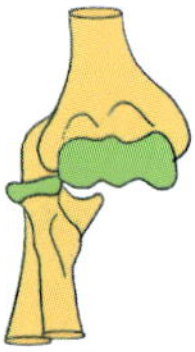

Fig : Luxation convergente.

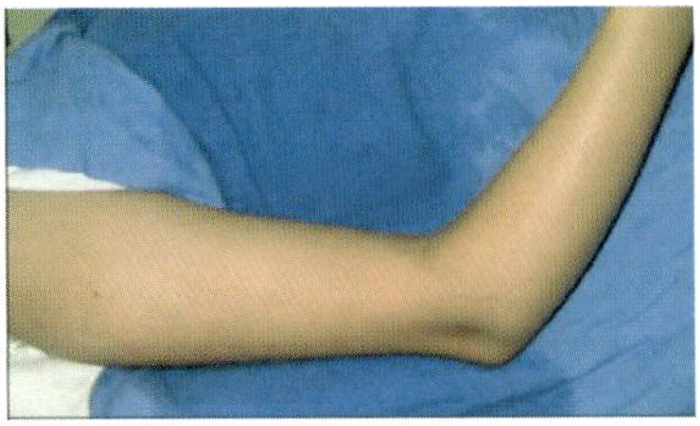

Fig : Coude luxé, déformation typique.

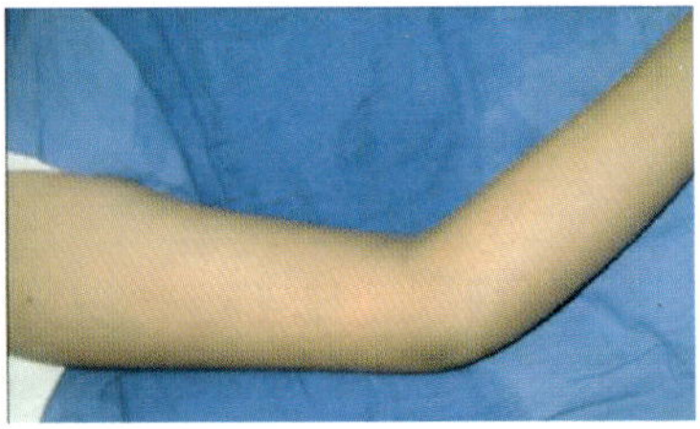

Fig : Coude réduit.

LUXATION DU COUDE

1. EPIDÉMIOLOGIE - CLASSIFICATION

La luxation du coude est très fréquente chez l'enfant. Elle est plus fréquente que la luxation de l'épaule.
Il en existe différents types :

- Luxation avec articulation radio-ulnaire proximale intacte.
  Elles peuvent être postérieures (les plus fréquentes) ou antérieures.

- Luxation avec articulation radio-ulnaire proximale atteinte.
  Elles peuvent être convergentes ou divergentes.

2. DIAGNOSTIC

L'examen clinique retrouve un gros coude douloureux et déformé. Les complications vasculaires ou nerveuses sont rares. Cependant, il faut malgré tout faire un examen vasculaire et neurologique complet du membre concerné et le consigner sur le protocole d'urgence. Tout déficit ou suspicion de déficit doit être annoncé à la famille avant la prise en charge thérapeutique.
Les radiographies standards du coude sont systématiques avant toute réduction car la luxation du coude s'associe 1 fois sur 2 à une fracture. De plus, lorsqu'il existe une fracture, il s'agit 1 fois sur 2 d'une fracture de l'épicondyle médial.

Toute luxation du coude doit être considérée jusqu'à preuve du contraire comme associée à une fracture de l'épicondyle médial.

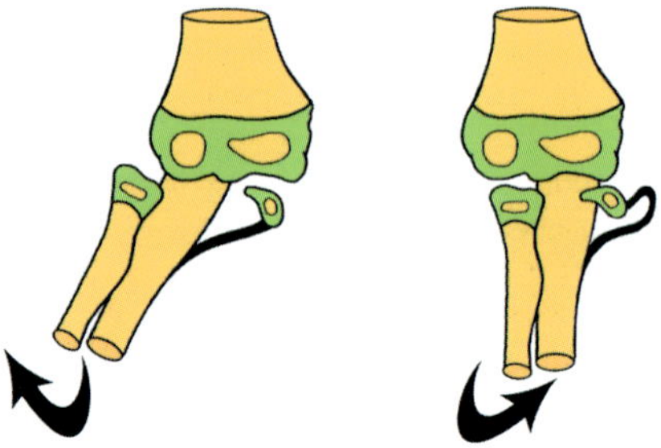

Fig : La luxation du coude peut s'associer à une fracture de l'épicondyle médial. Lorsque la luxation est réduite, l'épicondyle doit bénéficier d'un traitement propre de fixation chirurgicale *(cf chapitre correspondant)*.

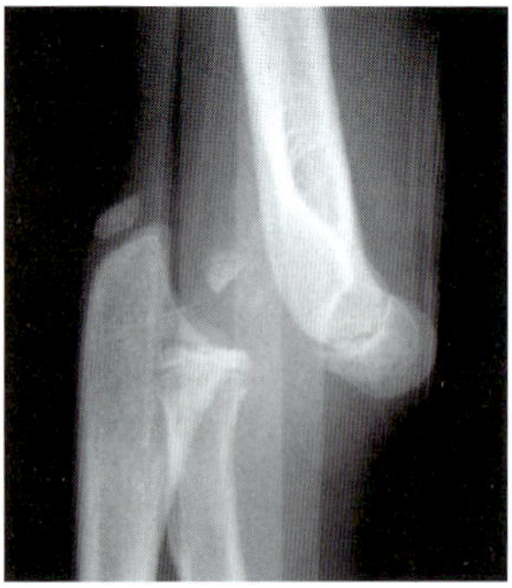

Fig : Luxation du coude associée à une fracture de l'épicondyle médial.

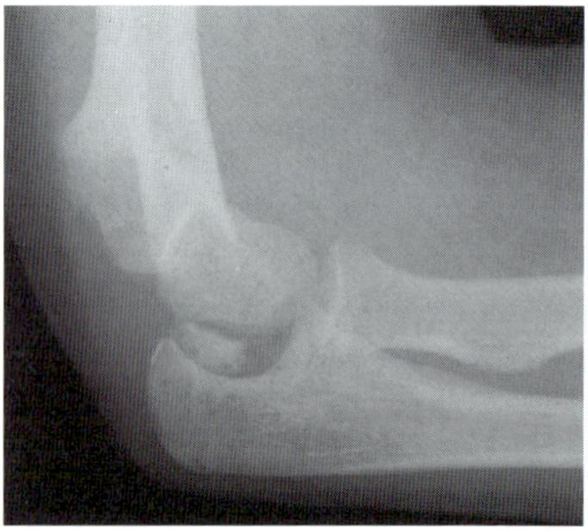

Fig : Luxation du coude associée à une fracture de l'épicondyle médial qui reste incarcérée après réduction.

Chez le petit enfant de moins de 3 ans dans les deux premières années de la vie, le diagnostic de luxation du coude doit être remis en question. Il s'agit à cet âge d'un décollement épiphysaire complet de l'épiphyse humérale distale. Il faut savoir évoquer également une maltraitance, ou une arthrite septique.

La luxation du coude n'existe pas chez l'enfant de moins de 2 ans.
Il faut évoquer une fracture en bloc de l'épiphyse distale de l'humérus.

3. TRAITEMENT

Compte tenu du nombre important de fractures associées et de la difficulté à les diagnostiquer sur des radiographies standards d'un coude luxé, la réduction se fera en urgence sous anesthésie générale. Après avoir réduit la luxation, des nouveaux clichés du coude de face, de profil, et en stress du coude sous anesthésie permettront de dépister une éventuelle fracture associée qui devra également être traitée dans le même temps.
En cas de luxation pure, une attelle plâtrée postérieure brachio-palmaire sera confectionnée pour une durée d'environ 4 semaines. En cas de fracture associée, la durée de l'immobilisation sera celle habituellement mise en place pour cette fracture prise isolément. Certains auteurs recommandent dans ce cas un plâtre circulaire plutôt qu'une gouttière afin d'écarter le risque de déformation de la gouttière en extension et de récidive

Toute réduction d'une luxation du coude doit se faire sous anesthésie générale au bloc opératoire et justifie d'une hospitalisation.

4. POINTS PARTICULIERS CONCERNANT LA PRISE EN CHARGE AUX URGENCES

< Assurer une contention efficace du coude,

< Assurer une sédation des douleurs. Les antalgiques de palier 2 sont le plus souvent suffisants, mais dans certains cas, des antalgiques de palier 3 peuvent être nécessaires,

< Rechercher des signes précurseurs de syndrome de loge (dans l'affirmative, il faut avertir le chirurgien en urgence).
. Augmentation inhabituelle des phénomènes douloureux,
. Paresthésies des extrémités,
. Tension des loges musculaires,

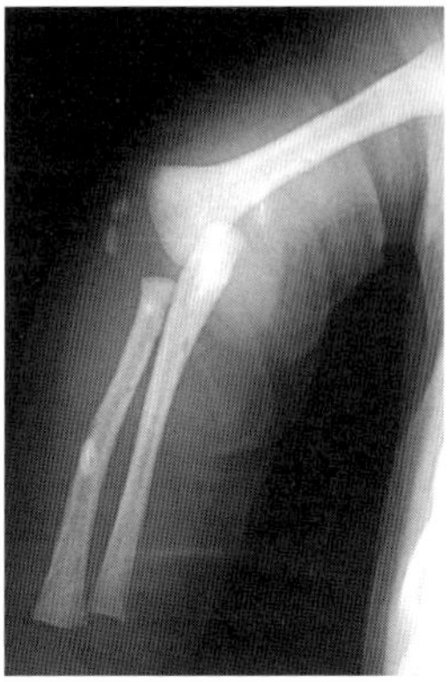

Fig : Pseudo luxation du coude chez un nourrisson. Il s'agit en fait d'un décollement épiphysaire de toute l'épiphyse distale non ossifiée.

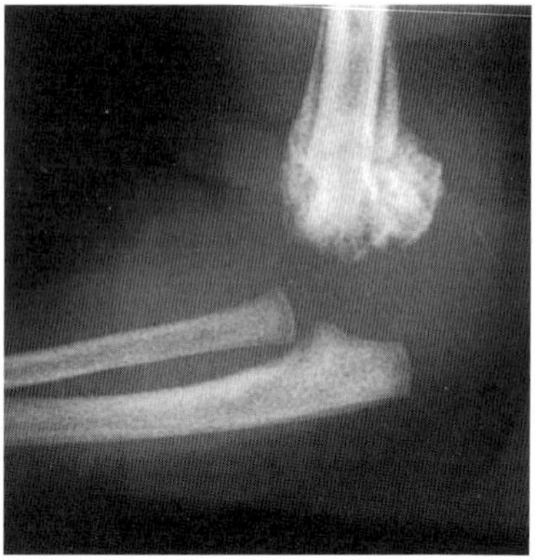

Fig : Radiographie à 15 jours montrant un cal volumineux qui confirme le diagnostic de fracture décollement épiphysaire.

- Consigner l'examen neurologique et vasculaire sur le protocole d'urgence,
- Hospitaliser systématiquement l'enfant calmé et perfusé,
- Appeler le chirurgien de garde qui jugera de la prise en charge à mettre en œuvre.

5. POINTS PARTICULIERS CONCERNANT L'INFORMATION À LA FAMILLE

Informer la famille que la luxation est souvent associée à une fracture dont le diagnostic est très difficile à faire sur des radiographies standards d'un coude luxé.

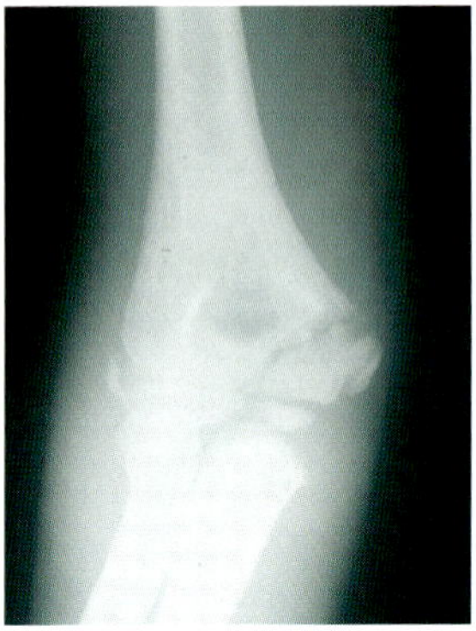

Fig : Fracture du condyle médial.

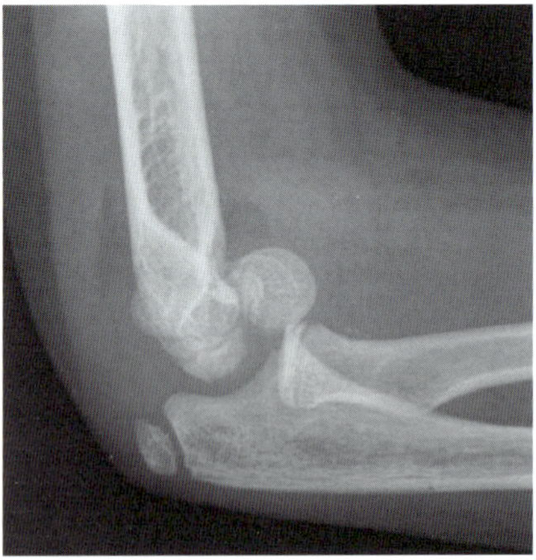

Fig : Fracture du capitulum. Noter l'hémarthrose évidente au niveau des parties molles.

LESIONS RARES

1. FRACTURES DU CONDYLE MÉDIAL

Elles sont rares et partagent les exigences des thérapeutiques des fractures du condyle latéral.
Elles se compliquent volontiers d'un déficit dans le territoire du nerf ulnaire.
Leur traitement est chirurgical car comme dans le cas du condyle latéral, elles peuvent évoluer vers la pseudarthrose et la nécrose.

2. FRACTURE DU CAPITULUM

C'est également une fracture rare.
Leur traitement est chirurgical. Le pronostic est réservé car ces fractures sont pourvoyeuses de raideur et de nécroses

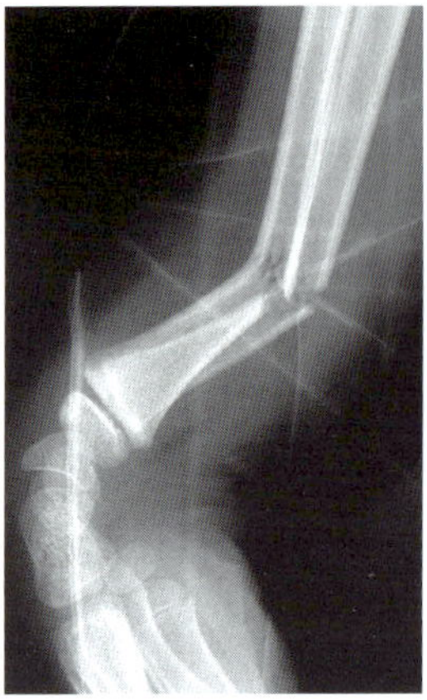

Fig : Fracture «en bois vert».

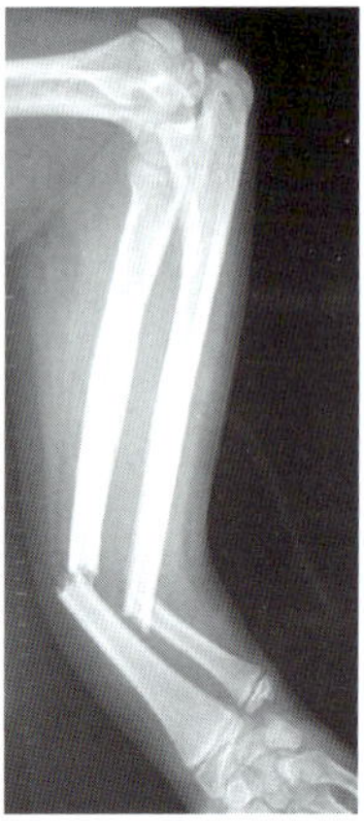

Fig : Fracture complète.

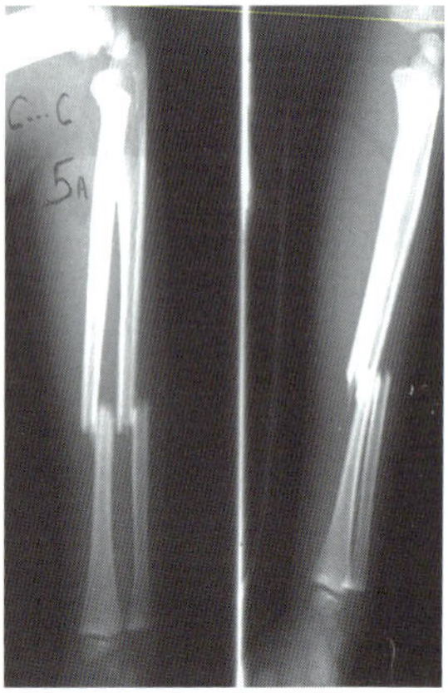

Fig : Fracture complète avec chevauchement.

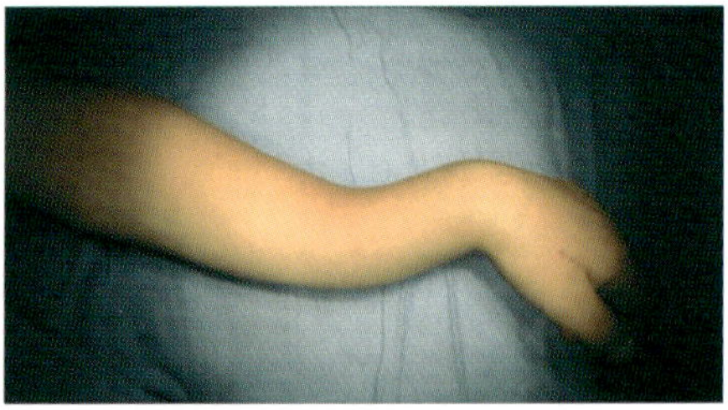

Fig : Aspect clinique typique de fracture déplacée des deux os de l'avant-bras.

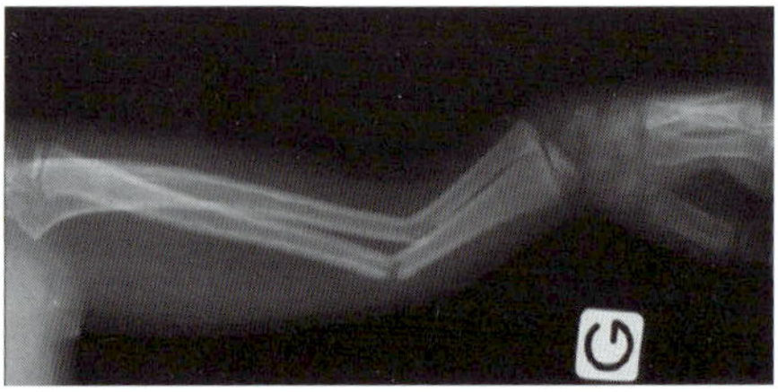

Fig : Aspect radiographique correspondant.

FRACTURES DE LA DIAPHYSE DES DEUX OS DE L'AVANT-BRAS

1. EPIDEMIOLOGIE - CLASSIFICATION

Les fractures de la diaphyse des deux os de l'avant-bras sont fréquentes et représentent environ 5% de l'ensemble des fractures de l'enfant. Elles sont généralement secondaires à une chute sur la paume de la main.

2. DIAGNOSTIC

L'impotence fonctionnelle du membre supérieur est totale. Cliniquement, il faut faire un examen neurologique et vasculaire complet du membre concerné, même si les lésions de ce type sont rares, et le consigner sur le protocole d'urgence. Tout déficit ou suspicion de déficit doit être annoncé à la famille avant la prise en charge thérapeutique.
Radiographiquement, les fractures peuvent être complètes ou incomplètes. Dans ce cas, il s'agit de fractures « en bois vert ».

3. TRAITEMENT

Les indications thérapeutiques dépendent du déplacement de la fracture.

- **Fracture avec angulation inférieure à 15 °** chez un enfant de moins de 5 ans ou inférieure à 10° chez un enfant de moins de10 ans (sans chevauchement) :
  1. Immobilisation du membre supérieur avec une attelle plâtrée postérieure brachio-palmaire pour une durée de 2 à 3 mois.
  2. Convoquer le patient à 1 semaine avec des radiographies de l'avant-bras de face et de profil sous plâtre.
  3. Beaucoup d'auteurs recommandent dans ce cas un plâtre circulaire plutôt qu'une gouttière afin d'écarter le risque de déformation de la gouttière en extension et de placement secondaire.

- **Fracture avec chevauchement**, fracture avec angulation d'au moins 15° chez un enfant de moins de 5 ans, fracture avec angulation d'au moins 10° chez un enfant de moins 10 ans : il faut appeler le chirurgien de garde car une prise en charge chirurgicale doit être discutée. Une réduction sous anesthésie générale sera tentée. En cas d'échec ou en cas d'instabilité de la réduction, une ostéosynthèse, le plus souvent par ECMES sera réalisée.

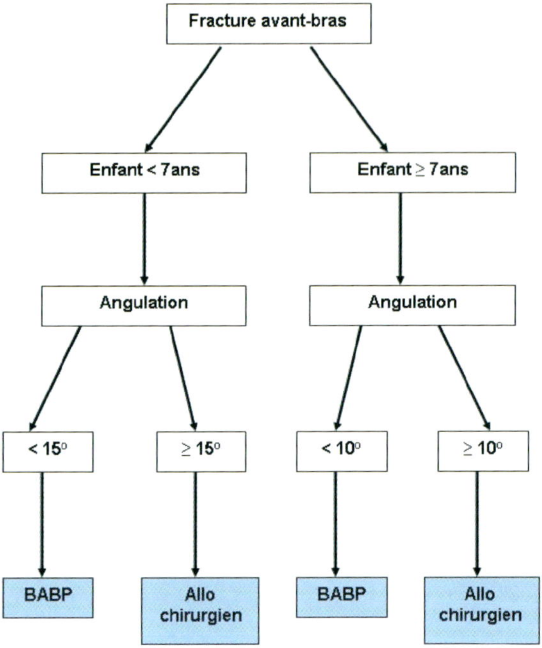

Conduite à tenir aux urgences pour une fracture diaphysaire des deux os de l'avant-bras en fonction de l'âge de l'enfant et du déplacement de la fracture.

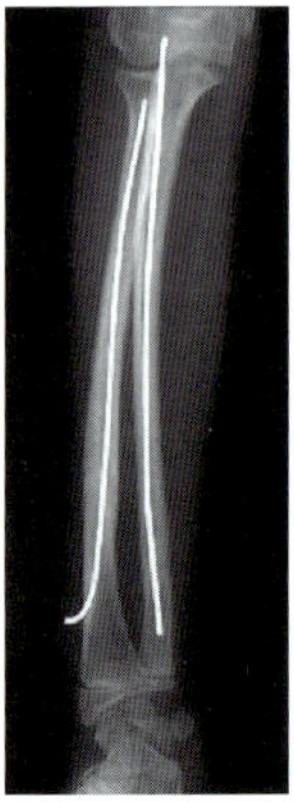

Fig : Ostéosynthèse d'une fracture des deux os de l'avant-bras par enclouage centro-médullaire élastique stable (ECMES).

Avant-bras : angulation tolérable
- Pas plus de 15° avant 5 ans,
- Pas plus de 10° avant 10 ans.

4. POINTS PARTICULIERS CONCERNANT LA PRISE CHARGE AUX URGENCES

- Assurer une sédation des douleurs par un antalgique de palier 2,
- Assurer la contention du membre supérieur,
- Rechercher des signes précurseurs de syndrome de loge (dans l'affirmative, il faut avertir le chirurgien en urgence).

Consigner l'examen cutané, neurologique et vasculaire sur le protocole d'urgence.

Toute réduction d'une fracture des deux os de l'avant-bras doit se faire sous analgésie efficace, de préférence sous anesthésie générale au bloc opératoire et justifie une hospitalisation.

5. POINTS PARTICULIERS CONCERNANT L'INFORMATION A LA FAMILLE

- Donner à la famille les conseils de surveillance de l'immobilisation plâtrée. En cas de douleurs de plus en plus importantes sous plâtre, de paresthésies ou de froideur des extrémités, la famille doit ramener l'enfant en urgence.
- Avertir les familles que les fractures diaphysaires des deux os de l'avant-bras sont longues à consolider (environ 3 mois) et présentent un risque important de fracture itérative durant les 18 premiers mois.
- En cas de traitement orthopédique, il faut bien informer la famille qu'un déplacement secondaire est toujours possible justifiant ainsi d'une surveillance en milieu chirurgical.

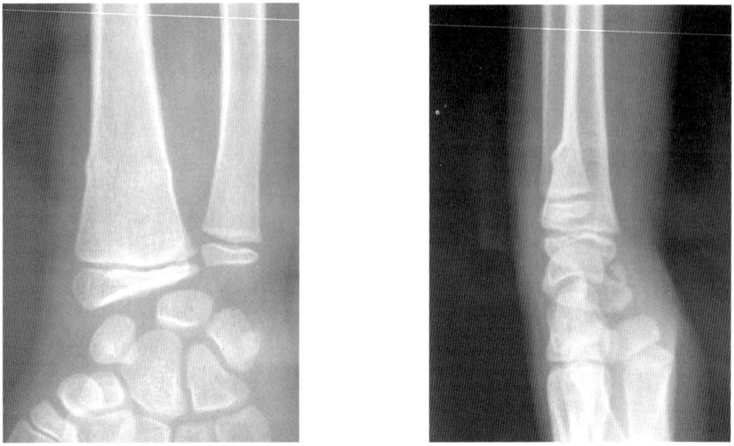

Fig : Fracture en motte de beurre.

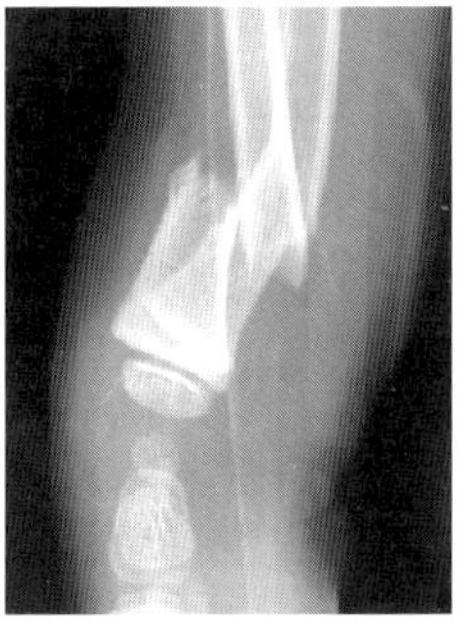

Fig : Fracture métaphysaire distale.

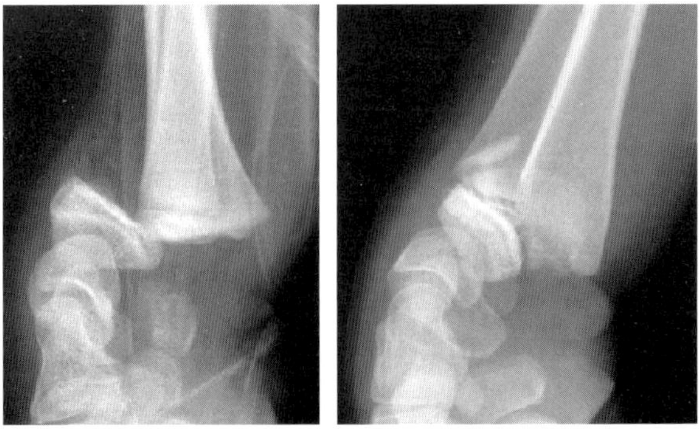

Fig : Fracture décollement épiphysaire :
- Salter I à gauche - Salter II à droite

FRACTURES DE L'EXTREMITE DISTALE DES DEUX OS DE L'AVANT-BRAS

1. EPIDEMIOLOGIE - CLASSIFICATION

Ce sont les fractures les plus fréquentes chez l'enfant.
Il en existe 3 types :

a. **Les fractures en motte de beurre :** Il s'agit d'une fracture fréquente entre 3 et 8 ans. Il s'agit d'une simple impaction de la diaphyse dans la métaphyse qu'il faut savoir rechercher sur les radiographies standard. Ces fractures sont stables.
b. **Les fractures métaphysaires distales :**
c. **Les fractures décollements épiphysaires du radius distal :** Elles sont classées selon la classification de Salter et Harris. Les fractures de type I et II sont les plus fréquentes (cf annexe « Classification de Salter et Harris »).

2. DIAGNOSTIC

L'examen clinique retrouve un poignet douloureux avec une déformation clinique en cas de déplacement. Les complications vasculaires ou nerveuses sont rares dans ce type de fracture. Cependant, il faut malgré tout faire un examen neurologique et vasculaire complet du membre concerné et le consigner sur le protocole d'urgence. Tout déficit ou suspicion de déficit doit être annoncé à la famille avant la prise en charge thérapeutique.
Il faut également rechercher une lésion cutanée et consigner l'examen sur le protocole d'urgence.

3. TRAITEMENT

La prise en charge thérapeutique dépend du type de fracture.

3-1 Les fractures en motte de beurre

Enfant de moins de 6 ans ou enfant turbulent quelque soit son âge :
- Immobilisation du membre supérieur avec un plâtre brachio-anté-brachio-palmaire (BABP) pour une durée de 3 semaines.
- Convoquer le patient à 10 jours avec des radiographies du poignet de face et de profil sous plâtre.

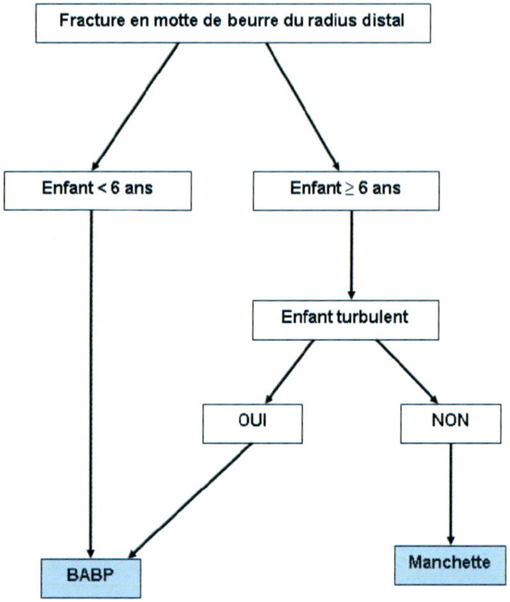

Traitement d'une fracture en motte de beurre du radius distal
en fonction de l'âge de l'enfant.

Enfant non turbulent de plus de 6 ans :

- Immobilisation seulement ante-brachio-palmaire (ABP) pour une durée de 3 semaines.
- Convoquer le patient à 10 jours avec des radiographies du poignet de face et de profil hors plâtre.

3-2 Les fractures métaphysaires distales

La prise en charge va dépendre du déplacement dans le plan frontal et dans le plan sagittal, ainsi que de l'âge de l'enfant.

Age	Angulation tolérable dans le plan sagittal	Angulation tolérable dans le plan frontal
< 10 ans chez la fille < 12 ans chez le garçon	20°	15°
> 10 ans chez la fille > 12 ans chez le garçon	10°	5°

Fracture avec chevauchement ou fracture avec angulation non tolérable :

- La fracture va nécessiter une réduction qui se fera sous anesthésie générale au bloc opératoire,
- Appeler le chirurgien de garde.

Fracture avec angulation tolérable :

- Immobilisation du membre supérieur avec un platre ou une attelle postérieure brachio-palmaire pour une durée d'environ 6 semaines,
- Convoquer le patient à 1 semaine en consultation de chirurgie avec des radiographies du poignet de face et de profil sous plâtre.

3-3 Les fractures décollements épiphysaires du radius distal

La prise en charge aux urgences est la même que pour celle des fractures métaphysaires distales du radius.

Les décollements épiphysaires purs sont plus instables que les fractures métaphysaires et doivent être immobilisés en légère flexion du poignet.

4. POINTS PARTICULIERS CONCERNANT LA PRISE EN CHARGE AUX URGENCES

- Assurer une contention efficace du poignet,
- Assurer une sédation des douleurs. Les antalgiques de palier I sont le plus souvent suffisants pour les fractures en motte de beurre, mais dans les autres types de fractures, des antalgiques de palier 2 seront le plus souvent nécessaires.

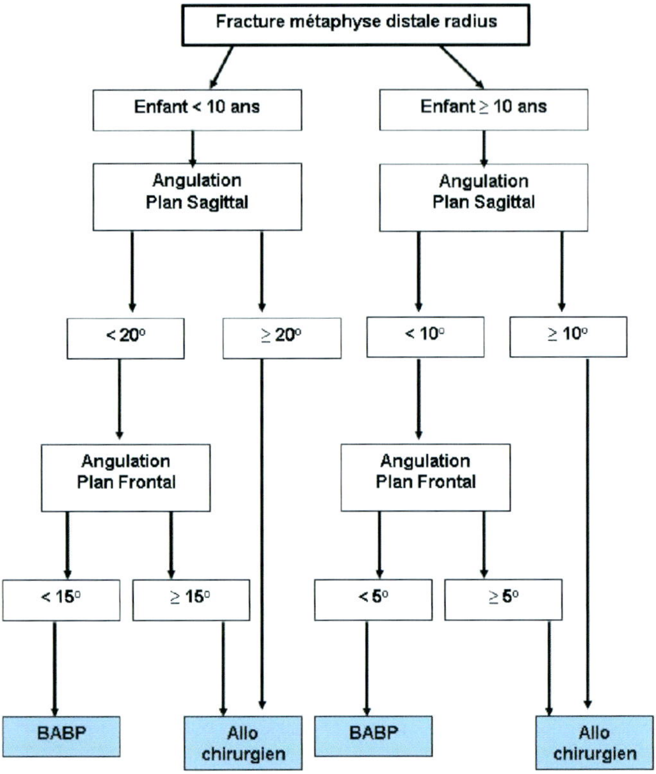

Conduite à tenir vis à vis d'une fracture de l'extrémité distale du radius
en fonction de l'âge de l'enfant et du déplacement de la fracture.

< Rechercher une ouverture cutanée ainsi qu'un déficit vasculo-nerveux et consigner le résultat de l'examen clinique sur le protocole d'urgence.

< Rechercher des signes précurseurs de syndrome de loge (dans l'affirmative, il faut avertir le chirurgien en urgence).

a. Augmentation inhabituelle des phénomènes douloureux,

b. Paresthésies des extrémités,

c. Tension des loges musculaires.

< Appeler le chirurgien de garde si le déplacement de la fracture n'est pas tolérable.

Toute réduction d'une fracture des deux os de l'avant-bras doit se faire sous analgésie efficace, de préférence sous anesthésie générale au bloc opératoire et justifie une hospitalisation.

5. POINTS PARTICULIERS CONCERNANT L'INFORMATION A LA FAMILLE

< Donner à la famille les conseils de surveillance de l'immobilisation plâtrée. En cas de douleurs de plus en plus importantes sous plâtre, de paresthésies ou de froideur des extrémités, la famille doit ramener l'enfant en urgence.

< En cas de traitement orthopédique, il faut bien informer la famille qu'un déplacement secondaire est toujours possible justifiant ainsi une surveillance en milieu chirurgical.

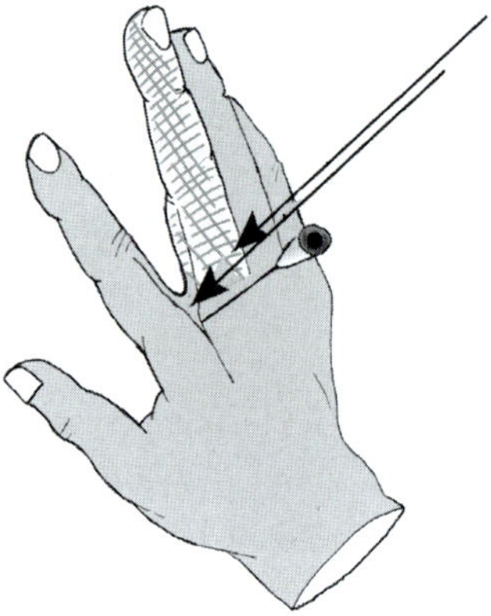

Fig : Le système fléchisseur.

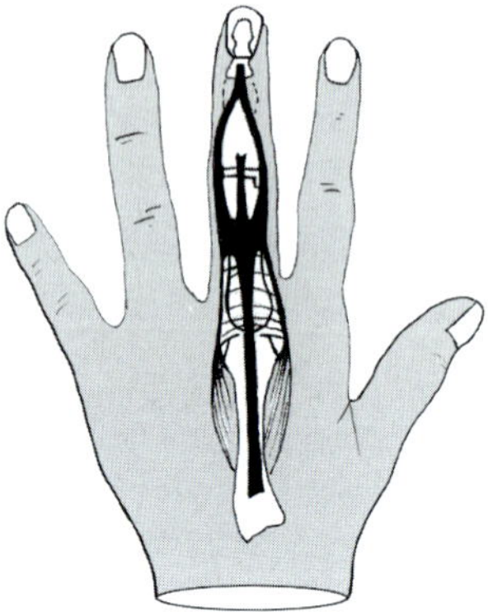

Fig : Le système extenseur.

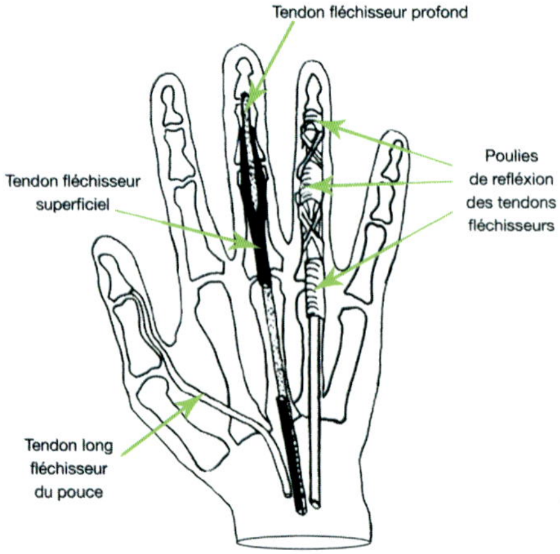

Fig : Zones pour l'anesthésie locale du doigt.

URGENCES DE LA MAIN

1. RAPPELS ANATOMIQUES

2. PLAIES

L'anesthésie

L'anesthésie locale peut être envisagée pour les plaies simples ou pour les écrasements des phalanges distales ne nécessitant pas de geste complexe :

- Xylocaïne 1% non adrénalinée maximum 7mg/kg. Pour les anesthésies digitales maximum 2ml.
- Avec une aiguille sous-cutanée 25G (0,5 x 16 mm) ou encore mieux sous-conjonctivale 30G (0,3 x 13 mm).
- En piquant soit en paume de main, à la partie proximale des commissures, soit en dorsal.

L'anesthésie générale doit être largement privilégiée quand :

- L'enfant est trop agité,
- La plaie est difficile à explorer et nécessite une immobilité (plaie du poignet par exemple),
- Il existe une suspicion de lésion tendineuse ou nerveuse.

Il est inutile d'explorer sous anesthésie locale dans de mauvaises conditions une plaie de la main en regard d'un trajet vasculo nerveux ou tendineux. Elle nécessitera une exploration chirurgicale dans de bonnes conditions.

Pour l'exploration des plaies de doigt, un garrot de doigt est utile pour éviter le saignement et explorer dans de bonnes conditions. La solution la plus simple est de couper un bout de gant stérile (une bande d'un doigt), de le glisser à la base du doigt, de le serrer à l'aide d'une pince et de le couper au dessus de la pince.

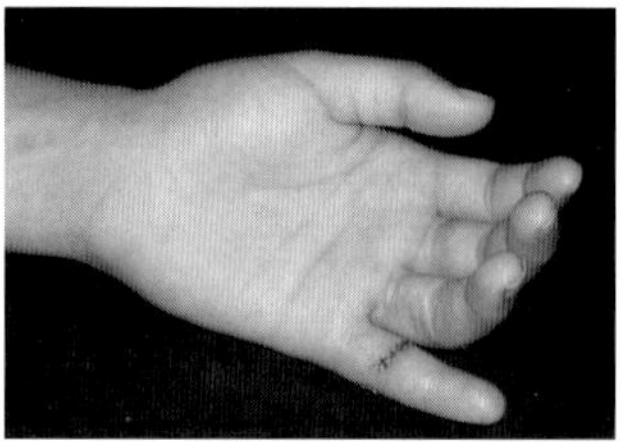

Fig : Plaie de la face palmaire du 5ème doigt.

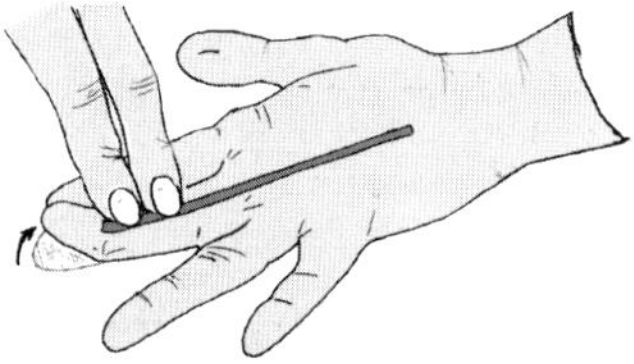

Fig : L'examen des tendons fléchisseurs profonds.

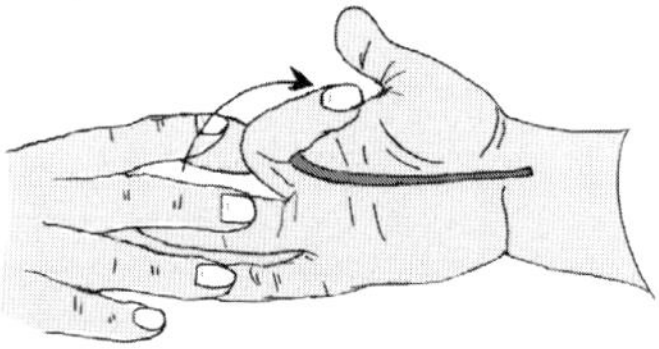

Fig : L'examen des tendons fléchisseurs superficiels.

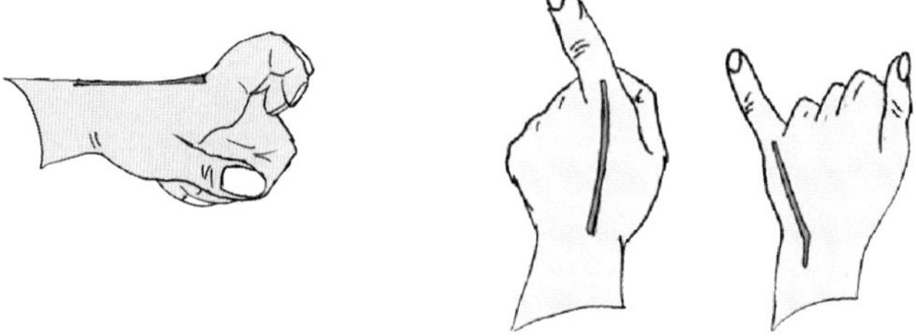

Fig : L'examen des tendons extenseurs.

L'examen d'une plaie de la main

L'inspection de la main permet de déterminer les lésions cutanées (simples, perte de substance). Elle permet de diagnostiquer parfois une section tendineuse.

L'examen de la main et des doigts doit apprécier l'état vasculaire par la chaleur, la coloration des extrémités et aussi par la recherche du pouls capillaire. Un testing rapide évalue dans une certaine mesure l'état des tendons de la main.

L'examen de la sensibilité recherche à l'interrogatoire des paresthésies dans le territoire de chaque nerf et une anesthésie au toucher.

Il faut explorer de manière systématique toutes les plaies de la main et des doigts qui concernent un trajet tendineux. La conservation de la mobilité ne permet pas d'éliminer une section tendineuse partielle.
Il faut se méfier particulièrement des plaies par verre.

Les plaies de la main par verre doivent être toujours considérées comme étant allées jusqu'a l'os.

Le traitement

Les plaies simples sont suturées par des points séparés en un seul plan cutané. Le pansement doit être solide, non adhérent à la plaie, confortable et indolore. Il ne faut pas hésiter à réaliser une petite attelle plâtrée pour protéger la main des traumatismes. Toute plaie suturée doit être convoquée à 48 heures.
En cas de doute sur une plaie tendineuse ou nerveuse et en cas d'exploration d'une plaie, appel du chirurgien de garde.

En cas de plaie de la main chez le petit enfant, l'exploration chirurgicale doit être largement indiquée.

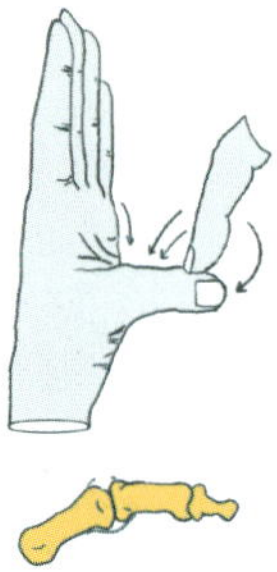

Fig : Recherche d'une laxité lors d'une entorse du pouce.

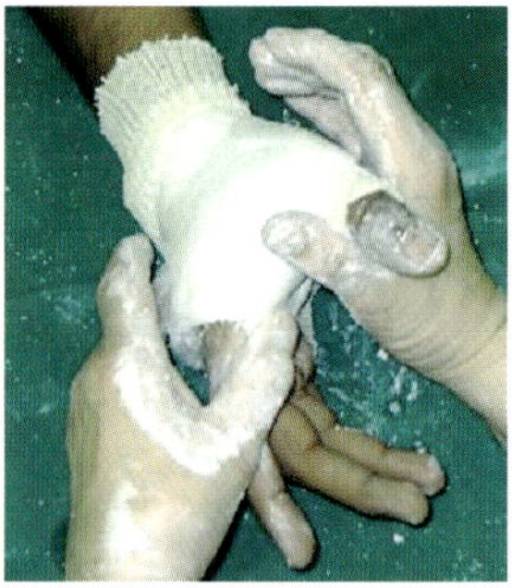

Fig : Immobilisation de la première commissure par une attelle platrée.

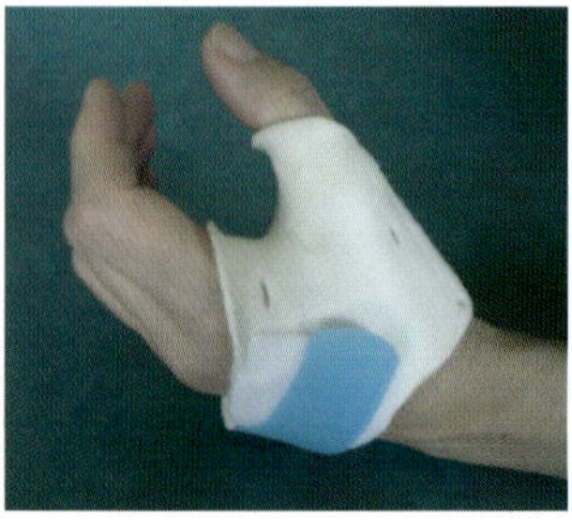

Flg : L'immobilisation peut être effectuée en matériel thermo-moulé plutôt en secondaire lorsque l'œdème a diminué.

3. ENTORSES DES DOIGTS

Les entorses des doigts longs

C'est une lésion fréquente, généralement par hyperextension d'un doigt lors d'un exercice sportif (ballon). Une radiographie est nécessaire, car il existe parfois une fracture associée (arrachement de la plaque palmaire, arrachement d'un ligament latéral). Il faut tester la laxité latérale et antéro-postérieure.
Les entorses simples (peu douloureuses, peu gonflées) peuvent être immobilisées par une syndactylie.
Les entorses graves doivent être immobilisées par syndactylie + attelle plâtrée avec contrôle à 8 jours.
Les parents doivent être prévenus que l'articulation restera œdématiée pendant plusieurs semaines.

Les entorses de la MP du pouce

C'est une lésion fréquente, soit lors de sport de ballon, soit lors de ski. Généralement, il s'agit d'une atteinte du ligament latéral médial (ulnaire) qui peut être arraché avec un risque d'instabilité futur de la MP. Une radiographie est nécessaire pour rechercher un arrachement osseux associé de la base de P1.

Une laxité articulaire doit être recherchée en testant la stabilité :
- par rapport au côté controlatéral,
- avec le pouce en extension puis avec le pouce en flexion.

Il est parfois nécessaire de tester la stabilité sous anesthésie locale en cas de douleur trop importante.
En l'absence de laxité, une immobilisation par attelle plâtrée, puis par orthèse thermo moulée est nécessaire pendant 21 jours.
En cas de doute, en cas de laxité franche ou en cas de fracture associée, appel du chirurgien de garde.

4. FRACTURES DE LA MAIN

L'immobilisation de la main

L'immobilisation de la main se fait en première intention par une attelle plâtrée dorsale ou palmaire. L'immobilisation doit être solide et confortable. La solidité est assurée par 10 à 12 couches de plâtre. L'enfant doit être revu à 8 jours, car une attelle plâtrée sur la main n'a généralement pas une durée de vie supérieure à 8 jours. A 8 jours, il est intéressant de faire réaliser par un kinésithérapeute spécialisé une orthèse thermo-moulée qui allie la solidité, le confort, la légèreté et l'efficacité.

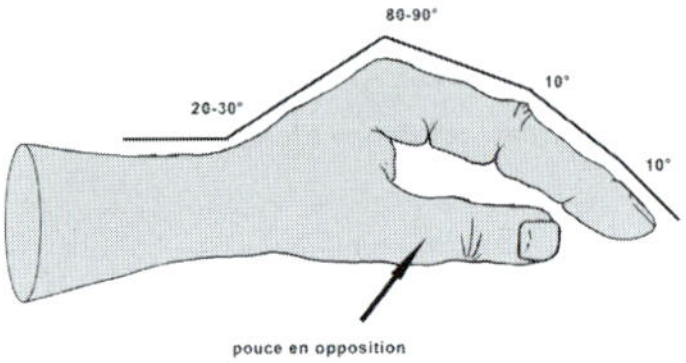

Fig : Position d'immobilisation de la main.

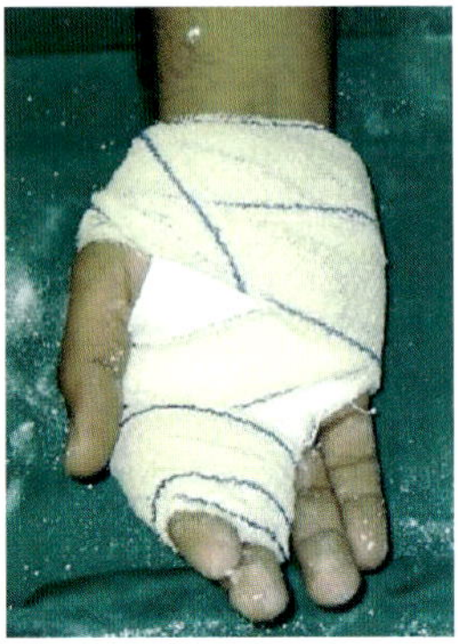

Fig : Immobilisation des 2ème et 3ème doigt par gouttière plâtrée. Toujours préférer ce type d'immobilisation à une attelle métallique.

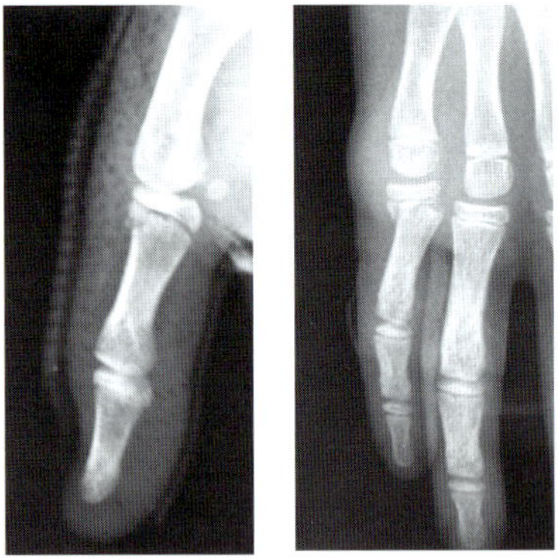

Fig : Fractures de la base de la 1ème phalange du 5ème doigt.

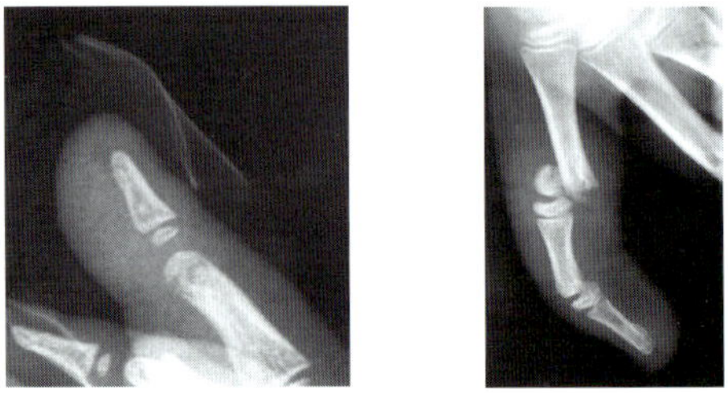

Fig : Fractures des têtes de la 1ème phalange du pouce (à gauche) et du 5ème doigt (à droite).

Les attelles en aluminium doivent être évitées, car elles immobilisent incorrectement la main et entraînent souvent des ulcérations sur les faces latérales des doigts. Cependant, certaines attelles en métal mousse, fixées avec un élatoplaste sans tension peuvent être utiles.

L'immobilisation de la main se fait en position « Intrinsèque plus » :
- poignet en légère extension,
- articulations MP à 90°,
- articulations IPP et IPD en extension,
- pouce en opposition,
- pulpe des doigts visible pour surveillance.

Lorsqu'elles sont déplacées, la plupart de ces fractures peuvent théoriquement être réduites sous anesthésie locale et/ou MEOPA. Leur utilisation et leurs indications sont encore mal établies, et fonction de l'expérience de chaque équipe.

Les fractures des phalanges

Il convient d'éviter tout défaut d'axe dans le plan frontal, ou tout trouble de rotation visible seulement en flexion.

- **Les fractures de base de phalange type Salter 2** (classification de Salter et Harris). Ce sont les plus fréquentes chez l'enfant.
  - *Si non déplacées*, immobilisation par syndactylie et attelle plâtrée pendant 21 jours. A convoquer à J+8 avec radiographie de contrôle.
  - *Si déplacées*, appel du chirurgien de garde.
- **Les fractures de tête de phalange** sont fréquentes chez l'enfant. Elles ont tendance à se déplacer secondairement. Le déplacement se juge cliniquement mais surtout sur la radiographie de profil.
  - *Si non déplacées*, immobilisation par syndactylie et attelle plâtrée pendant 21 jours. A convoquer à J+8 avec radiographie de contrôle.
  - *Si déplacées*, appel du chirurgien de garde
- Pour les fractures diaphysaires, les troubles de rotation sont fréquents. Ils doivent impérativement être évités.
  - *Si non déplacées*, immobilisation par syndactylie et attelle plâtrée pendant 21 jours. A convoquer à J+8 avec radiographie de contrôle.
  - *Si déplacées*, appel du chirurgien de garde.

Les fractures des métacarpiens

La fracture du col du 5ème métacarpien est fréquente, lors d'un coup de poing. En cas de plaie associée au niveau de la face dorsale de la métacarpo phalangienne, il faut suspecter une plaie articulaire.

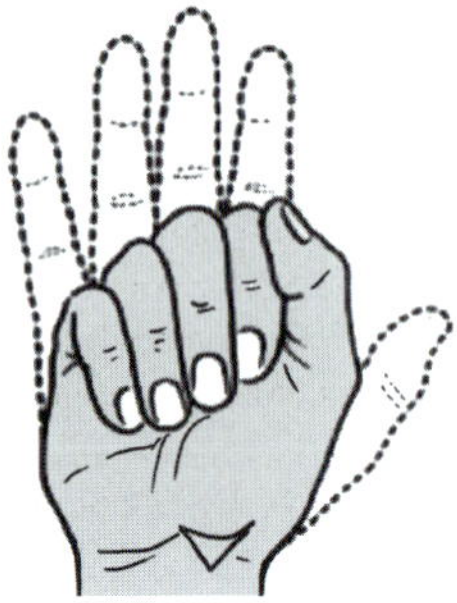

Fig : Orientation normale des doigts en flexion.

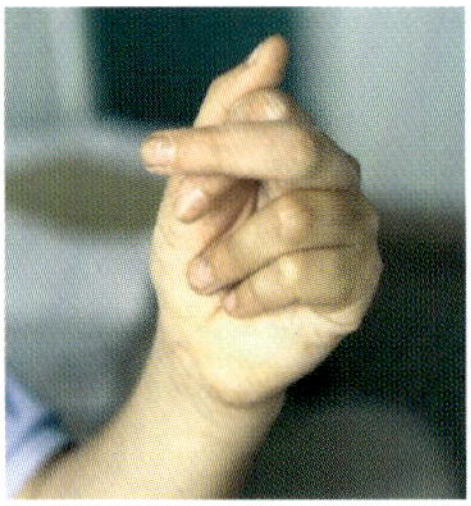

Fig : Trouble de consolidation en rotation démasquée lors de la flexion des doigts.

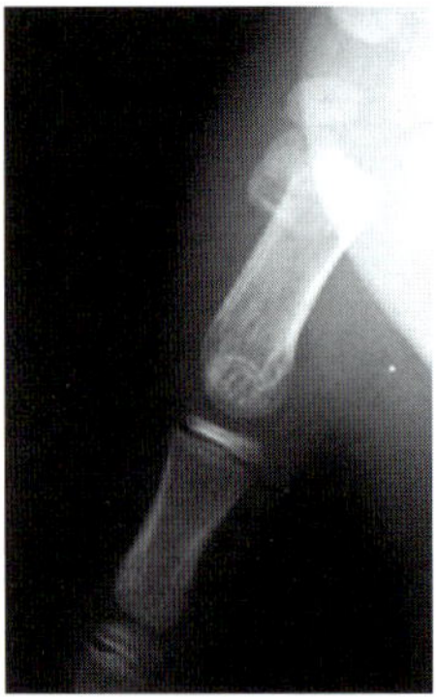

Fig : Fracture de Bennet.

Il faut s'assurer sur la radiographie de la bonne qualité de l'incidence de profil pour juger du déplacement. Une bascule de la tête du métacarpien est tolérable jusqu'à 30°, s'il n'y a pas de trouble de rotation. Un trouble de rotation se juge à la flexion lente des doigts et doit être comparé au côté controlatéral.

- *Si pas déplacée,* immobilisation par syndactylie et attelle plâtrée en portefeuille (métacarpo phalangiennes en flexion à 90 degrés). A convoquer à J+8 avec radiographie de contrôle.
- *Si déplacée,* appel du chirurgien de garde.

A partir du moment ou il existe un risque de rotation ou de déplacement, immobiliser la main en position fermée (cf. schéma de droite) pour une durée de 3 semaines. Les métacarpo-phalangiennes doivent être immobilisées à 90° de flexion. Eviter les immobilisations sur attelles métalliques souples type Zimmer. Elles sont responsables de troubles de rotation (cf. photo du résultat clinique d'un enfant immobilisé doigt en extension par une attelle de Zimmer et qui a consolidé avec un cal vicieux rotatoire). S'assurer que l'on a un vrai profil pour juger du déplacement. Convoquer l'enfant à J + 8 avec des radiographies de contrôle.

La fracture de la base du 1er métacarpien. C'est l'équivalent de la fracture de Bennet chez l'adulte.
Elle est quasiment toujours déplacée ou se déplace secondairement. Son traitement est quasiment toujours chirurgical.

Les fractures du carpe

- La fracture du scaphoïde est rare chez le petit enfant. Mais elle est fréquente chez l'adolescent. Il faut la suspecter devant toute douleur au niveau de la tabatière anatomique.
  - *Si pas déplacée,* immobilisation par attelle plâtrée brachio palmaire avec immobilisation de la colonne du pouce en opposition. A convoquer à J+8 avec radiographies de contrôle (radiographies du poignet face et profil et incidences en inclinaisons radiale et ulnaire).
  - *Si déplacée,* appel du chirurgien de garde.

- Les autres fractures du carpe sont rares. En cas de douleur immobilisation et convoquer à J+8 avec radiographies de contrôle. Compte tenu de la rareté et de la difficulté d'interprétation des clichés, une consultation chirurgicale spécialisée est justifiée.

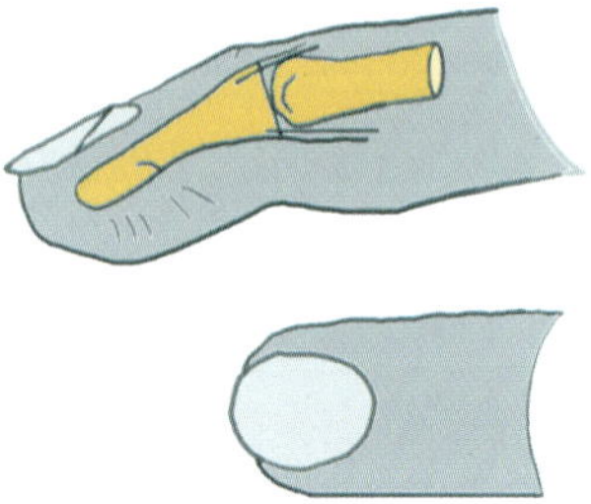

Fig : Rapports anatomiques de la tablette unguéale avec la 3ème phalange.

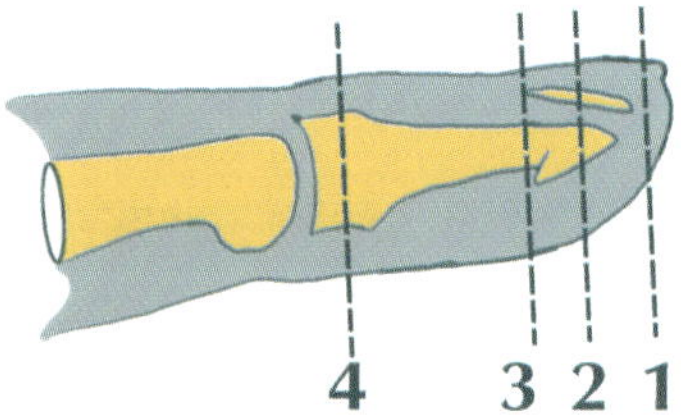

Fig : Niveaux d'amputation dans les amputations complètes.

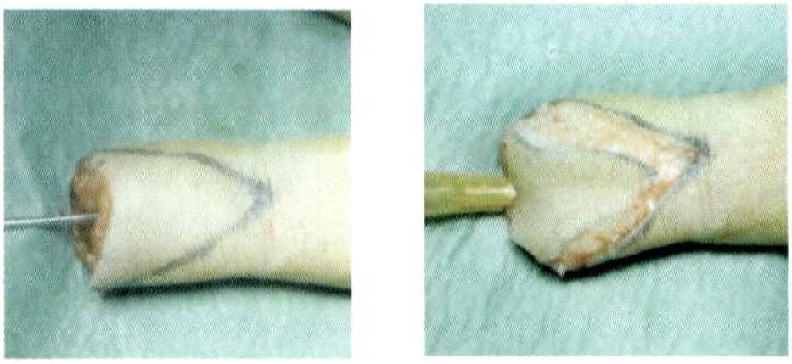

Fig : Lambeau local permettant de recouvrir
une perte de substance distale du doigt.

5. DOIGT « DE PORTE »

- SUTURE CUTANEE LACHE PRESERVANT LA VITALITE
- ANTIBIOTHERAPIE SI LESIONS SOUILLEES DE LA PARTIE PROXIMALE DE LA DERNIERE PHALANGE

TABLETTE NON DECOLLEE

SANS FRACTURE

Pas de traitement si HSU <50%

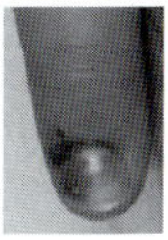

Perforation de la tablette au bistouri si HSU>50%

AVEC FRACTURE

Perforation de la tablette au bistouri si HSU>50%

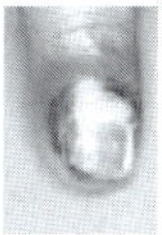

Ostéosynthèse osseuse si nécessaire

TABLETTE ATTEINTE

SANS FRACTURE

Exploration et suture si nécessaire du lit unguéal

Fenêtre dans la tablette

Reposition de la tablette point en U

AVEC FRACTURE

Exploration et suture si nécessaire du lit unguéal

Ostéosynthèse si nécessaire

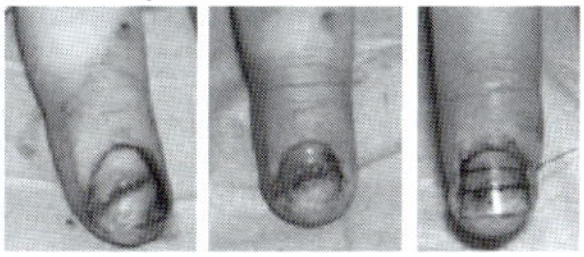

AMPUTATION COMPLETE AVEC RECUPERATION DU FRAGMENT

AMPUTATION COMPLETE AVEC FRAGMENT NON RECUPERE

Appel du chirurgien de garde

Amputation complète avec récupération du fragment :

Reposition en greffe si amputation en zone 1 ou 2 de pulpe

Replantation microchirurgicale si amputation en zone 3 ou 4 de pulpe

Amputation complète avec fragment non récupéré :

Lambeau local +/- recul de l'éponychium

CONSERVATION D'UN FRAGMENT AMPUTE

-Dans un sachet ou un pot stérile étanche

-Le sachet ou le pot dans un sachet rempli de glace

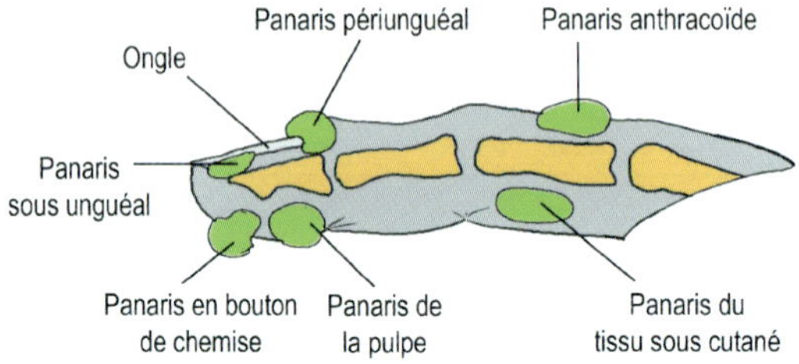

Fig : Localisations des panaris.

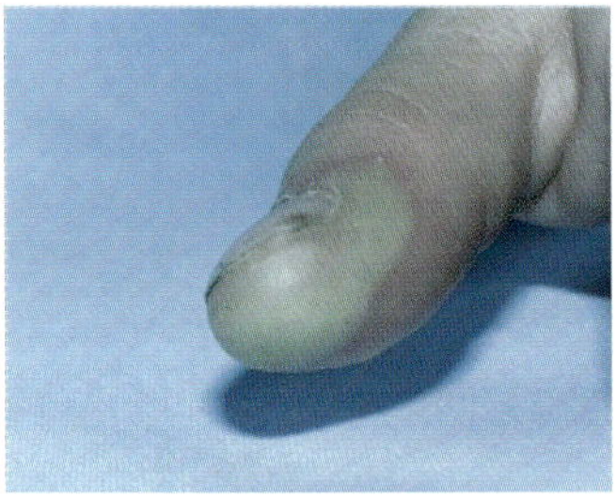

Fig : Panaris collecté périunguéal et de la pulpe.

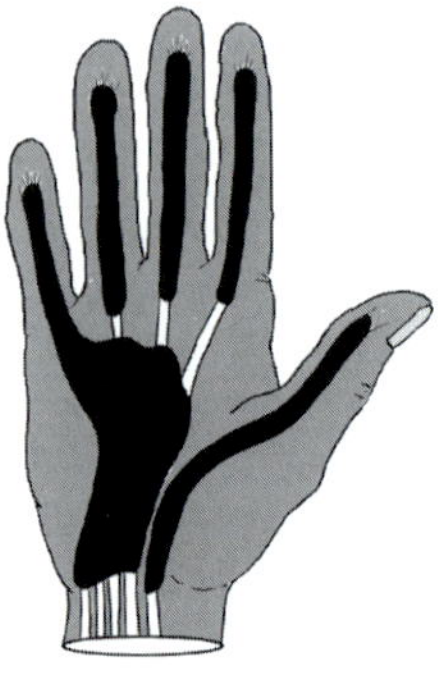

Fig : Gaines des fléchisseurs des doigts.

< Amputation complète avec fragment non récupéré.
Lambeau local éventuellement associé au recul de l'éponychium.

6. INFECTIONS DE LA MAIN

6-1 Les panaris

En présence de pus :

< Mise à plat sous anesthésie locale ou générale en fonction des écoles,
< Prélèvement bactériologique,
< Pas d'antibiothérapie systématique,
< Pansements quotidiens.

Inflammation sans collection :

< Pas d'antibiothérapie systématique,
< Pansement humide (humidifié par Chlorhexidine / 3 heures) ou Antiphlogistine,
< Contrôle à 24 ou 48 heures.

6-2 Les phlegmons de la gaine des fléchisseurs

Rares chez l'enfant.
Il existe une inflammation du doigt et une douleur vive au niveau de la paume de la main (pli palmaire distal) pour les 2ème, 3ème et 4ème doigt. Pour le pouce et le 5ème doigt l'extrémité proximale de la gaine des fléchisseurs se termine au poignet.
Appel du chirurgien de garde.

TRAUMATISMES
DU MEMBRE INFERIEUR

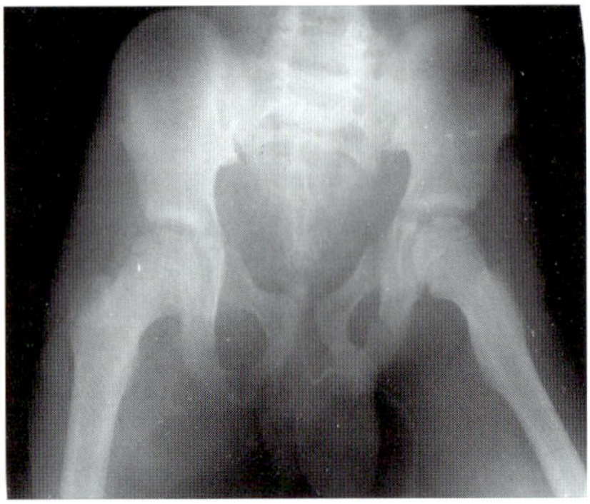

Fig : Fracture instable du bassin entrant dans le cadre d'un polytraumatisme. Lésion de l'arc postérieur avec disjonction sacro-iliaque gauche. Fracture des branches ilio-pubienne et ischio-pubienne gauche. Fracture de la branche ischio-pubienne droite. Déplacement en rotation interne et ascension de l'hémi-bassin gauche.

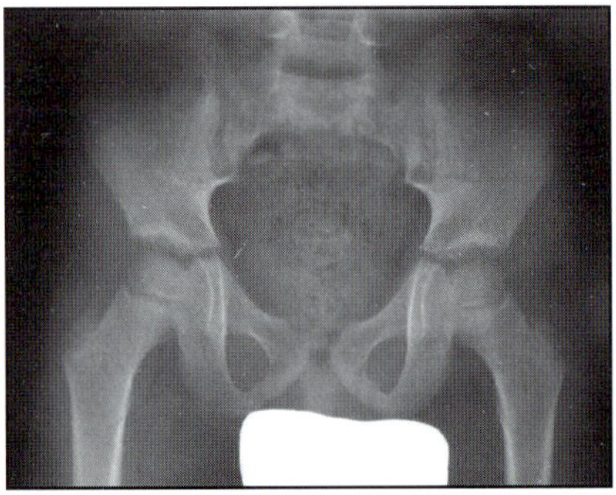

Fig : Fracture stable non déplacée de l'aile iliaque gauche.

FRACTURES DE L'ANNEAU PELVIEN

1. EPIDEMIOLOGIE, CLASSIFICATION

Il s'agit en général de traumatismes à haute énergie.
Au stade de la prise en charge initiale, il n'y a pas de différence importante avec l'adulte.

2. DIAGNOSTIC

Il s'agit souvent d'un polytraumatisé.
Devant tout traumatisme à haute énergie, une lésion de l'anneau pelvien doit être suspectée.
L'examen devra être complet et scrupuleusement consigné :

- Inspection : contusions, dermabrasions, hématomes.
- Palpation : repères osseux du bassin, recherche d'une instabilité de l'anneau pelvien en écartant et rapprochant les ailes iliaques.
- Examen vasculaire périphérique en particulier pouls tibiaux et tibiaux postérieurs, État veineux distal.
- Examen neurologique, sensibilité périnéale.
- Bilan urologique : incapacité mictionnelle, globe vésical, hématurie.

3. TRAITEMENT

L'hospitalisation en soins intensifs ou réanimation est systématique.
La plupart des lésions sera traitée orthopédiquement.
Seules les lésions instables nécessiteront une réduction et une fixation interne ou externe.
Dans les lésions graves, le problème initial est à la réanimation.
La prise en charge se doit d'être pluridisciplinaire, impliquant notamment chirurgiens viscéraux et réanimateurs.

4. POINTS PARTICULIERS CONCERNANT LA PRISE EN CHARGE AUX URGENCES

- Tout enfant victime d'un traumatisme à haute énergie doit avoir une radiographie du bassin couché de face.
- Assurer une sédation des douleurs par un antalgique de palier 2 ou 3.
- Consigner l'examen cutané, neuro-vasculaire et urologique sur le protocole d'urgence.
- Hospitaliser en soins intensifs ou réanimation de façon systématique l'enfant perfusé et calmé.

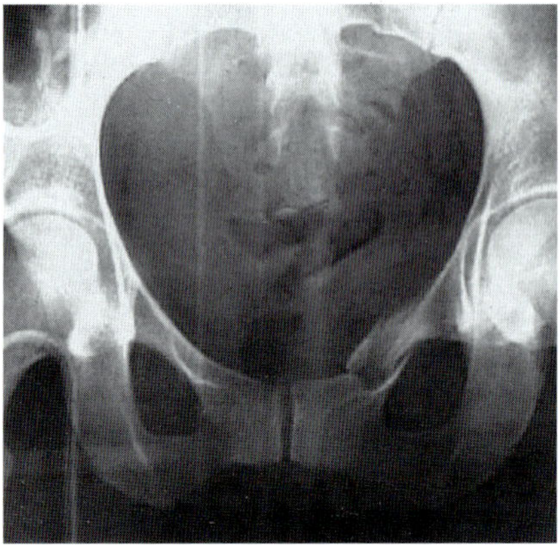

Fig : Fracture de la branche ilio-pubienne gauche.

- Tout enfant victime d'un traumatisme pelvien grave est en état de choc hypovolémique potentiel. Les mesures de surveillance et de réanimation s'imposent.
- Il est indispensable d'appeler l'équipe médicale de réanimation sur place au moindre doute.
- Tout enfant victime d'un traumatisme pelvien est suspect de complication urinaire, le sondage est interdit en cas d'incapacité mictionnelle ou d'urétrorragie.

5. POINTS PARTICULIERS CONCERNANT L'INFORMATION AUX FAMILLES

- Pronostic vital engagé dans les lésions graves du bassin.
- Evoquer la possibilité de lésions associées, vasculaires, neurologiques, urinaires.

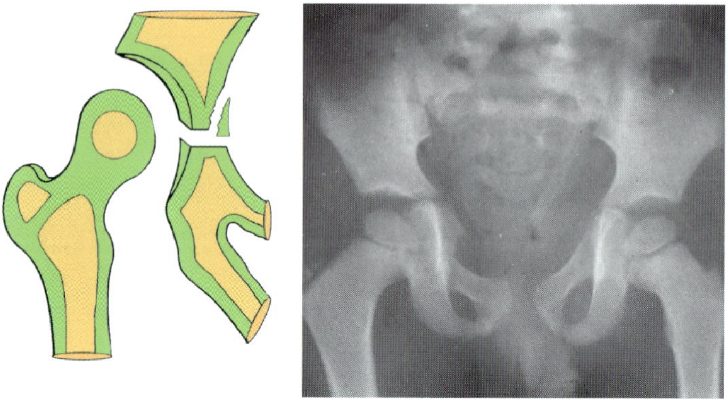

Fig : Les fractures du cotyle peuvent être parfois difficiles à diagnostiquer sur les radiographies standards. Dans ce cas, une fracture du cotyle droit.

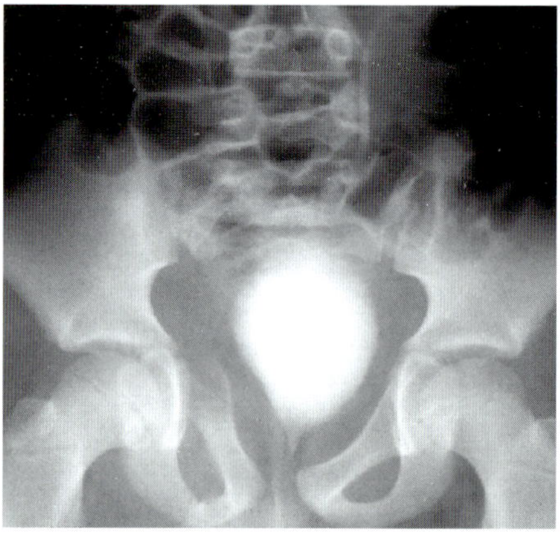

Fig : Fracture du cotyle droit déplacée.

FRACTURES DU COTYLE

1. EPIDEMIOLOGIE, CLASSIFICATION

Les fractures du cotyle sont rares chez l'enfant.
La particularité chez l'enfant est la présence du cartilage en Y. Il s'agit du cartilage de croissance situé à l'intérieur du cotyle. La classification de Salter s'applique aux fractures du cartilage en Y.
Après la fermeture du cartilage en Y (12-15 ans), les fractures du cotyles de l'enfant ne présentent pas de particularité par rapport aux fractures de l'adulte. La classification des fractures de l'adulte peut s'utiliser.

2. DIAGNOSTIC

Avant la fermeture du cartilage en Y, le diagnostic peut être particulièrement difficile.

En l'absence de déplacement, les signes cliniques peuvent être très discrets avec une simple douleur à la mobilisation de la hanche. Parfois, le diagnostic peut n'être porté qu'à posteriori devant l'ossification d'un décollement périosté.

Les moyens d'imagerie complémentaires (scanner, IRM) permettant d'affiner le diagnostic ou d'orienter la prise en charge thérapeutique seront discutés collégialement entre orthopédistes et radiologues. Cependant, la facilité d'accès à de tels plateaux techniques les rend actuellement systématiques au moindre doute.

3. TRAITEMENT

La seule urgence orthopédique thérapeutique est la luxation de hanche qui peut être associée.
Pour toutes les autres lésions osseuses, un délai de quelques jours est envisageable pour se permettre de compléter l'imagerie et discuter de l'option thérapeutique.
Les décollements du cartilage en Y de type Salter I ou II peu déplacés sont traités orthopédiquement par traction ou plâtre pelvi-pédieux. En cas de déplacement important, une réduction préalable sous AG est nécessaire. Le traitement chirurgical est discuté en cas d'échec de réduction.
Après la fermeture du cartilage en Y, les indications thérapeutiques sont les mêmes que chez l'adulte. Le traitement chirurgical ne devra être

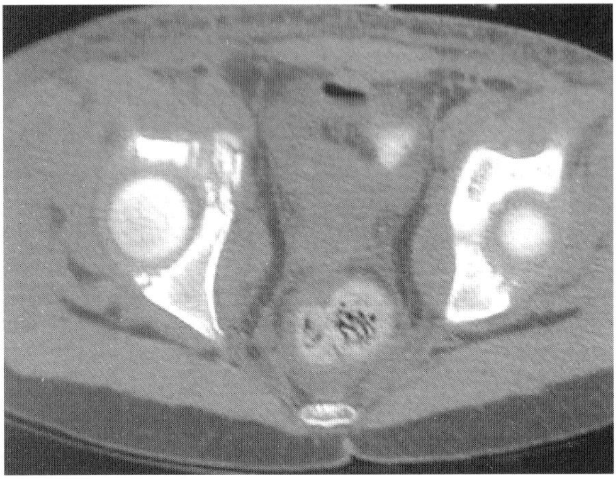

Fig : Fracture de la paroi antérieure du cotyle droit chez une enfant de 11 ans dans le cadre d'un polytraumatisme.

envisagé que pour obtenir une meilleure réduction que celle obtenue orthopédiquement.

4. POINTS PARTICULIERS CONCERNANT LA PRISE EN CHARGE AUX URGENCES

Radiographie systématique du bassin devant tout polytraumatisé, ou traumatisme à haute énergie.
Tout enfant victime d'un traumatisme pelvien grave est un choc hypovolémique en puissance. Les mesures de surveillance et de réanimation s'imposent.
Recherche des lésions associées.
Sédation de la douleur par antalgique type 2 voire 3.
Examen neurologique systématique et consigné par écrit notamment dans le territoire sciatique en cas de luxation associée.
Hospitaliser l'enfant immobilisé et perfusé.

5. POINTS PARTICULIERS CONCERNANT L'INFORMATION AUX FAMILLES

Risque de nécrose secondaire de la tête fémorale, surtout en cas de luxation associée. Mais l'absence de luxation ne permet pas d'éliminer devant certaines fractures du cotyle, une luxation réduite avant l'arrivée du patient aux urgences.
Lésion du cartilage en Y pouvant évoluer vers un pont d'épiphysiodèse. Ce pont pourra gêner la croissance du cotyle et aboutir à une excentration progressive de la tête.

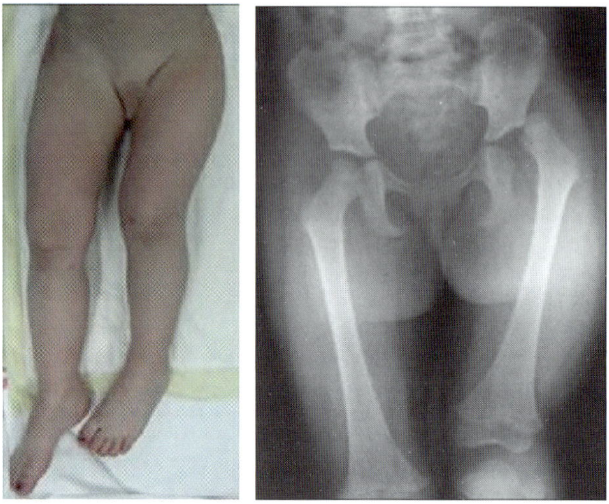

Fig : Enfant de 3 ans Luxation traumatique postérieure de hanche droite (chute de tricycle).

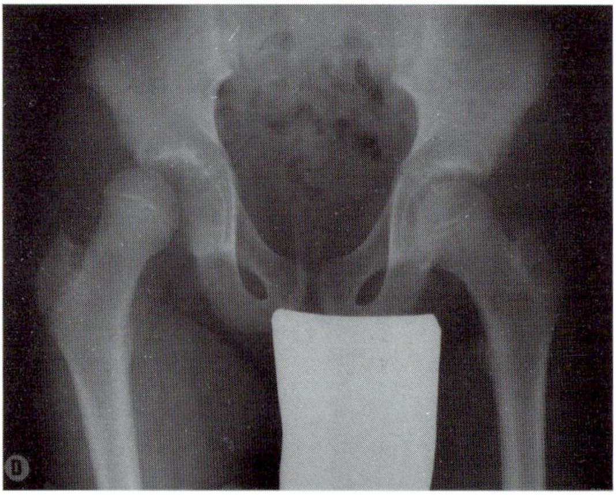

Fig : Luxation traumatique de hanche droite.

LUXATIONS TRAUMATIQUES DE HANCHE

1. EPIDEMIOLOGIE, CLASSIFICATION

Lésion rare chez l'enfant. Elle peut survenir à tout âge. L'importance du traumatisme causal augmente avec l'âge. Les luxations postérieures sont les plus fréquentes. La luxation peut être associée à une fracture du cotyle.

2. DIAGNOSTIC

Il s'agit toujours d'un traumatisme à haute énergie. L'impotence douloureuse est majeure.
La recherche de complications nerveuse et vasculaire est indispensable et devra être consignée. Une atteinte sciatique est possible dans les luxations postérieures. Dans les luxations antérieures, l'atteinte du nerf fémoral ou du pédicule vasculaire fémoral peut être rencontrée.

3. TRAITEMENT

La réduction est une urgence thérapeutique.
Elle est réalisée sous anesthésie générale en salle d'opération. Elle est au mieux réalisée de manière douce et orthopédique. Certains cas (luxation obturatrice, irréductibilité) nécessitent le recours à une réduction chirurgicale. La réduction sera suivie d'une période de traction ou de contention.
Une incarcération osseuse ou des partie molles, une instabilité post-réductionnelle doivent être recherchées par une radiographie à la recherche d'un aspect excentré de la tête fémorale. Au moindre doute, et pour certains auteurs de façon systématique, un scanner sera demandé rapidement dans le but de chercher une telle incarcération.
Une réduction progressive par traction continue peut dans certains cas être proposée en cas de luxations centrales peu marquées.

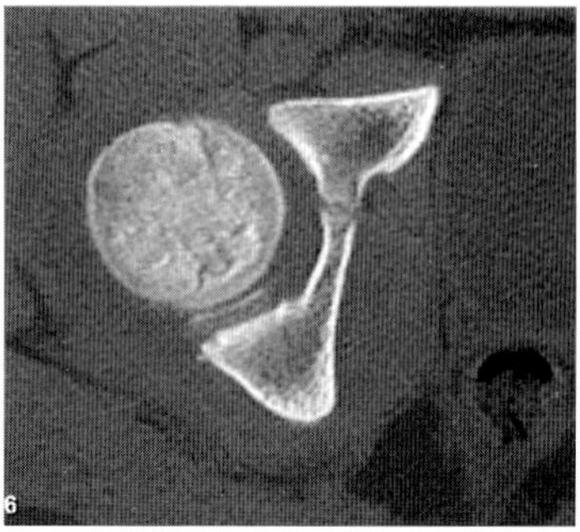

Fig : Scanner de contrôle après réduction d'une luxation. Incarcération d'un fragment osseux.

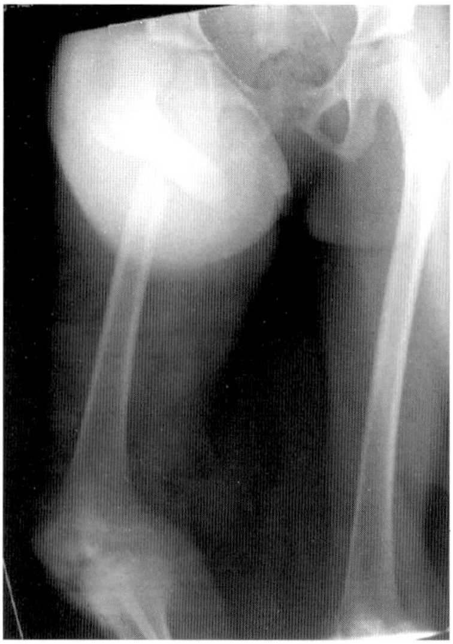

Fig : Luxation traumatique de la hanche droite chez une enfant de 12 ans associée à une fracture diaphysaire du fémur homolatéral.

4. POINTS PARTICULIERS CONCERNANT LA PRISE EN CHARGE AUX URGENCES

- Assurer une sédation de la douleur par des antalgiques de palier 3,
- Consigner par écrit l'examen neurologique et vasculaire initial,
- Préparer l'enfant à l'anesthésie (perfusion, laisser à jeun, autorisation d'opérer...)

5.POINTS PARTICULIERS CONCERNANT L'INFORMATION AUX FAMILLES

La nécrose de la tête fémorale complique 10% des luxations. Ce risque semble augmenté en cas d'association à un décollement apophysaire du grand trochanter. L'importance du traumatisme initial semble aussi avoir un rôle.
Des troubles de croissance séquellaires (coxa magna) sont possibles.
Ces complications tardives sont imprévisibles et justifieront une surveillance orthopédique prolongée.

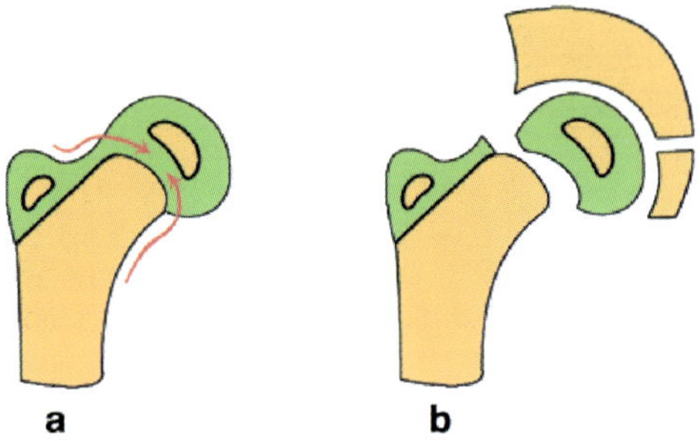

Fig : Zones de croissance de l'extrémité supérieure du fémur. Tout comme chez l'adulte, le risque de lésion vasculaire céphalique est majeur.

FRACTURES DE L'EXTREMITE SUPERIEURE DU FEMUR

1. EPIDEMIOLOGIE, CLASSIFICATION

Il s'agit de lésions rares mais graves.
Ces fractures partagent toutes les complications de la fracture du col du fémur de l'adulte et du sujet âgé. Il s'y ajoute les troubles de croissance.
Comme chez l'adulte, on peut séparer les fractures trans-cervicales à fort risque de nécrose et les fractures per-trochantériennes de meilleur pronostic.

2. DIAGNOSTIC

L'impotence fonctionnelle douloureuse du membre est majeure. Le membre inférieur est fixé en flexion abduction rotation externe avec un raccourcissement. Il s'agit souvent d'un traumatisme à haute énergie. En cas de traumatisme mineur, il faudra évoquer une fracture pathologique ou une épipiphysiolyse aiguë.

La radiographie suffit en général au diagnostic.

Le problème diagnostique peut se poser dans deux circonstances :

- **Chez le nouveau-né,** le diagnostic peut se poser avec une luxation de hanche. A cet age une luxation ne peut pas être d'origine traumatique. Une luxation congénitale est peu probable, car généralement indolore, avec un aspect très dysplasique du cotyle. Une luxation peut parfois être observée dans des ostéoarthrites septiques du nouveau né. Un contexte septique, une altération de l'état général devront y faire penser.
- **Chez l'adolescent**, il faudra se rappeler qu'à l'inverse d'une fracture basi-cervicale, l'épiphysiolyse aiguë peut survenir dans les suites d'un traumatisme mineur. Il s'agit le plus souvent d'un enfant présentant un surpoids, des antécédents de boiterie avec douleur de hanche et marche en rotation externe du membre inférieur. C'est la disproportion entre le caractère modéré du traumatisme et le grand déplacement, les antécédents de boiterie, l'aspect remanié du col fémoral qui feront évoquer le diagnostic d'épiphysiolyse aiguë.

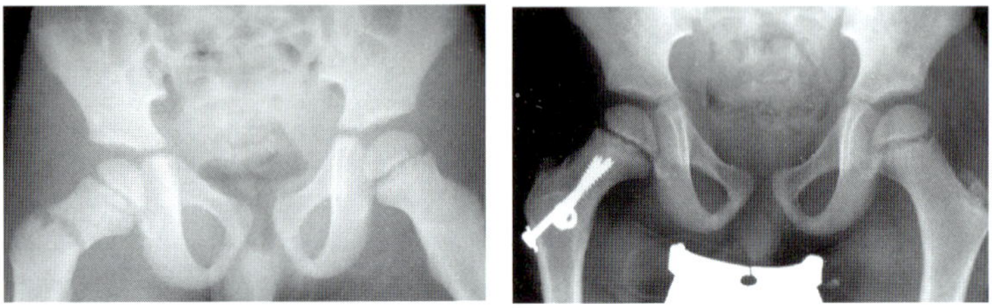

Fig : Fracture du col du fémur droit et ostéosynthèse par deux vis.

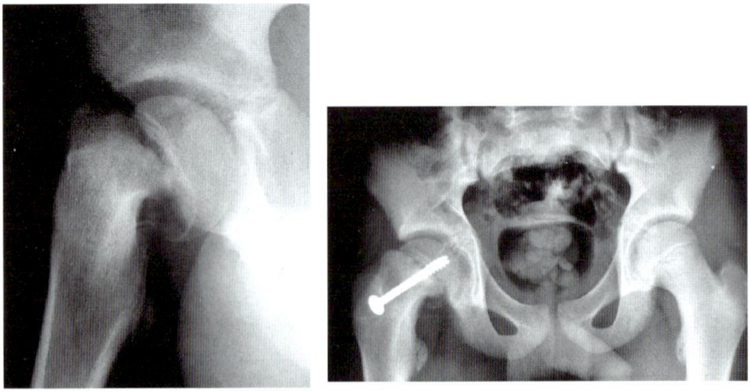

Fig : Epiphysiolyse aiguë de hanche avec ostéosynthèse par une vis.

3. TRAITEMENT

Le traitement est le plus souvent chirurgical.
Réduction, fixation chirurgicale par osteosynthèse et immobilisation plâtrée forment le trépied du traitement. La stratégie sera décidée par le chirurgien en fonction du type de fracture et de l'âge de l'enfant.

Bien qu'il soit généralement recommandé de mettre en route le traitement le plus tôt possible, aucune donnée de la littérature ne vient confirmer cette attitude. Il faudra opérer dans de bonnes conditions générales, enfant réanimé, stable, et dans de bonnes conditions orthopédiques. La qualité de la réduction et l'ostéosynthèse semble un facteur plus important que le délai.
Dans la mesure du possible, la réduction sera orthopédique. Les échecs de réduction douce et les luxations céphaliques conduisent à une réduction chirurgicale.
La ponction systématique visant à l'évacuation de l'hémarthrose et par là, à diminuer la pression intra articulaire, est discutée. Pour certains, elle diminuerait le risque de nécrose avasculaire.

4. POINTS PARTICULIERS CONCERNANT LA PRISE EN CHARGE AUX URGENCES

- Devant tout polytraumatisé, la radiographie du bassin de face est systématique.
- Toute suspicion de fracture de l'extrémité supérieure du fémur doit faire réaliser un bilan radiographique en évitant de manipuler la hanche.
- Lutter contre la douleur par des antagiques de palier 2 et 3.
- Préparer l'enfant à l'intervention chirurgicale (VVP, laisser à jeun, autorisation d'opérer).
- Chez un nouveau-né, savoir penser au décollement de la chondroépiphyse dans le cadre d'une maltraitance.
- Chez l'adolescent adiposogénital, penser à l'acutisation d'une épiphysiolyse chronique avant d'incriminer seulement le traumatisme, généralement bénin, dans la genèse du glissement céphalique.

5. POINTS PARTICULIERS CONCERNANT L'INFORMATION AUX FAMILLES

- La survenue de complications (nécrose avasculaire, trouble de croissance de l'extrémité proximale du fémur, pseudarthrose, fracture itérative) est fréquente et difficilement prévisible.
- Les parents doivent être avertis de ces risques dès le diagnostic posé.

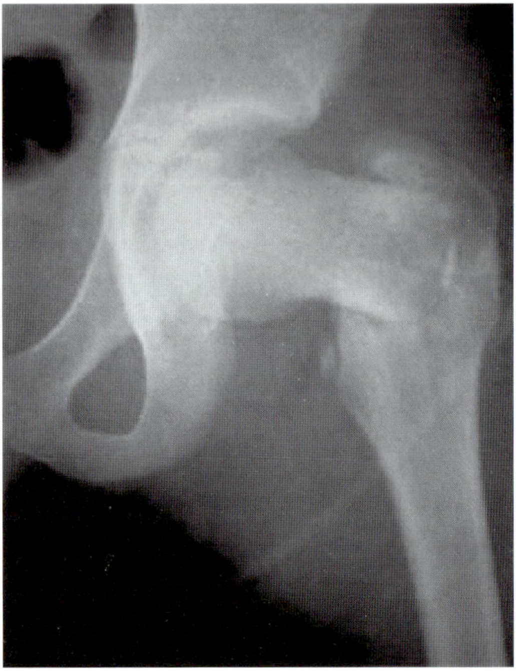

Fig : Fracture du col du fémur avec déplacement en varus.

- Les signes de nécrose avasculaire ne peuvent apparaître que très tardivement, jusqu'à 1 an et demi après le traumatisme.
- Le délai de mise en décharge peut être long, parfois de à 5 ou 6 mois, à préciser par le chirurgien en fonction de l'évolution.

La fracture du col fémoral de l'enfant a la même gravité que celle de l'adulte. Le pronostic doit être réservé quant au risque de nécrose dès l'admission.

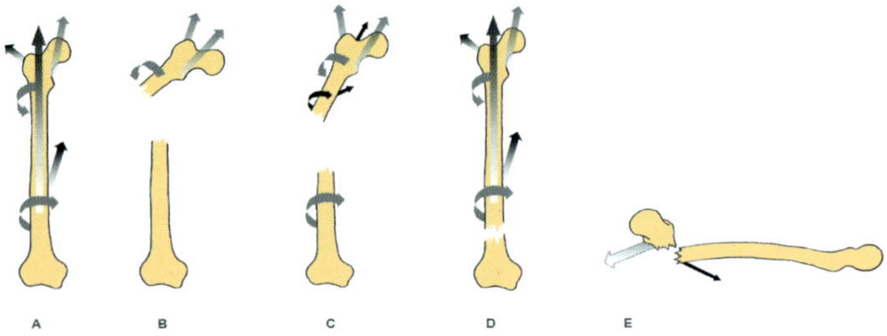

Fig : Déplacements possibles d'une fracture de la diaphyse du fémur.

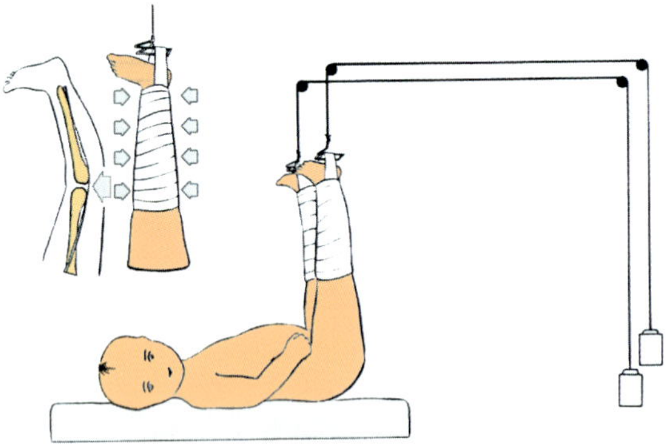

Fig : Traction au zénith.

FRACTURES DE LA DIAPHYSE DU FEMUR

1. EPIDEMIOLOGIE, CLASSIFICATION

C'est une localisation fréquente des fractures de l'enfant. Les fractures peuvent être très variables, mais classiquement, il s'agit d'une fracture médio-diaphysaire. Chez le petit enfant, le trait de fracture sera volontiers spiroïde, alors que chez le grand enfant, il sera plutôt transversal.

Les fractures sous-périostées (ou fractures « en cheveu ») sont des fractures diaphysaires non déplacées particulières au petit enfant.
Le fémur représente la localisation de fracture la plus fréquemment révélatrice de maltraitance.
La fracture du petit enfant peut être aussi le premier événement révélateur d'une ostéogénèse imparfaite.

2. DIAGNOSTIC

L'impotence fonctionnelle douloureuse est totale. La cuisse est augmentée de volume, déformée. Il faut s'assurer de l'absence de lésion cutanée et de déficit vasculo-nerveux.
Les radiographies du fémur de face et de profil suffisent au diagnostic.

3.TRAITEMENT

La prise en charge thérapeutique dépend de l'âge de l'enfant.

3-1 Avant l'âge de 6 ans :
le traitement est toujours orthopédique, car le potentiel de remodelage est important.
Les modalités pratiques du traitement orthopédique sont très variables en fonction des équipes.
Le plus souvent le traitement comportera deux phases :

- La première phase se déroule au cours d'une hospitalisation. Les techniques de mise en traction sont variables en fonction des écoles et de l'age de l'enfant. Chez le petit enfant, la traction se fait au zénith sur un ou deux membres. Chez le grand enfant, elle se fait dans le plan du lit, également uni ou bilatérale. Le ou les membres inférieurs seront mis en traction (avec une traction collée ou en utilisant des bandes élastiques) au 1/10e du poids du corps pendant 2 à 3 semaines. Des radiographies de contrôle du fémur de face et de profil seront réalisées juste après la mise en place de la traction, puis de façon hebdomadaire

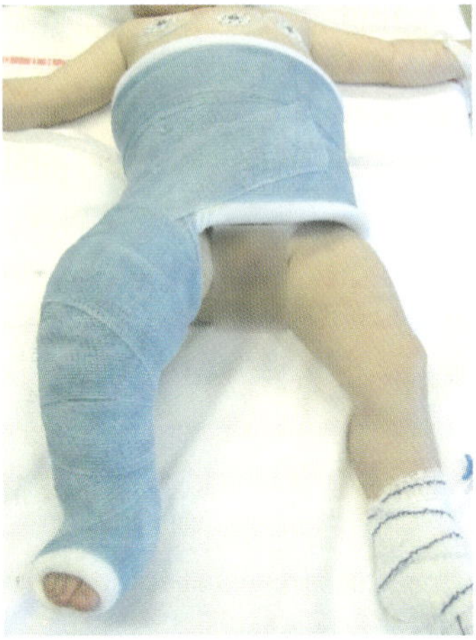

Fig : Immobilisation par appareil pelvi pedieux en résine.

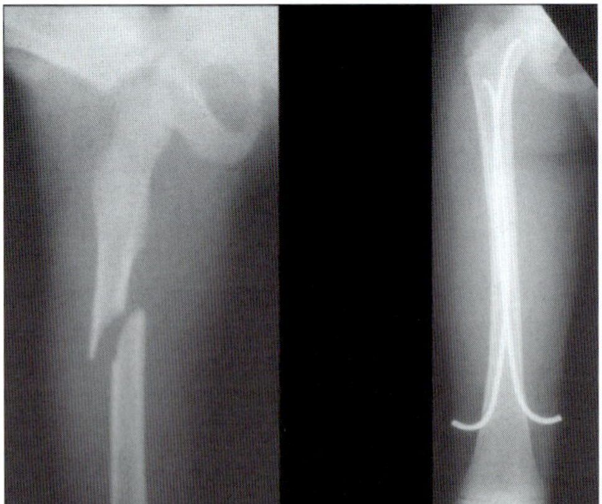

a b

Fig (a et b) : Fracture oblique de la diaphyse fémorale, ostéosynthésée par enclouage centro-médullaire élastique stable.

pour vérifier le bon alignement des segments osseux. Il est important de noter qu'un chevauchement pouvant aller jusqu'à 15 mm est tout à fait tolérable.

< La deuxième phase consiste à mettre en place une immobilisation pelvi-pédieuse pour 3 autres semaines. Selon les conditions et les habitudes de chacun, le plâtre est effectué sous anesthésie générale ou simple prémédication.

D'autres stratégies thérapeutiques peuvent être envisagées dans le cadre du traitement orthopédique :

< Pour les fractures non déplacées, le plâtre pelvi-pédieux pourra être réalisé d'emblée sous anesthésie générale pour une durée de 6 semaines.

< Certains auteurs proposent, pour les moins de 6 ans, une immobilisation d'emblée systématique avec des résultats intéressants, mais imposant une technique rigoureuse et une solide expérience.

< Pour les fractures obstétricales, la mise en traction au zénith pendant 2 à 3 semaines suffisent pour obtenir une consolidation complète de la fracture. Certains auteurs utilisent une simple immobilisation par bandage ou harnais associé à des antalgiques

3-2 Après l'âge de 6 ans

Le traitement pourra être chirurgical. Plusieurs options thérapeutiques sont possibles :

< Le plus souvent, l'ostéosynthèse consistera en un embrochage centro-médullaire élastique stable.

< Chez l'adolescent en fin de croissance, l'ostéosynthèse pourra être confiée à un clou ou une plaque vissée.

< En cas de fracture ouverte, un fixateur externe peut être utilisé.

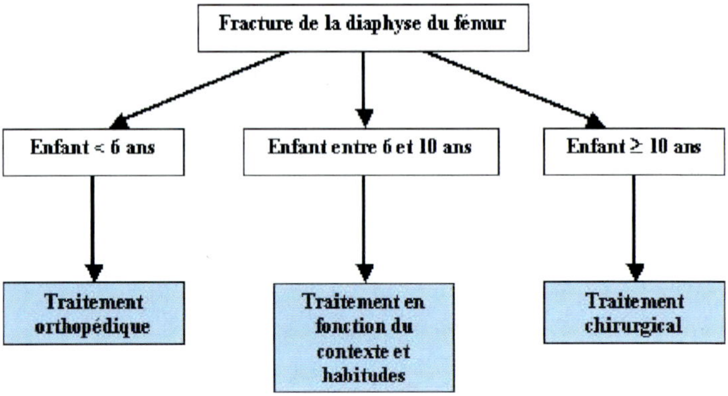

Orientation thérapeutique vis à vis d'une fracture de la diaphyse du fémur en fonction de l'âge de l'enfant.

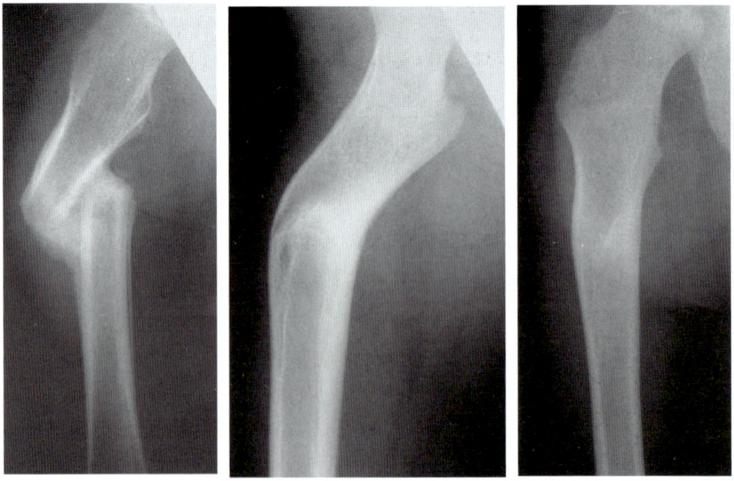

Fig : Remodelage progressif d'une fracture du tiers proximal de la diaphyse du fémur.

4. POINTS PARTICULIERS CONCERNANT LA PRISE EN CHARGE AUX URGENCES

- Assurer une sédation des douleurs par un antalgique de palier 2 ou 3, éventuellement associé à un bloc ilio-fémoral.
- Bien faire préciser par la famille les circonstances de la fracture, surtout si l'enfant à moins de 2 ans.
- Consigner l'examen cutané, neurologique et vasculaire sur le protocole d'urgence.
- Hospitaliser l'enfant de façon systématique avec une perfusion.
- Mettre en place une traction collée au niveau des 2 membres inférieurs. S'assurer que la traction est efficiente dès l'hospitalisation.

5. POINTS PARTICULIERS CONCERNANT L'INFORMATION AUX FAMILLES

- Bon pronostic malgré un tableau initial hyperalgique et un déplacement radiologique important.
- Le chevauchement d'une fracture n'est pas péjoratif. Il est souvent volontaire compte tenu du risque de poussée excessive de croissance dans les 2 années qui suivent le traumatisme.
- Tout déficit ou suspicion de déficit vasculaire ou nerveux doit être annoncé à la famille avant la prise en charge thérapeutique.

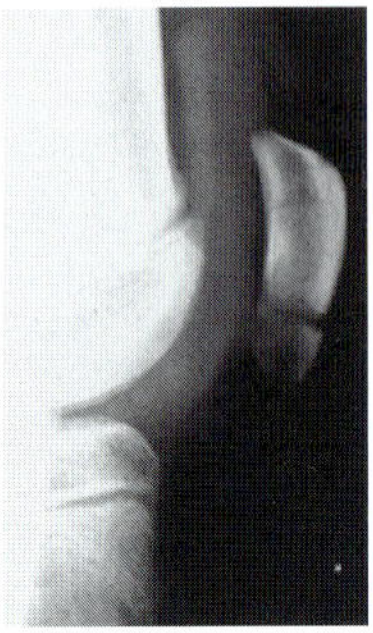

Fig : Fracture de la rotule.

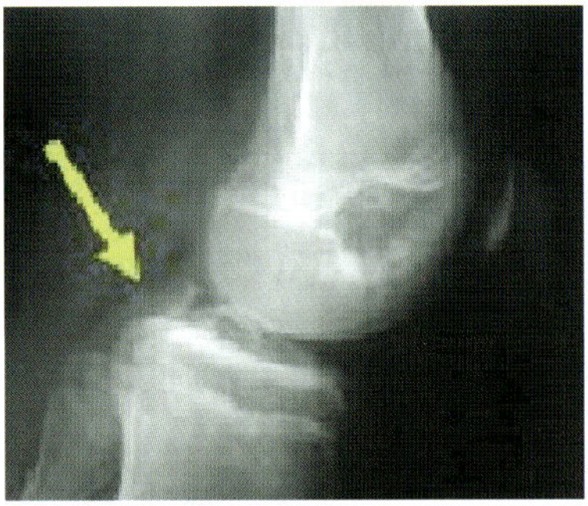

Fig : Fracture-arrachement de la zone d'insertion tibiale du ligament croisé postérieur.

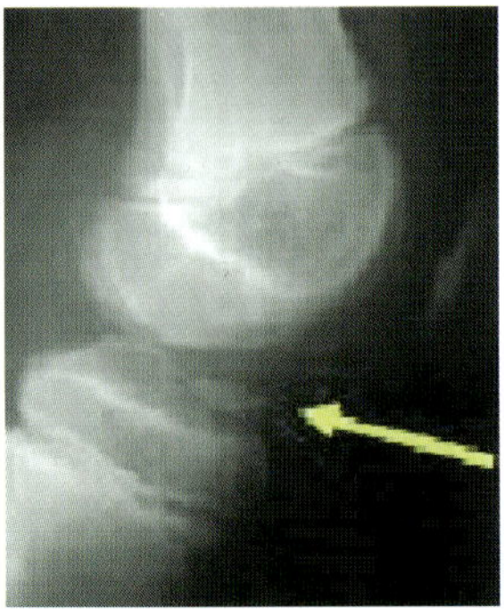

Fig : Fracture-arrachement de la zone d'insertion tibiale du ligament croisé antérieur.

GROS GENOU TRAUMATIQUE

1. EPIDEMIOLOGIE ET CLASSIFICATION

Chez le jeune enfant, les plans ligamentaires du genou sont plus résistants que les épiphyses. Lors d'un traumatisme, il se produira plus volontiers un arrachement au niveau de l'insertion osseuse du ligament, ou une fracture ostéochondrale, une fracture-décollement épiphysaire qu'une entorse. Plus l'enfant grandit, plus le degré de résistance s'inverse, les entorses devenant prépondérantes.

2. DIAGNOSTIC

La douleur, l'impotence fonctionnelle, l'augmentation de volume du genou dominent le tableau.
La recherche des antécédents (luxation de patella) est importante de même que l'anamnèse (luxation de patella spontanément réduite, luxation fémoro-tibiale ou importante déformation du genou réduite sur les lieux de l'accident...).
A l'examen, la découverte d'un choc patellaire signe la présence d'un épanchement qui, dans un contexte traumatique, est une hémarthrose jusqu'à preuve du contraire.

L'examen paraclinique se limitera en urgence à une radiographie du genou de face et de profil, souvent seules incidences réalisables dans le contexte aigu. L'étude de ces clichés doit être particulièrement attentive à la recherche de lésions ostéo-cartilagineuses. C'est sur le cliché de profil que sont plus facilement visibles l'arrachement d'une épine tibiale ou l'avulsion d'un pôle patellaire.

Parfois, une incidence axiale à la recherche d'une avulsion du retinaculum médial signant une luxation de patella et une incidence de l'échancrure à la recherche d'une avulsion ligamentaire fémorale du pivot central peuvent être réalisées.

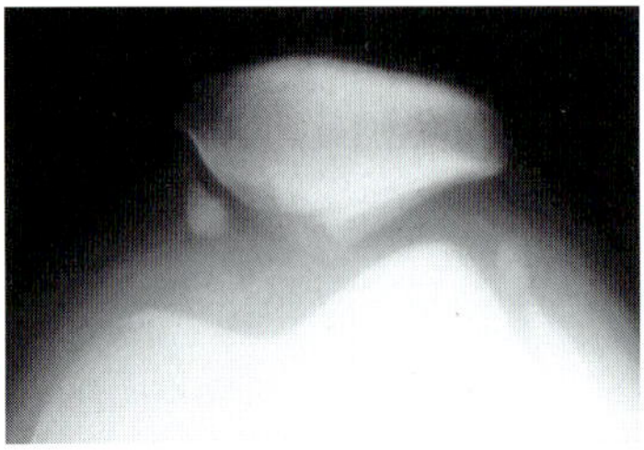

Fig : Fracture arrachement de la rotule après luxation.

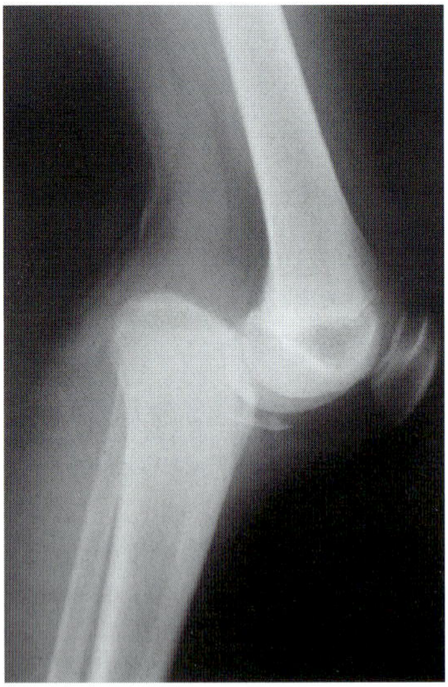

Fig : Luxation fémoro tibiale. Le risque de lésion vasculaire et de syndrome de loge est majeur.

L'hémarthrose signe de toute façon la lésion ostéochondrale ou ligamentaire voire méniscale. Si les radiographies initiales ne visualisent pas la lésion, cette lésion sera recherchée, en dehors du contexte de l'urgence par la réalisation d'une imagerie complémentaire.

Une hémarthrose ne constitue pas une indication d'IRM à la phase initiale.

En cas de luxation fémoro tibiale, une fois le genou réduit, une exploration vasculaire en urgence (angio IRM ou artériographie) est systématique.

3. TRAITEMENT

3-1 Si l'impotence fonctionnelle et l'hémarthrose sont modérées**,** et si les radiographies initiales ne montrent pas de fracture, l'hospitalisation n'est pas obligatoire. Une contention cruro-malléolaire est réalisée. Un traitement antalgique est mis en place. Selon le type d'immobilisation réalisée, le genou peut être glacé. La ponction n'est pas du tout systématique dans les formes modérées facilement controlées par une analgésie simple.

Une consultation spécialisée est programmée entre 10 et 20 jours. Dans l'intervalle, l'appui est autorisé, protégé par une paire de cannes anglaises. Des clichés de qualité pourront alors être réalisés notamment clichés de l'échancrure. Ce n'est qu'à cette période que se décide l'opportunité d'une IRM. En cas d'entorse périphérique, celle-ci a peu d'intérêt. En cas d'instabilité antérieure avec lachman positif ou doute sur une fracture ostéo chondrale, l'indication est formelle.

3-2 Si l'impotence fonctionnelle et l'hémarthrose sont majeures**,** il est préférable d'hospitaliser l'enfant immobilisé calmé même si les radiographies initiales ne montrent pas de fracture. Cela permettra d'évaluer l'efficacité du traitement antalgique, de décider d'une éventuelle ponction de l'hémarthrose à visée antalgique, de discuter des investigations paracliniques complémentaires.

Les arrachements osseux, les fractures ostéochondrales et les fractures épiphysaires nécessitent dans la plupart des cas un geste chirurgical à court terme. L'enfant doit être pris en charge en service d'orthopédie, immobilisé, perfusé, calmé. La décision chirurgicale est généralement prise en urgence différée.

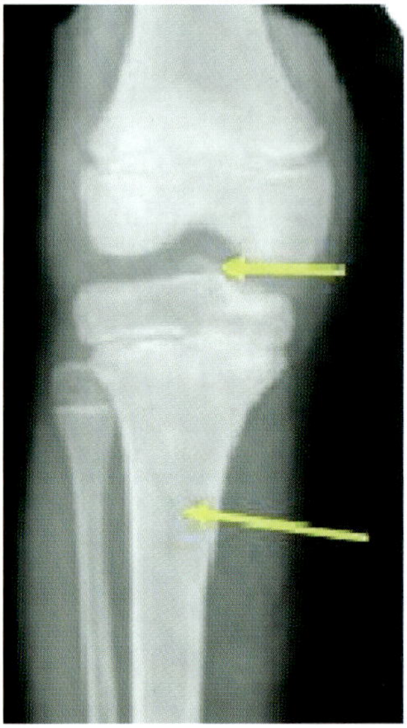

Fig : Fracture de la diaphyse tibiale et du massif des épines tibiales.

Les fractures de la patella qui n'interrompent pas l'appareil extenseur et les fractures qui interrompent l'appareil extenseur, mais qui ne sont pas déplacées, nécessitent une immobilisation cruro-malléolaire de 4 à 6 semaines. Il faut alors convoquer l'enfant en consultation de chirurgie à 1 semaine avec des radiographies du genou de face et de profil sous plâtre. Les fractures de patella déplacées qui rompent l'appareil extenseur sont chirurgicales.

4. POINTS PARTICULIERS CONCERNANT LA PRISE EN CHARGE AUX URGENCES

Bien noter sur le protocole l'anamnèse (mécanisme, vitesse, énergie du traumatisme), les antécédents de traumatisme ou de luxation de patella. Attention aux lésions étagées, le traumatisme du genou pouvant passer au second plan et être méconnu.

Consigner l'examen cutané, neurologique et vasculaire
Assurer la contention du membre inférieur,
Assurer la sédation des douleurs.

La luxation fémoro tibiale est la seule vraie urgence.
Une équipe radio chirurgicale doit pouvoir être mobilisée
dans les meilleurs délais.

5. POINTS PARTICULIERS CONCERNANT L'INFORMATION AUX FAMILLES

Donner à la famille les conseils de surveillance de l'immobilisation plâtrée. En cas de douleurs de plus en plus importantes sous plâtre, de paresthésies ou de froideur des extrémités, la famille doit ramener l'enfant en urgence.

La réalisation d'une IRM n'est pas indiquée
et ne sera pas contributive à la phase initiale d'une hémarthrose.

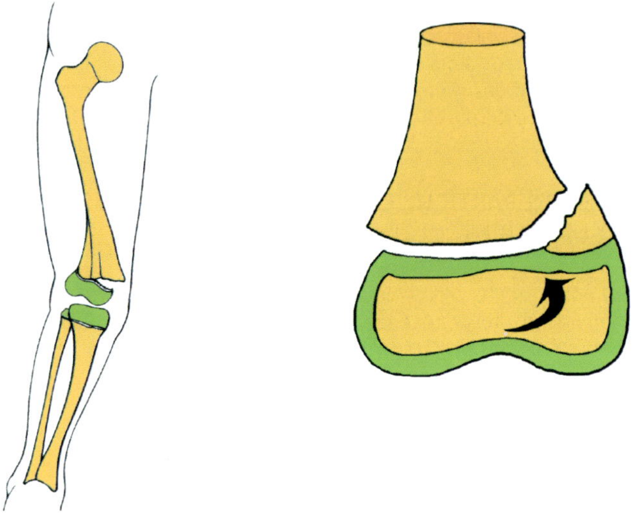

Fig : Mécanismes des décollements épiphysaires du fémur distal.

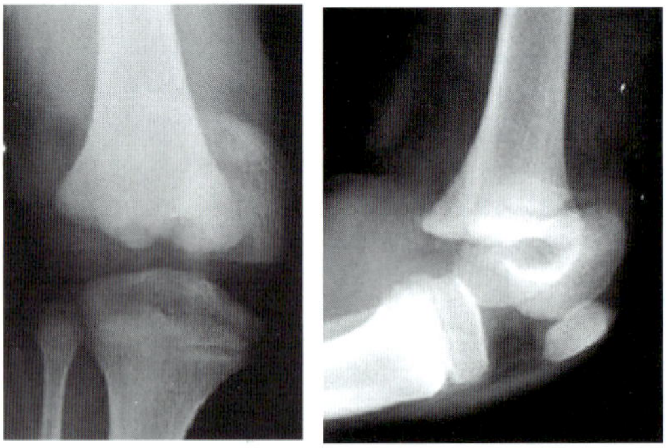

Fig : Décollement épiphysaire de type Salter 1 du fémur distal.

DECOLLEMENTS EPIPHYSAIRES DE L'EXTREMITE INFERIEURE DU FEMUR

1. EPIDEMIOLOGIE, CLASSIFICATION

Les décollements épiphysaires de l'extrémité distale du fémur sont des lésions rares. Ils surviennent le plus souvent chez le jeune adolescent dans les suites d'un traumatisme à haute énergie.
Il s'agit généralement de décollements épiphysaires (Salter 1) ou décollements fractures (Salter 2).Malgré ces éléments à priori de bon pronostic, un grand nombre de ces fractures se compliquent de troubles de croissance résiduels sous forme d'épiphysiodèse. Ce risque de complication doit être annoncé d'emblé à la famille.

2. DIAGNOSTIC

La douleur et l'impotence fonctionnelle dominent le tableau. La déformation du membre dépend du déplacement de la fracture.

La radiographie fait généralement le diagnostic. En l'absence de déplacement, le diagnostic peut être plus difficile. Des clichés en varus et valgus forcés sous analgésie peuvent faire la preuve de la fracture.
Chez le nouveau-né, le noyau condylien doit se projeter dans l'axe de la diaphyse sur les incidences de face et de profil. La perte de cet alignement doit faire suspecter un décollement épiphysaire obstétrical qui pourra être confirmé par une échographie.
L'atteinte de l'artère poplitée est provoquée par les traumatismes en hyperextension. Elle est rare, 1% des cas, mais nécessite une prise en charge en urgence. L'atteinte du nerf fibulaire commun survient dans 3 % des cas après un déplacement en varus important ou en hyperextension. Son évolution est généralement favorable.

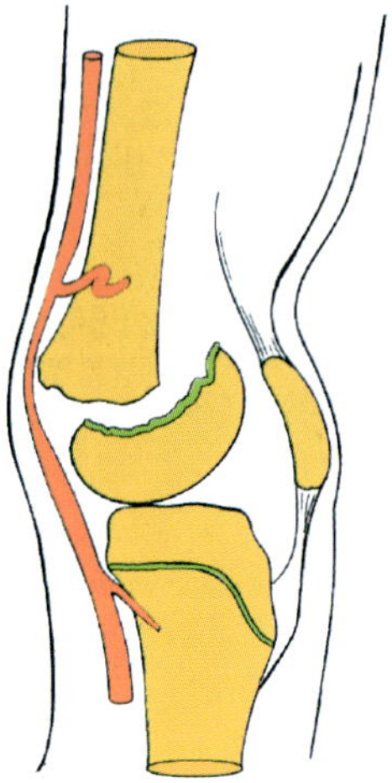

Fig : Le déplacement d'un décollement épiphysaire du fémur distal peut se compliquer d'une lésion vasculaire.

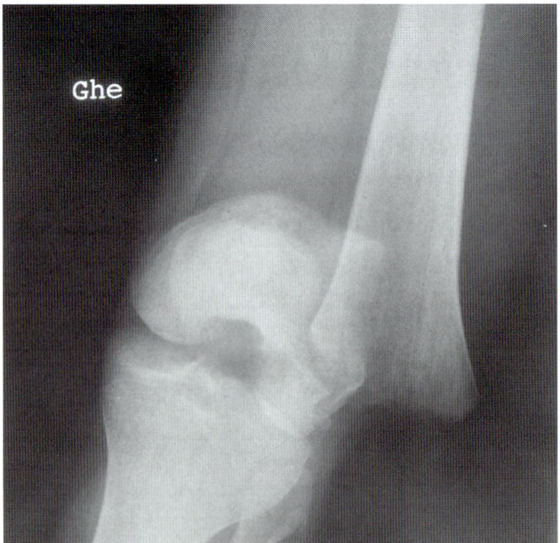

Fig : Fracture de type Salter 2 du fémur distal chez un adolescent de 15 ans.

3. TRAITEMENT

- Hospitalisation systématique après s'être assuré de la normalité de l'examen vasculaire,
- La stabilisation chirurgicale, si elle est nécessaire, doit se faire en urgence.

4. POINTS PARTICULIERS CONCERNANT LA PRISE EN CHARGE AUX URGENCES

- L'examen neuro vasculaire périphérique doit être systématique et consigné sur le protocole. Tout déficit doit être annoncé à la famille avant prise en charge thérapeutique.
- En cas de suspicion d'atteinte vasculaire, la prise en charge chirurgicale doit se faire en urgence dans une structure chirurgicale apte à réaliser une réparation vasculaire. En cas de persistance de signes d'ischémie après réduction, l'exploration chirurgicale de l'axe poplité s'impose.
- Assurer la contention par attelle fémoro pédieuse.
- Assurer une sédation des douleurs par des antalgiques de palier 2.
- Hospitaliser l'enfant perfusé, immobilisé et calmé en le laissant à jeun jusqu'à l'avis chirurgical.

5. POINTS PARTICULIERS CONCERNANT L'INFORMATION AUX FAMILLES

- Les déplacements secondaires sont fréquents après traitement orthopédique.
- De nombreuses complications sont possibles, pas toujours gênantes d'un point de vue fonctionnel. Les plus fréquentes sont les épiphysiodèses centrales ou excentrées à l'origine d'inégalités de longueur et/ou de défaut d'axe. Elles compliquent selon les séries 20% à 50% des décollements épiphysaires. Des raideurs articulaires peuvent faire suite aux fractures articulaires.

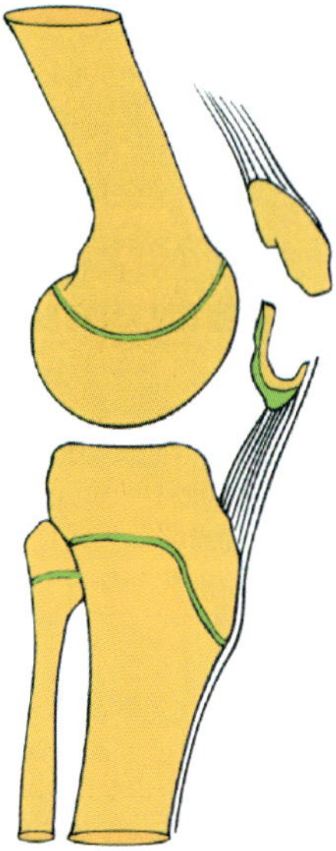

Fig : Le déplacement d'un décollement épiphysaire du fémur distal peut se compliquer d'une lésion vasculaire par avulsion du pôle distal de la patella.

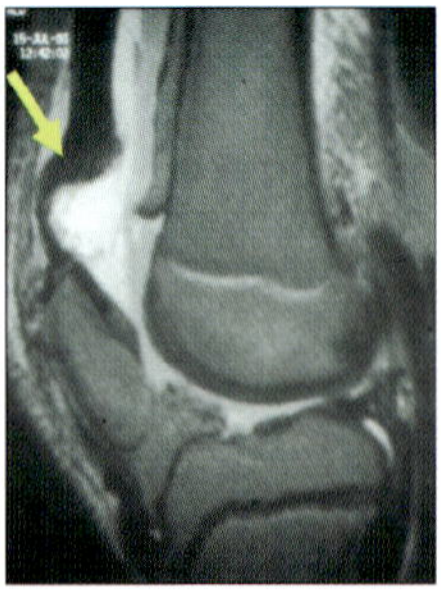

Fig : Avulsion proximale. La rupture de l'appareil extenseur est bien visible en IRM avec la patella abaissée presque au contact de la tubérosité tibiale.

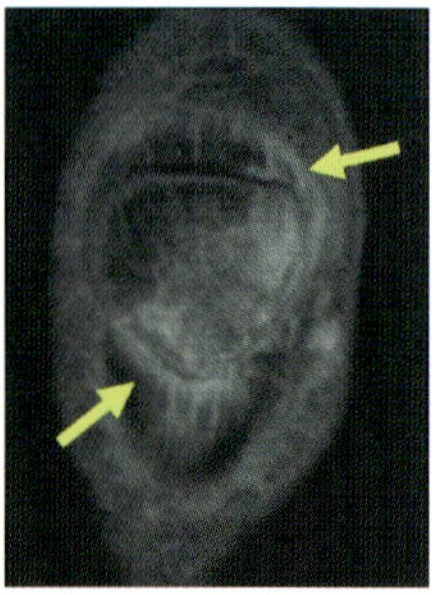

Fig : Coupe coronale de la patella montrant l'avulsion notamment distale sous la forme d'un changement de signal net.

FRACTURES DE LA PATELLA

1. EPIDEMIOLOGIE, CLASSIFICATION

Les fractures de la patella sont rares chez l'enfant. Elles sont le plus souvent la conséquence d'un choc direct ou d'une contraction contrariée de l'appareil extenseur.
On distingue les fractures qui n'interrompent pas l'appareil extenseur (fractures longitudinales, fractures parcellaires) et les fractures qui entraînent une rupture de l'appareil extenseur (fracture avulsion du pôle supérieur, fracture transversale en plein corps, fractures avulsion du pôle inférieur).

2. DIAGNOSTIC

Dans un contexte aigu, la douleur et l'impotence fonctionnelle dominent le tableau.
L'examen recherchera une dermabrasion ou un hématome à la face antérieure du genou, une position anormalement haute de la patella, une hémarthrose, un diastasis palpable.
L'examen actif est souvent difficile en raison de la douleur, mais une impossibilité d'ébauche d'extension active doit alerter.
Le diagnostic est radiographique. Il est cependant parfois difficile. L'ossification de la patella est tardive, entre 4 et 6 ans. L'avulsion d'un pôle patellaire peut concerner un fragment osseux minime.

Compte tenu du caractère cartilagineux de la patella, l'IRM peut être un examen très interessant lorsqu'une avulsion de la patella est évoquée sur des signes cliniques et radiographiques indirects. Cela permettra de visualiser parfaitement l'appareil extenseur tendineux et cartilagineux, de faire un bilan lésionnel précis et de décider d'une stratégie thérapeutique, parfois peu évidente, en première intention.

3. TRAITEMENT

Les fractures qui n'interrompent pas l'appareil extenseur et les fractures qui interrompent l'appareil extenseur, mais qui ne sont pas déplacées, nécessitent une immobilisation fémoro-crurale de 4 à 6 semaines. Il faut alors convoquer l'enfant en consultation de chirurgie à 1 semaine avec des radiographies du genou de face et de profil sous plâtre.
Les fractures déplacées qui interrompent l'appareil extenseur sont chirurgicales. Classiquement, l'ostéosynthèse se fera par embrochage et haubanage.

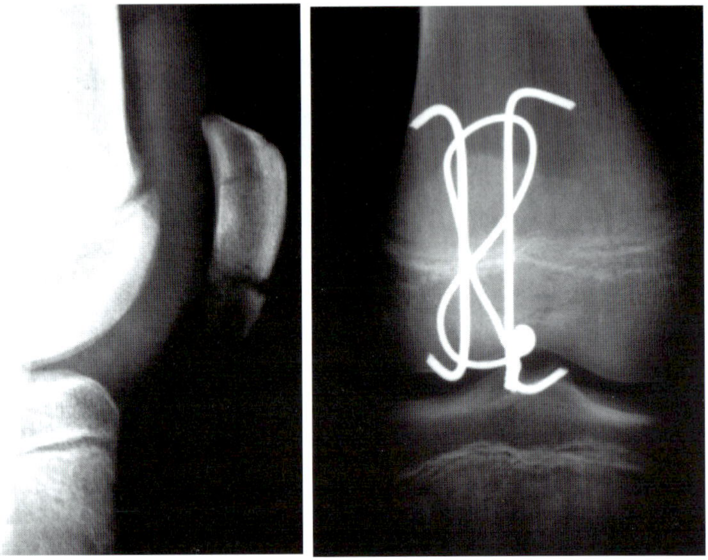

Fig : Fracture transversale de la rotule chez une enfant de 13 ans traitée chirurgicalement par embrochage et haubanage.

4. POINTS PARTICULIERS CONCERNANT LA PRISE EN CHARGE AUX URGENCES

- Assurer une sédation des douleurs par un antalgique de palier 2,
- Consigner l'examen cutané, neurologique et vasculaire sur le protocole d'urgence,
- Assurer la contention du membre inférieur,
- Hospitaliser l'enfant perfusé et calmé en cas de fracture déplacée.

5. POINTS PARTICULIERS CONCERNANT L'INFORMATION AUX FAMILLES

- Donner à la famille les conseils de surveillance de l'immobilisation plâtrée. En cas de douleurs de plus en plus importante sous plâtre, de paresthésies ou de froideur des extrémités, la famille doit ramener l'enfant en urgence.

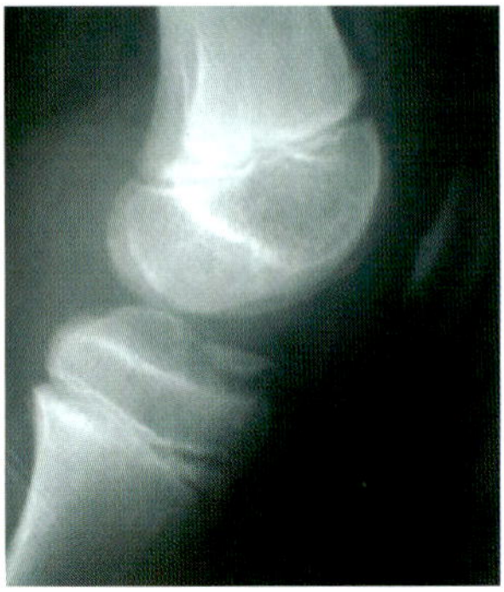

Fig : Fracture-arrachement de l'épine tibiale antérieure peu déplacée.

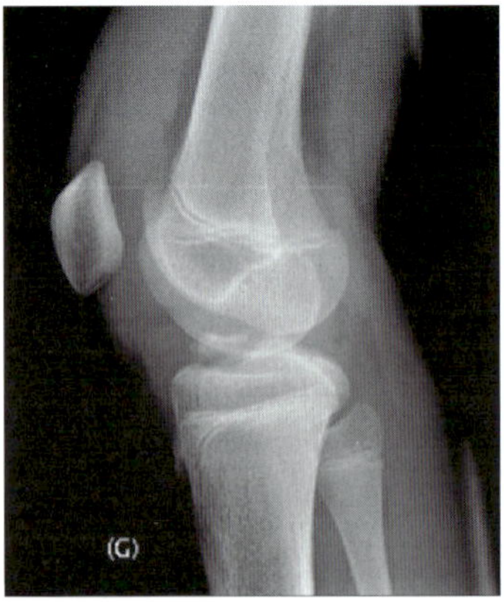

Fig : Fracture de l'épine tibiale antérieure très déplacée.

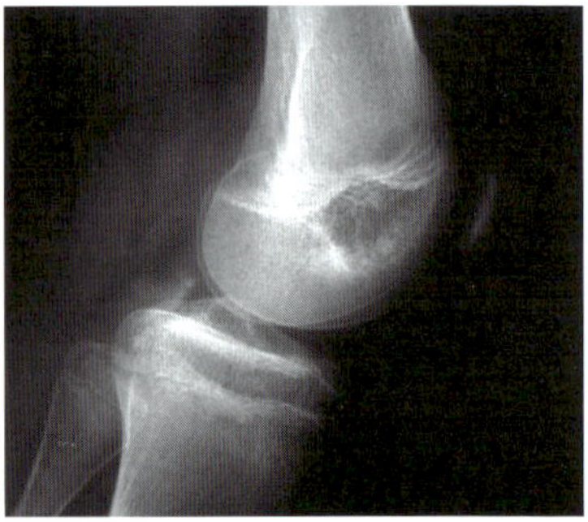

Fig : Fracture-arrachement de l'épine tibiale postérieure.

FRACTURES DES EMINENCES INTER CONDYLIENNES (EPINES TIBIALES)

1. EPIDEMIOLOGIE, CLASSIFICATION

Il s'agit d'une avulsion du pied d'insertion du LCA sur la surface préspinale ou du LCP sur la surface rétro-spinale. La désinsertion osseuse tibiale du LCP est 10 fois moins fréquente que celle du LCA.
Elle touche l'enfant de 8 à 13 ans. Il s'agit le plus souvent de traumatismes forçant la translation antéro-postérieure du tibia sous le fémur sur un genou en flexion.

2. DIAGNOSTIC

La douleur, l'impotence fonctionnelle, l'augmentation de volume du genou dominent le tableau.
Le diagnostic se fait sur la radiographie en se rappelant que la lésion est souvent invisible sur le cliché de face et que le fragment avulsé peut n'être que partiellement ossifié, à peine visible sur le cliché de profil.

3. TRAITEMENT

Les fractures non déplacées seront traitées orthopédiquement. L'immobilisation est fémoro-crurale, pour une durée de 6 semaines. Il faudra alors convoquer l'enfant en consultation de chirurgie à 1 semaine avec des radiographies de genou de face et de profil sous plâtre. La position exacte du genou dans le plâtre est discutée. Beaucoup d'auteurs recommandent le genou très légèrement fléchi afin de stabiliser les mouvements en rotation. D'autres préconisent une immobilisation en extension voire en récurvatum afin de neutraliser toute tension sur l'éminence inter-condylienne antérieure.
Le traitement des fractures déplacées nécessitera une réduction sous anesthésie générale, voire une ostéosynthèse. Dans tous les cas, une immobilisation post-opératoire fémoro crurale, genou légèrement fléchi, sera mise en place pour une durée de 6 semaines.

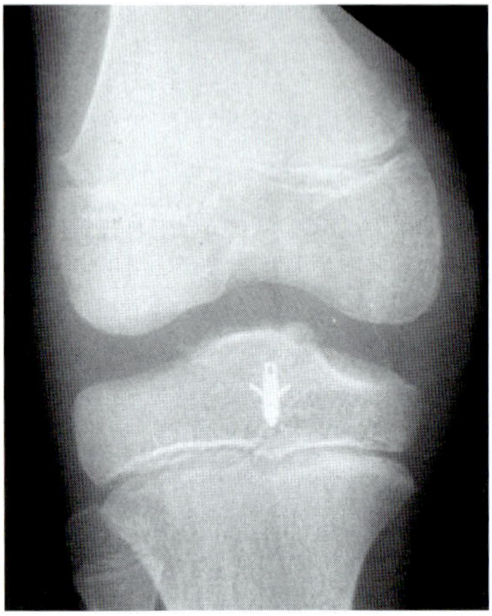

Fig : Ostéosynthèse d'un arrachement d'épines tibiales par une ancre.

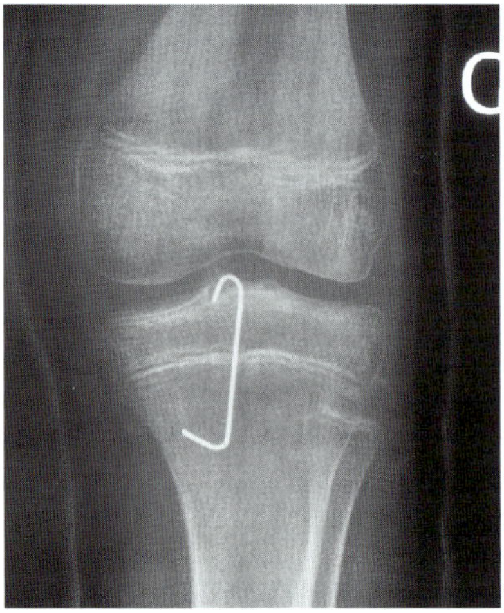

Fig : Ostéosynthèse d'arrachement d'épines tibiales par broche souple.

4. POINTS PARTICULIERS CONCERNANT LA PRISE EN CHARGE AUX URGENCES

- Lutter contre la douleur par des antalgiques de palier 2,
- Assurer l'immobilisation du membre inférieur,
- Hospitaliser l'enfant, calmé, perfusé, en cas de déplacement même minime.

5. POINTS PARTICULIERS CONCERNANT L'INFORMATION AUX FAMILLES

- Donner à la famille les conseils de surveillance de l'immobilisation plâtrée. En cas de douleurs de plus en plus importantes sous plâtre, de paresthésies ou de froideur des extrémités, la famille doit ramener l'enfant en urgence.

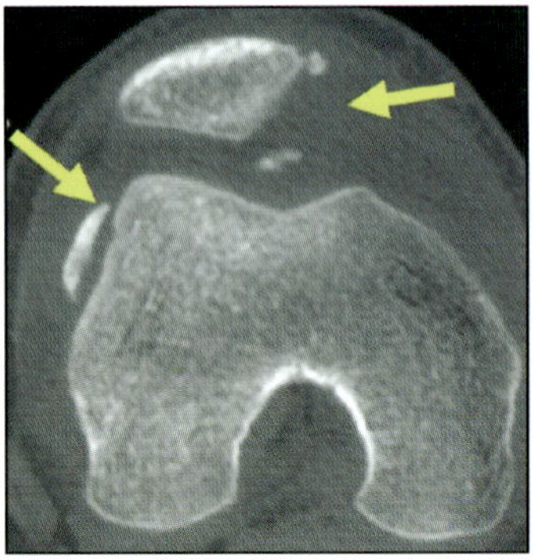

Fig : Fractures ostéo chondrales en rapport
avec une luxation de la patella spontanément réduite.

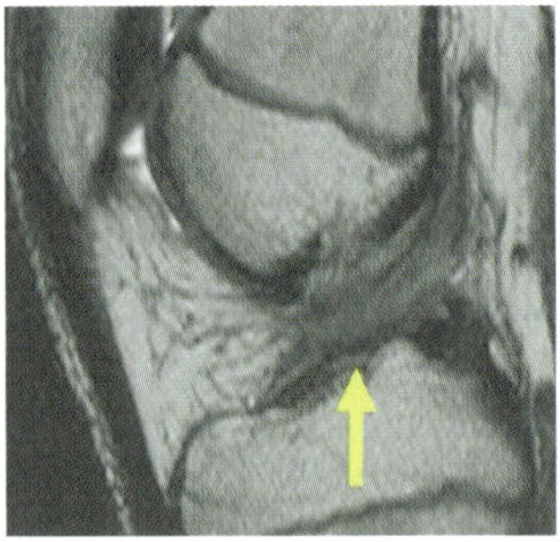

Fig : Rupture du ligament croisé antérieur.

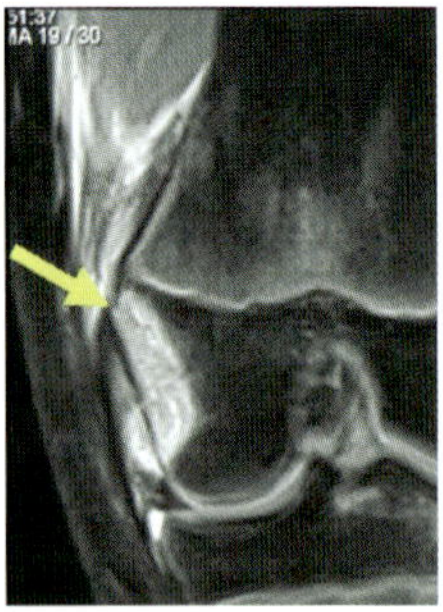

Fig : Rupture du ligament latéral médial.

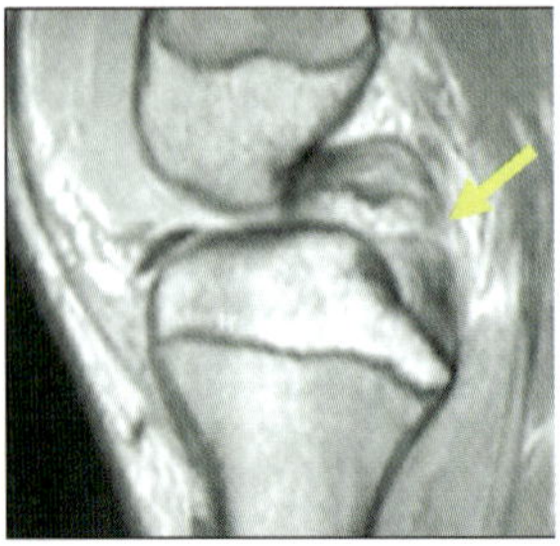

Fig : Rupture du ligament croisé postérieur.

ENTORSES DU GENOU ET HEMARTHROSES POST TRAUMATIQUES

1. EPIDEMIOLOGIE, CLASSIFICATION

Il est clairement admis que les lésions ligamentaires ou méniscales du genou ne justifient pas d'un traitement dans l'urgence.
Le principal problème chez l'enfant est la fragilité des épiphyses. De façon fréquente, l'appareil ligamentaire du genou va résister au traumatisme. En revanche, les insertions osseuses de ces ligaments vont céder, ces fractures ostéo-chondrales sont des équivalents d'entorses graves. Elles justifient d'une réparation précoce. Il est fondamental de ne pas les méconnaître dés le stade initial.

- Fracture du massif des épines tibiales,
- Fracture avulsion de la TTA,
- Fracture ostéochondrale de la patella sur luxation spontanément réduite,
- Décollement épiphysaire tibial proximal ou fémoral distal non déplacé.

2. DIAGNOSTIC

La douleur, l'impotence fonctionnelle, l'augmentation de volume du genou dominent le tableau. L'examen comparatif du genou sain est important.

L'examen paraclinique se limitera en urgence à une radiographie du genou de face et de profil. Il sera complété en présence d'une hémarthrose par une incidence axiale à la recherche d'une avulsion du retinaculum médial signant une luxation de la patella et une incidence de l'échancrure à la recherche d'une avulsion ligamentaire fémorale du pivot central.
L'examen de ce cliché doit être particulièrement attentif à la recherche des lésions ostéo-cartilagineuses décrites.

En cas de doute une imagerie complémentaire doit être demandée rapidement, mais en dehors du contexte de l'urgence. Dans cette circonstance, un scanner avec reconstruction 2D permet généralement de faire le diagnostic.

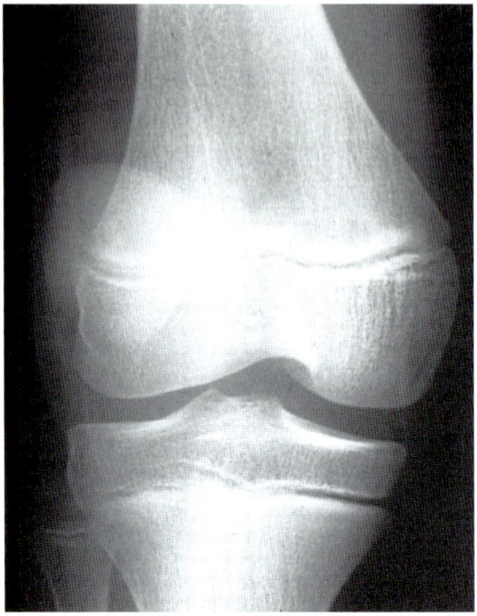

Fig : Luxation traumatique latérale de la rotule.

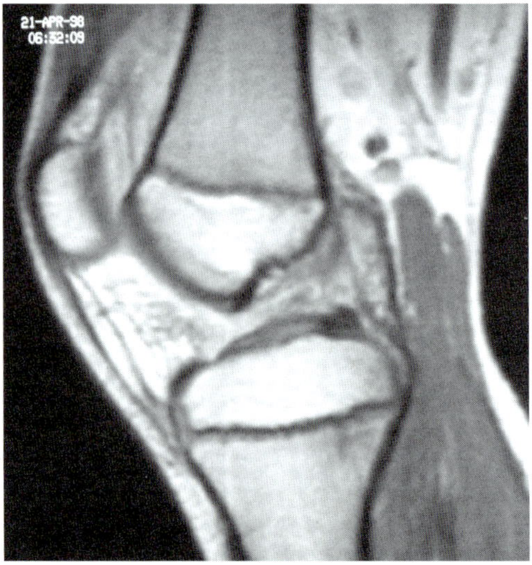

Fig : Rupture du ligament croisé antérieur.

3. TRAITEMENT

Lutter contre la douleur : traitement antalgique, glace.
Immobiliser le genou (attelle fémoro-crurale plâtrée ou attelle amovible à flexibilité limitée).

En cas d'entorse des ligaments latéral ou médial.
Le traitement est conservateur. La durée d'immobilisation varie de 3 à 6 semaines en fonction de la gravité de la lésion. L'appui est en général autorisé durant la période d'immobilisation. Après récupération des amplitudes articulaires, un testing devient fiable, de même qu'une IRM.

Il n'est pas recommandé de faire d'IRM avant le 2ème mois.
Une IRM trop précoce retrouve un grand nombre
de faux positifs ou négatifs.

Dans tous les cas de reconstruction, un délai de 3 à 6 mois par rapport au traumatisme permet la mise en place d'un programme de rééducation, la cicatrisation éventuelle de lésion méniscales initiales, la prise en compte des contraintes scolaires.

Seuls quelques cas, peuvent bénéficier d'un traitement conservateur définitif.

En cas d'arrachements osseux et fractures ostéochondrales :
Un geste chirurgical s'impose à court terme et l'enfant doit être pris en charge en service d'orthopédie.

4. POINTS PARTICULIERS CONCERNANT LA PRISE EN CHARGE AUX URGENCES

- Bien noter sur le protocole l'anamnèse (mécanisme, vitesse, énergie du traumatisme), les antécédents de traumatisme ou de luxation de patella.
- En l'absence d'hémarthrose, une consultation spécialisée est programmée aux alentours du 21ème jour. Dans l'intervalle, l'appui est autorisé, protégé par une paire de cannes anglaises.
- En cas d'hémarthrose, lorsqu'une fracture épiphysaire est écartée, l'hospitalisation n'est pas indispensable. En revanche, il faut convoquer le patient en consultation spécialisée à 3 semaines.
- Sauf cas particuliers, il n'y a pas d'indication de ponction ou d'arthroscopie en urgence en cas d'hémarthrose.

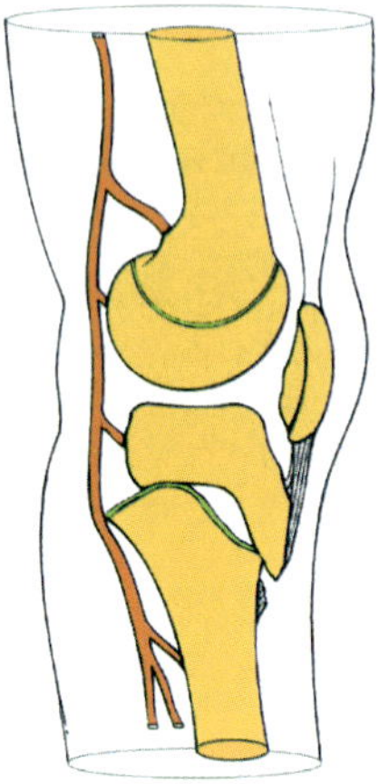

Fig : Le déplacement d'une fracture du tibia proximal peut se compliquer d'une lésion vasculaire.

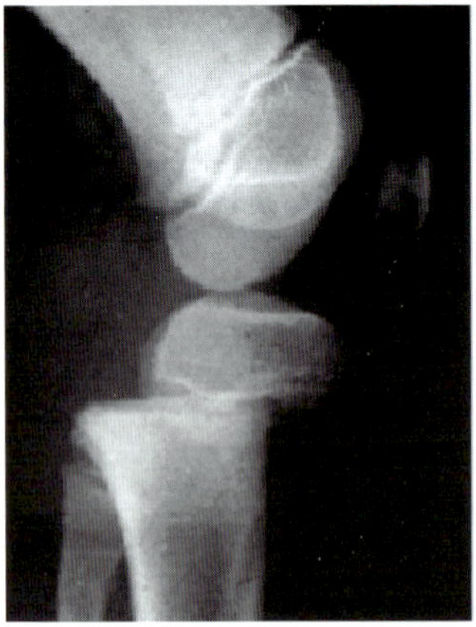

Fig : Fracture décollement épiphysaire de type Salter 1 du tibia proximal.

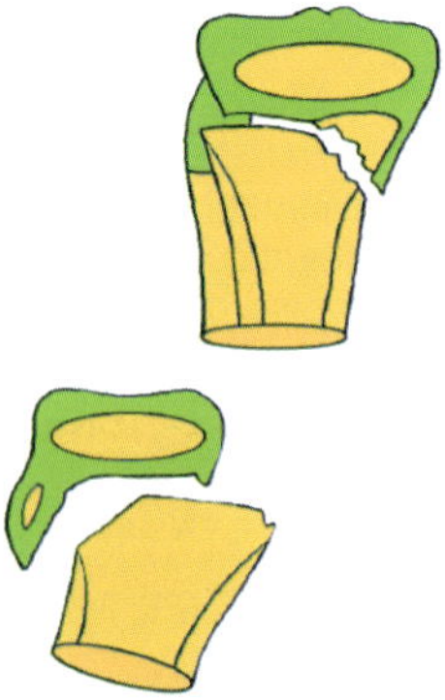

Fig : Fracture décollement épiphysaire du tibia proximal.

DECOLLEMENTS EPIPHYSAIRES DE L'EXTREMITE SUPERIEURE DU TIBIA

1. EPIDEMIOLOGIE, CLASSIFICATION

Les décollements épiphysaires de l'extrémité supérieure du tibia sont des lésions rares et touchent préférentiellement le grand enfant.
La plupart résultent d'une avulsion de l'épiphyse par traction excessive sur les insertions ligamentaires latérales. Les caractéristiques anatomiques de l'extrémité supérieure du tibia font que les déplacements se font le plus souvent en arrière et en dedans. Des déplacements importants peuvent entraîner des lésions des branches de l'artère poplitée.
Des lésions ligamentaires associées surviennent dans plus de 50 % des cas.
La classification de Salter et Harris est la plus utilisée.

2. DIAGNOSTIC

L'impotence fonctionnelle douloureuse domine le tableau.
L'examen neurologique et vasculaire périphérique doit être systématique. Comme dans l'extrémité inférieure du fémur, le risque vasculaire par lésion de l'artère poplité est important. Le tableau peut être celui d'une ischémie subaiguë. Si le diagnostic n'est pas évoqué rapidement, il risque de s'installer un syndrome de loge du membre inférieur, avec des séquelles majeures.

La radiographie fait le diagnostic. En l'absence de déplacement, le diagnostic peut être difficile. Il pourra être apporté par des clichés de ¾ , voire des clichés en position forcée sous analgésie. Un bilan iconographique complémentaire pourra être réalisé en urgence différée pour préciser certains types de fracture avant leur prise en charge thérapeutique. La TDM a l'avantage de donner une excellente définition des lésions osseuses. L'IRM a l'avantage de faire le bilan des lésions ligamentaires éventuellement associées.

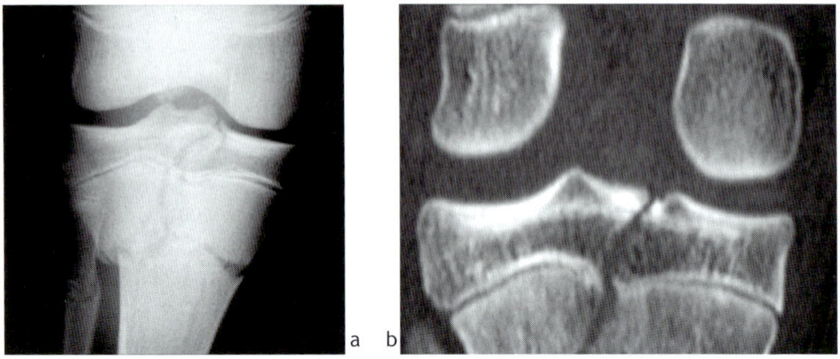

Fig (a,b) : Fracture de type Salter 4 du tibia proximal associée à une fracture métaphysaire. La section du cartilage de croissance est très visible sur la TDM avec un risque majeur d'épiphysiodèse.

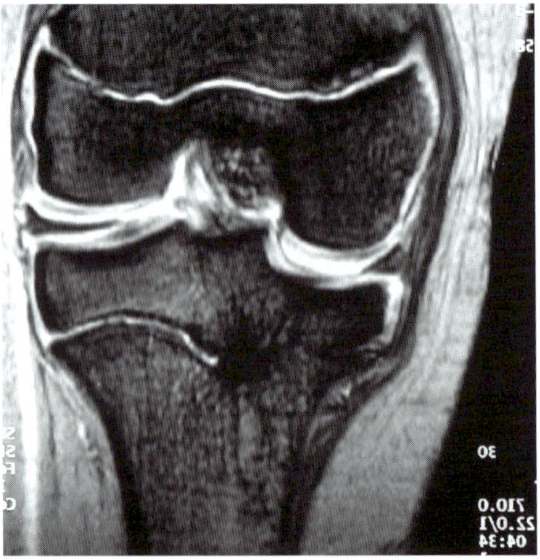

Fig : Epiphysiodèse partielle du cartilage de croissance tibial proximal dans les suites d'une fracture de type Salter 4.

Une attention toute particulière doit être portée aux fractures associées de l'extrémité inférieure du fémur et supérieure du tibia réalisant un tableau de « genou flottant » avec un risque de lésion vasculaire et nerveuse important.

3.TRAITEMENT

Les fractures non déplacées sont traitées par immobilisation fémoro-pédieuse pour 6 semaines. Une surveillance en hospitalisation pendant environ 48 heures est recommandée
Les décollements Salter I ou II déplacés sont dans la mesure du possible réduits orthopédiquement. L'immobilisation plâtrée est parfois insuffisante pour maintenir la réduction, la stabilisation est alors chirurgicale.
Les fractures-décollement Salter III ou IV sont le plus souvent d'indications chirurgicales.
Une volumineuse hémarthrose douloureuse sous tension peut nécessiter une évacuation.
En cas de lésion vasculaire, une ostéosynthèse stable est indispensable en association ave le temps de réparation vasculaire.

4. POINTS PARTICULIERS CONCERNANT LA PRISE EN CHARGE AUX URGENCES

- Lutter contre la douleur,
- Immobiliser par attelle fémoro-pédieuse,
- Hospitaliser l'enfant calmé, immobilisé et perfusé,
- Consigner par écrit l'examen neurovasculaire périphérique et programmer une surveillance de l'état neurovasculaire (risque de syndrome de loge).

En cas de suspicion d'atteinte vasculaire, la prise en charge chirurgicale doit se faire en urgence dans une structure chirurgicale apte à réaliser une réparation vasculaire. En cas de persistance de signes d'ischémie après réduction, l'exploration vasculaire s'impose.

5. POINTS PARTICULIERS CONCERNANT L'INFORMATION AUX FAMILLES

Informer la famille en cas de déficit neurovasculaire avant toute prise en charge thérapeutique.

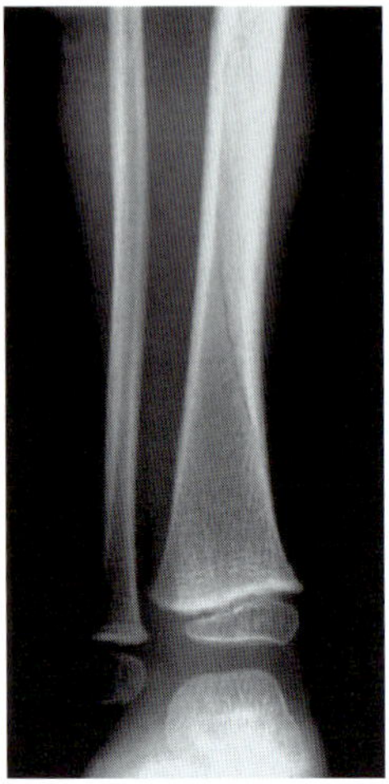

Fig : Fracture sous périostée de la diaphyse tibiale (fracture en cheveu).

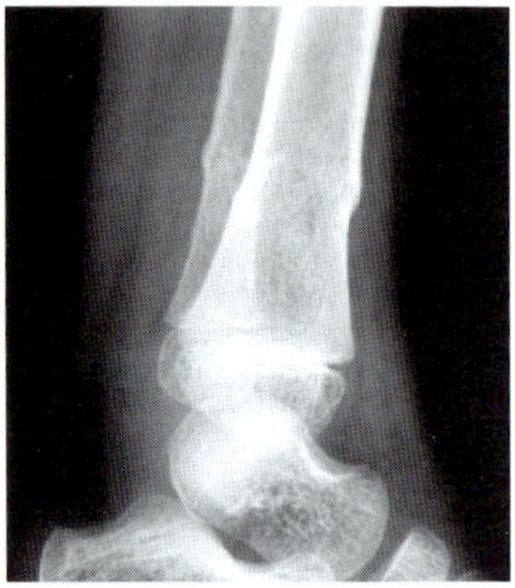

Fig : Fracture en motte de beurre du tibia et de la fibula.

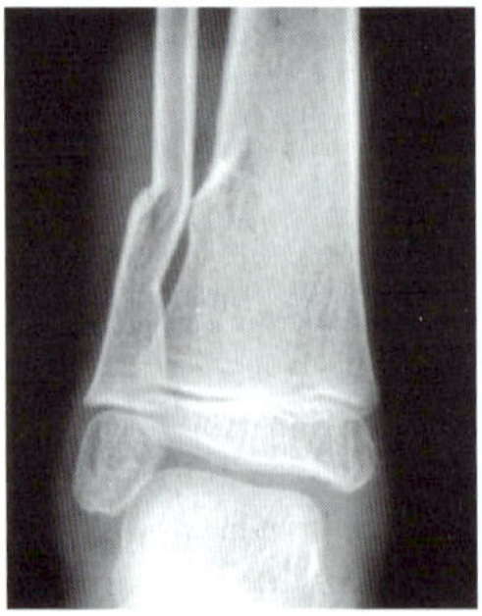

Fig : Fracture en bois vert.

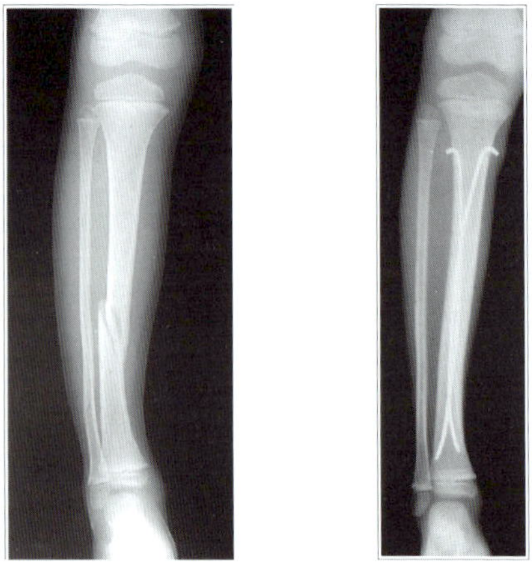

Fig : Fracture de la diaphyse tibiale. La réduction plâtrée laissait persister un défaut d'axe. Il a été choisi un traitement par enclouage centro-médullaire élastique stable.

FRACTURES DE JAMBE

1. EPIDEMIOLOGIE, CLASSIFICATION

La jambe est une localisation fréquente des fractures de l'enfant. Ces fractures prédominent chez le garçon. Leur prévalence est en augmentation, en rapport avec l'augmentation des traumatismes sportifs. Dans 70% des cas, seul le tibia est fracturé.
Les fractures sous-périostées (ou fractures « en cheveu ») sont des fractures non déplacées particulières au petit enfant.
Le tibia représente la deuxième localisation des fractures révélatrices de maltraitance.

2. DIAGNOSTIC

L'impotence fonctionnelle douloureuse domine le tableau. Il faut s'assurer de l'absence de lésion cutanée et de déficit vasculo-nerveux.
Les radiographies du tibia de face et de profil suffisent au diagnostic.
Chez le nourrisson et le jeune enfant le diagnostic est parfois plus difficile. Une boiterie, un refus d'appui sont souvent les seuls signes cliniques. La fracture en cheveu peut être difficilement visible sur les clichés initiaux et le diagnostic est souvent posé à distance vers le 10ème jour.

3. TRAITEMENT

Le traitement dépend du déplacement de la fracture ainsi que de la présence ou non de complications.

3-1 Fractures non déplacées sans complication

Une immobilisation par une gouttière plâtrée postérieure fémoro-pédieuse sera réalisée pour une durée variable de 4 à 12 semaines en fonction de l'âge de l'enfant et du type de fracture. Le genou sera immobilisé avec une flexion d'environ 20°. Pour les fractures sous-périostées du petit enfant, le genou sera mis en flexion à 90° pour empêcher l'enfant de prendre appui sur son plâtre. Si les phénomènes douloureux sont importants, l'enfant sera systématiquement hospitalisé en surélevant le membre inférieur. Si les phénomènes douloureux sont peu importants, l'hospitalisation ne sera pas nécessaire, mais l'enfant devra être revu en consultation de chirurgie à 1 semaine avec des radiographies du tibia en totalité de face et de profil sous plâtre.

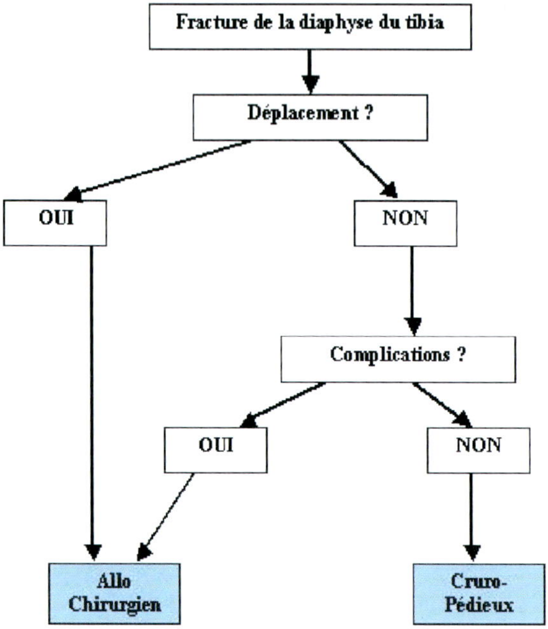

Conduite à tenir aux urgences pour une fracture de la diaphyse du tibia en fonction du déplacement de la fracture
et en fonction de l'existence d'éventuelles complications.

3-2 Fractures déplacées sans complication

L'immobilisation plâtrée fémoro-pédieuse sera mise en place sous anesthésie générale au bloc opératoire après avoir réalisé une réduction de la fracture.

3-3 Fractures avec complications

En cas de fracture ouverte, le risque infectieux est similaire à celui de l'adulte. Les mêmes règles de parage en urgence, d'antibiothérapie et d'ostéosynthèse prudente doivent être appliquées. Le traitement sera le plus souvent chirurgical soit par embrochage centro-médullaire élastique stable, soit par fixateur externe.

Toute réduction d'une fracture du tibia doit être réalisée sous anesthésie générale au bloc opératoire.

4. POINTS PARTICULIERS CONCERNANT LA PRISE EN CHARGE AUX URGENCES

- Assurer une sédation des douleurs par un antalgique de palier 2,
- Assurer la contention du membre inférieur,
- Bien faire préciser par la famille les circonstances de la fracture, surtout si l'enfant à moins de 2 ans,
- Consigner l'examen cutané, neurologique et vasculaire sur le protocole d'urgence,
- Rechercher l'existence de signes précurseurs d'un syndrome de loge :
    1. Augmentation inhabituelle des phénomènes douloureux,
    2. Paresthésies des extrémités,
    3. Tension des loges musculaires,
    4. Douleur inhabituelle à l'extension des orteils,
    5. Déficit des releveurs des orteils.
- Appeler le chirurgien de garde en cas de déplacement même peu important et en cas de complications afin qu'il décide de la thérapeutique à mettre en place,
- Hospitaliser l'enfant dans tous les cas sauf en cas de fracture non déplacée sans complication et peu douloureuse.

5.POINTS PARTICULIERS CONCERNANT L'INFORMATION AUX FAMILLES

- Donner à la famille les conseils de surveillance de l'immobilisation plâtrée si l'enfant est autorisé à regagner son domicile. En cas de douleurs de plus en plus importantes sous plâtre, de paresthésies ou de froideur des extrémités, la famille doit ramener l'enfant en urgence.
- Tout déficit ou suspicion de déficit vasculaire ou nerveux doit être annoncé à la famille avant la prise en charge thérapeutique.
- Bien informer la famille qu'un déplacement secondaire sous plâtre est toujours possible justifiant ainsi d'une surveillance rapprochée en milieu chirurgical.

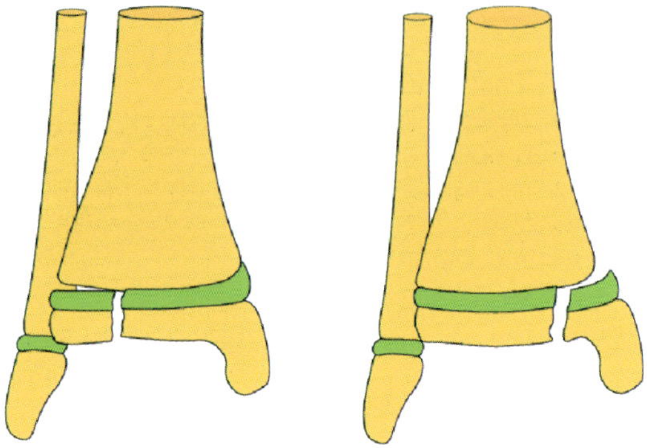

Fig : Fracture Salter 3 du tibia distal.

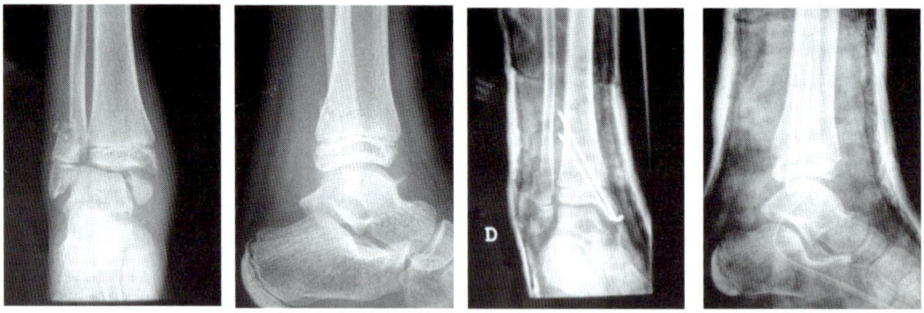

Fig : Traitement chirurgical d'une fracture de la malléole interne.

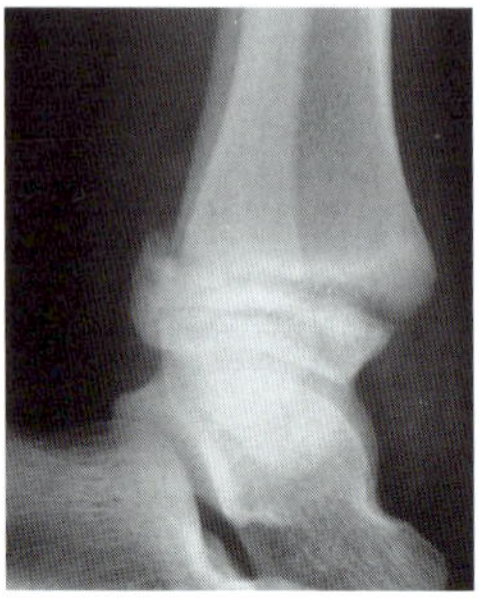

Fig : Fracture décollement épiphysaire de type Salter 1.

FRACTURES DU TIBIA DISTAL

1. EPIDEMIOLOGIE, CLASSIFICATION

Ces lésions intéressent préférentiellement le garçon, après 11 ans. Elles surviennent le plus souvent dans les suites d'un traumatisme sportif. La classification la plus utilisée est celle de Salter et Harris *(cf annexe « Classification de Salter et Harris »).*

2. DIAGNOSTIC

L'impotence fonctionnelle douloureuse domine en général le tableau. Il faut rechercher des signes de complications cutanées, vasculaires et nerveuses et consigner les résultats de l'examen clinique sur le protocole d'urgence.
Un bilan radiographique standard de face et de profil permet de poser le diagnostic

3. TRAITEMENT

En général, les fractures-décollements épiphysaires de type Salter I et II sont de traitement orthopédique. Elles peuvent nécessiter une réduction sous anesthésie générale en cas de déplacement. L'ostéosynthèse ne sera indiquée qu'en cas d'instabilité de la réduction ou en cas d'irréductibilité. L'immobilisation se fera par une attelle plâtrée cruro-pédieuse pour une durée d'environ 6 semaines.
Les fractures-décollement épiphysaires de type Salter III ou IV seront en général de traitement chirurgical car il s'agit de fractures articulaires. Il existe à la fois un risque de d'incongruence articulaire anatomique, mais également d'épiphysiodèse du cartilage de croissance avec l'installation progressive d'un défaut d'axe. Parfois, un scanner de la cheville sera utile afin d'analyser plus précisément le trait de fracture.

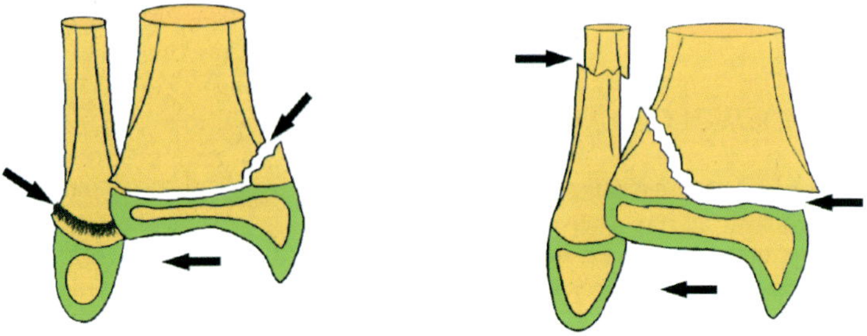

Fig : Fracture de type Salter 2.

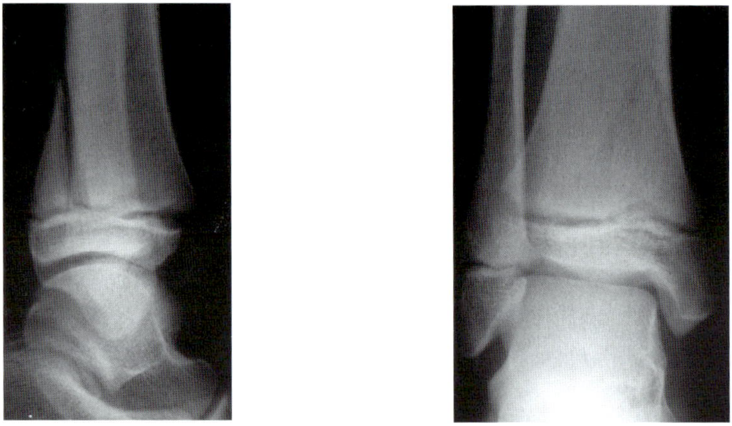

Fig : Fracture de type Salter 2.

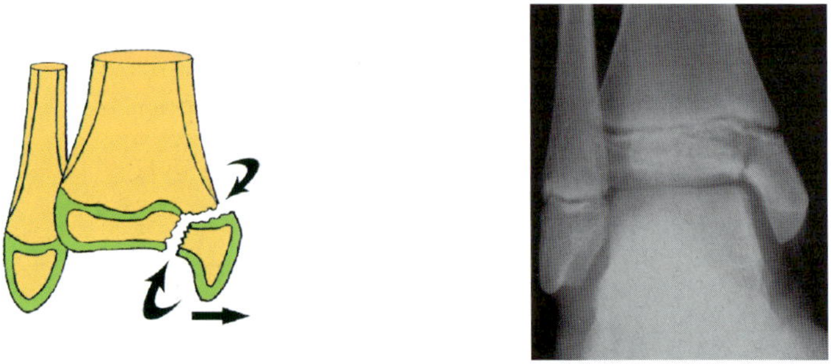

Fig : Fracture de type Salter 3.

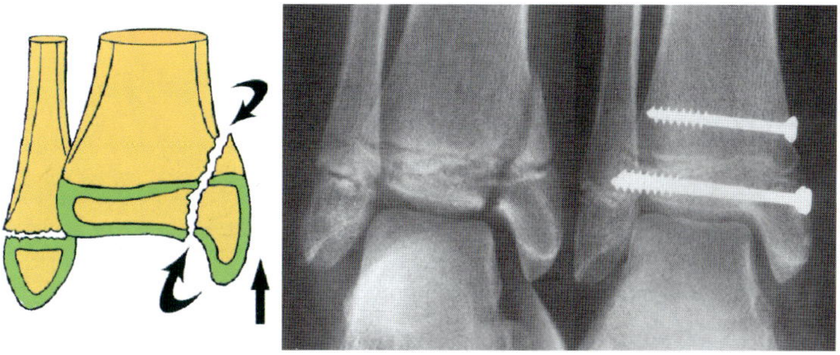

Fig : Fracture de type Salter 4.

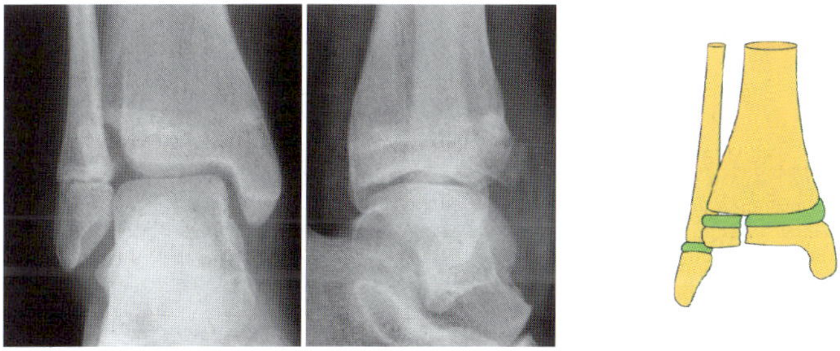

Fig : Fracture de type Salter 3 visible sur le cliché de base.

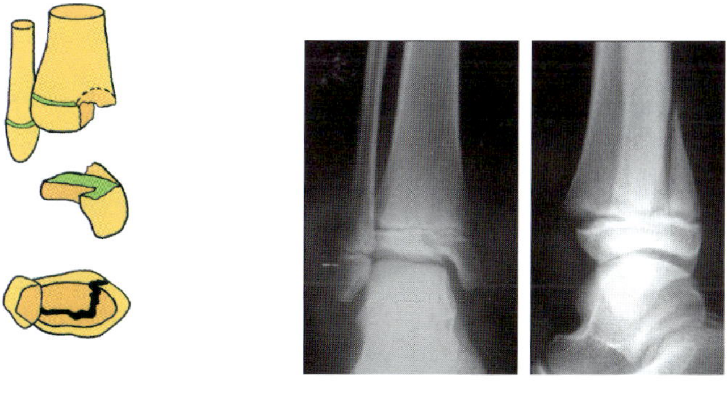

Fig : Fracture triplane associant plusieurs traits de fracture traversant le cartilage de croissance. L'association de deux traits de fracture différents sur les deux incidences radiologiques signe la fracture triplane.

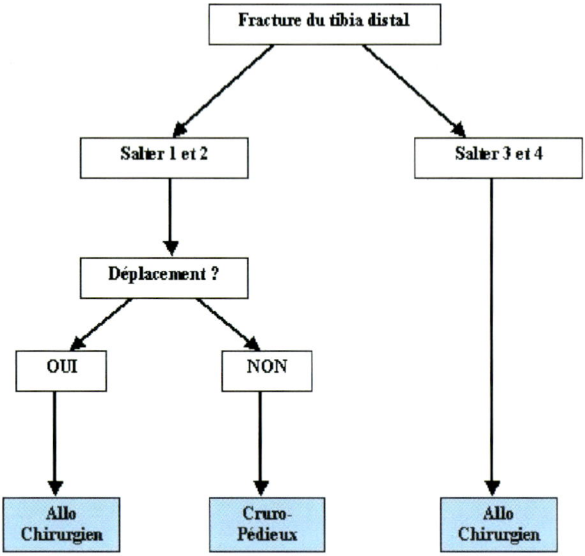

Fracture décollement épiphysaire du tibia distal : orientation thérapeutique en fonction du type de fracture.

4. POINTS PARTICULIERS CONCERNANT LA PRISE EN CHARGE AUX URGENCES

- Hospitaliser systématiquement l'enfant perfusé, calmé, et jambe surélevée.
- L'hospitalisation est conseillée, même dans les formes peu déplacées, car la cheville va augmenter de volume de façon importante et devenir hyperalgique dans les heures qui suivent.
- Assurer une sédation des douleurs par un antalgique de palier 2.
- Assurer une contention efficace du membre inférieur.
- Consigner l'examen cutané, neurologique et vasculaire sur le protocole d'urgence.
- Avertir le chirurgien de garde qui décidera de la conduite à tenir.

5. POINTS PARTICULIERS CONCERNANT L'INFORMATION AUX FAMILLES

- Tout déficit ou suspicion de déficit vasculaire ou nerveux doit être annoncé à la famille avant la prise en charge thérapeutique.
- Un déplacement secondaire sous plâtre est toujours possible justifiant ainsi d'une surveillance en milieu chirurgical.
- Etre réservé en cas de lésions cutanées de type « contusion appuyée », qui peuvent évoluer vers une nécrose cutanée secondaire.

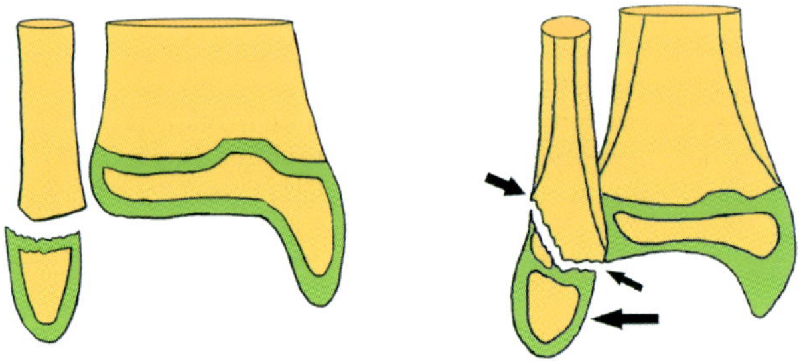

Fig : Décollements épiphysairses non déplacés ou peu déplacés, principaux diagnostics différentiels de l'entorse de l'enfant.

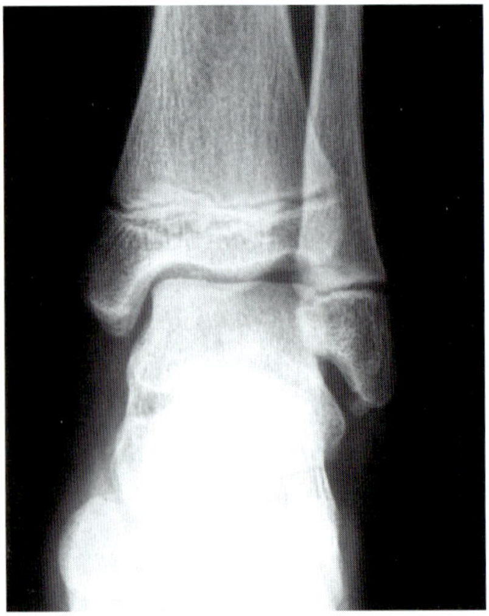

Fig : Entorse de la cheville avec ossification sous malléolaire externe qui n'est pas un arrachement parcellaire de la malléole fibulaire.

ENTORSES DE LA CHEVILLE

1. EPIDEMIOLOGIE, CLASSIFICATION

Les entorses de la cheville sont très fréquentes chez l'enfant.
Malgré cette fréquence, l'évaluation des entorses de l'enfant est difficile en urgence.
Ceci explique que le traitement ne soit actuellement pas consensuel et varie beaucoup selon les équipes

2. DIAGNOSTIC

L'examen clinique recherche des points douloureux électifs.
La recherche d'une laxité articulaire de la cheville n'a pas sa place dans le contexte de l'urgence compte tenu des phénomènes douloureux et de sa faible implication thérapeutique.

S'il existe une douleur isolée de la malléole latérale ou des régions pré, sous ou rétro-malléolaire latérale avec ou sans œdème, il n'y a pas d'indication à prescrire des radiographies. Dans tous les autres cas, des radiographies de face et de profil de la cheville seront demandées systématiquement, associées à une radiographie du pied de face en cas de douleurs à la palpation de la base du 5ème métatarsien. L'absence de fracture n'élimine pas formellement une lésion osseuse. Un décollement épiphysaire de la fibula distale est toujours possible.

3.TRAITEMENT

- La contention de type strapping a essentiellement une valeur antalgique. Elle ne constitue pas une contention efficace.
- La place des attelles fonctionnelles est elle aussi difficile à établir chez l'enfant. Il y a peu d'attelles adaptées aux petites tailles. Les enfants sont moins soumis que les adultes aux complications de type raideur, risque thrombo-embolique, algoneuro-dystrophie. Leur utilisation en urgence pose encore des problèmes d'indication et de logistique.
- Pour certains auteurs, l'immobilisation plâtrée ou une résine de marche systématique de 3 semaines est la règle. Certains recommandent une immobilisation jusqu'à 6 semaines en cas d'instabilité manifeste en tiroir antérieur.
- Pour d'autres, si le patient parvient à effectuer 4 pas sans aucune aide, il n'y a pas de nécessité à mettre en place une immobilisation plâtrée. Le traitement sera symptomatique associant repos, glace et antalgiques pendant 3 à 5 jours.

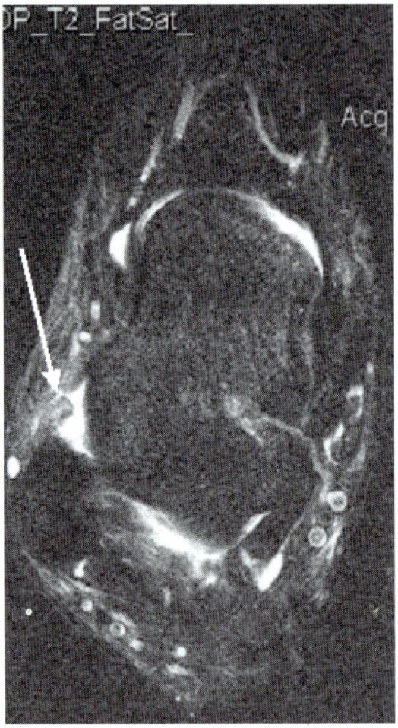

Fig : IRM avec rupture du ligament talo-fibulaire antérieur à la suite d'une entorse de la cheville.

- Une option intéressante semble être la mise en place d'une botte plâtrée ou d'une attelle durant une semaine en association avec des antalgiques. Il faut alors convoquer le patient en consultation chirurgicale sans radiographie à 1 semaine pour un nouveau bilan clinique. L'examen à 7 jours semble plus contributif au diagnostic des formes graves.
- Dans le cas particulier du grand adolescent, certains cas d'entorse grave peuvent faire discuter une réparation chirurgicale.

4. POINTS PARTICULIERS CONCERNANT LA PRISE EN CHARGE AUX URGENCES

- Assurer une sédation des douleurs par des antalgiques de niveau 1,
- Assurer la contention de la cheville pour une durée minimum de 7 jours afin d'assurer une immobilisation antalgique.

5. POINTS PARTICULIERS CONCERNANT L'INFORMATION AUX FAMILLES

- Donner à la famille les conseils de surveillance de l'immobilisation. En cas de douleurs de plus en plus importantes sous plâtre, de paresthésies ou de froideur des extrémités, la famille doit ramener l'enfant en urgence.
- Ne pas laisser s'installer un syndrome douloureux sous plâtre, générateur d'algodystrophie.

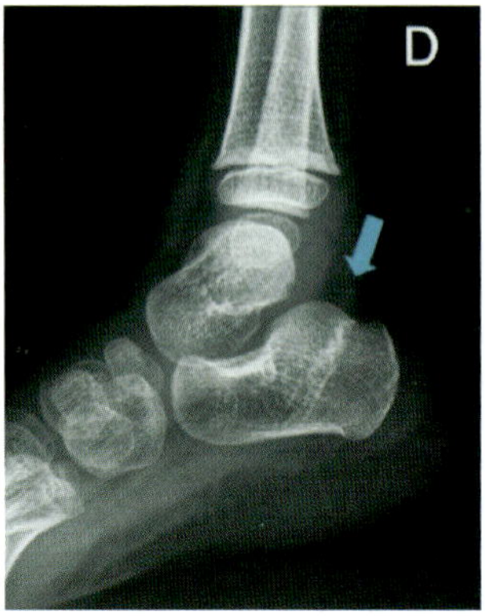

Fig : Fracture du calcaneus chez un enfant de 3 ans.

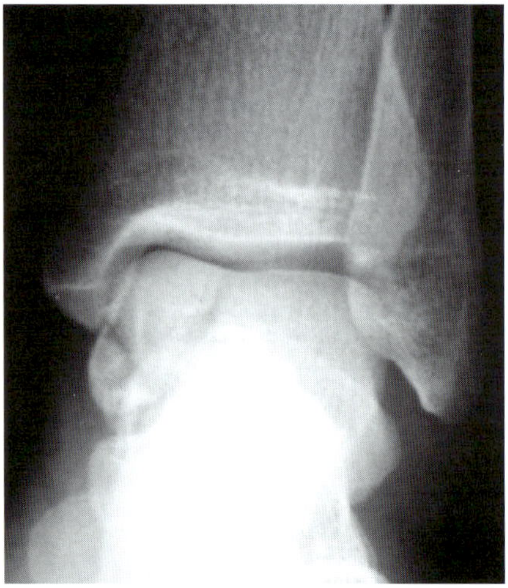

Fig : Fracture parcellaire du talus chez un adolescent de 15 ans.

FRACTURES DU TARSE

1. EPIDEMIOLOGIE, CLASSIFICATION

Ce sont des fractures rares survenant le plus souvent dans les suites d'un traumatisme direct à haute énergie.
Les fractures du calcanéum peuvent être secondaires à une chute d'un lieu élevé. Il faudra alors s'attacher à rechercher une lésion du rachis lombaire associée.

2. DIAGNOSTIC

La douleur, l'impotence fonctionnelle, l'œdème de l'arrière pied sont variables.
Le diagnostic repose sur la radiographie du pied de face de profil et de ¾. Une incidence tibiale dorso-plantaire est utile dans la recherche d'une fracture du calcanéum.
Une imagerie complémentaire (scanner, IRM) pourra être décidée dans un deuxième temps après concertation entre chirurgien et radiologue.
La recherche de complications cutanée, vasculo-nerveuse est systématique.

3. TRAITEMENT

Les fractures non déplacées seront traitées orthopédiquement par une botte plâtrée. Les fractures déplacées seront traitées chirurgicalement. Le geste chirurgical peut être différé en fonction de l'état cutané et de l'importance de l'œdème.

4. POINTS PARTICULIERS CONCERNANT LA PRISE EN CHARGE AUX URGENCES

- Rechercher des lésions associées dans un contexte de traumatisme à haute énergie, en particulier du rachis lombaire,
- Lutter contre la douleur,
- Consigner l'examen cutané, vasculaire et nerveux sur le protocole d'urgence,
- Immobiliser le membre dans une attelle suro-pédieuse, si l'état local le permet,
- Hospitaliser systématiquement l'enfant, perfusé, calmé avec le membre inférieur surélevé,
- Appeler le chirurgien de garde qui décidera de la conduite à tenir.

5. POINTS PARTICULIERS CONCERNANT L'INFORMATION AUX FAMILLES

Il est habituel d'observer dans ce type de fracture un œdème très important du pied dans les premières semaines.

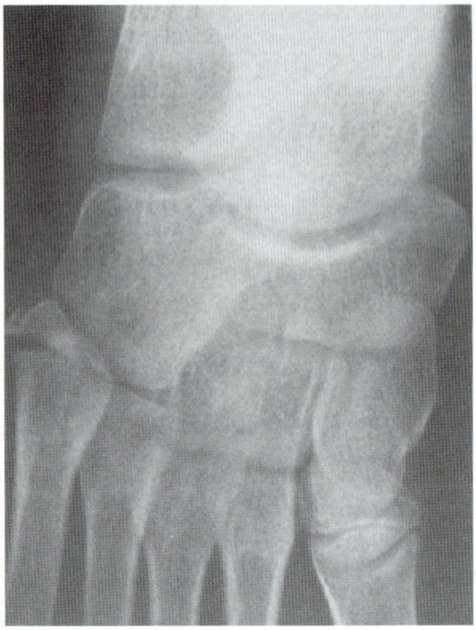

Fig : Fracture de la base du 5ème métatarsien.

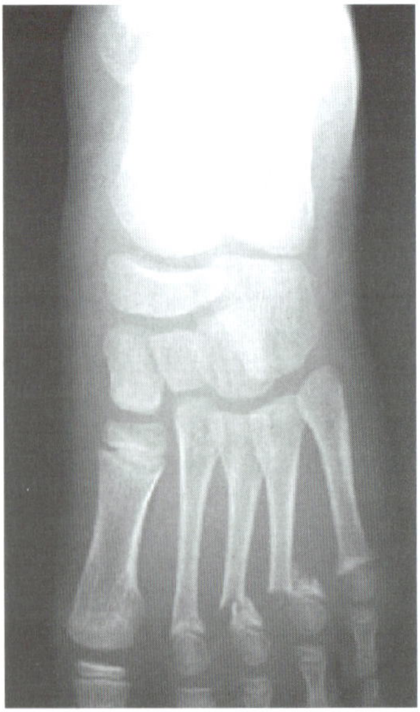

Fig : Fracture du col des 3ème et 4ème métatarsiens.

FRACTURES DES METATARSES ET DES ORTEILS

1. EPIDEMIOLOGIE, CLASSIFICATION

Les fractures des métatarsiens et des orteils sont fréquentes. La base du cinquième métatarsien est la plus souvent touchée. Il s'agit essentiellement d'un arrachement apophysaire par le tendon du muscle court fibulaire.

2. DIAGNOSTIC

La douleur, l'hématome sont les principaux signes cliniques.
Les lésions associées sont à rechercher notamment les lésions cutanées.
La radiographie suffit en général au diagnostic.

3. TRAITEMENT

Le traitement est le plus souvent orthopédique par immobilisation suro-pédieuse. Les fractures des orteils sont immobilisées par syndactylie. Le patient sera alors reconvoqué en consultation de chirurgie à 1 semaine avec des radiographies hors plâtre.
Les fractures déplacées peuvent nécessiter un traitement chirurgical.

4. POINTS PARTICULIERS CONCERNANT LA PRISE EN CHARGE AUX URGENCES

- Lutter contre la douleur,
- Immobiliser dans une attelle suro-pédieuse,
- Consigner l'examen cutané, vasculaire et nerveux sur le protocole d'urgence,
- Les fractures compliquées notamment par des délabrements cutanés doivent être prises en charge en urgence dans des structures à même de gérer les problèmes de recouvrement cutané.

5. POINTS PARTICULIERS CONCERNANT L'INFORMATION AUX FAMILLES

- Donner à la famille les conseils de surveillance de l'immobilisation plâtrée. En cas de douleurs de plus en plus importantes sous plâtre, de paresthésies ou de froideur des extrémités, la famille doit ramener l'enfant en urgence.

TRAUMATISMES DU RACHIS

Traumatismes du rachis cervical

Traumatismes du rachis thoraco-lombaire

TRAUMATISMES DU RACHIS CERVICAL

1. EPIDÉMIOLOGIE - CLASSIFICATION

Les traumatismes du rachis cervical sont rares chez l'enfant. La plupart des fractures du rachis cervical de l'enfant surviennent au niveau du rachis cervical supérieur alors que cela est l'inverse chez l'adulte. Ceci est du à l'hyper-mobilité du rachis cervical, mais également à la masse relative de la tête reposant sur un rachis cervical court.

- De la naissance à 1 an, il s'agit de traumatismes obstétricaux et de maltraitances siégeant en général entre l'occiput et C2.
- De 1 à 6 ans, les chutes et les accidents de la circulation sont les principales causes.
- Après 6 ans, les traumatismes sont causés par des sports à risques (2 roues, plongeons), des accidents de la voie publique et des chutes.

2. EXAMEN RADIOGRAPHIQUE DU RACHIS CERVICAL TRAUMATIQUE

Une des principales difficultés en matière de traumatisme du rachis cervical réside dans l'interprétation de l'imagerie.
Des radiographies doivent être pratiquées, quand il y a une forte suspicion de traumatisme du rachis cervical, mais à bon escient.

2-1 Indications, technique

Les indications formelles de radiographies du rachis cervical sont :
- une douleur du rachis cervical,
- un traumatisme crânien ou facial secondaire à un accident de véhicule à moteur,
- Un sujet inconscient ou sédaté suite à un polytraumatisme.

Ces critères permettent de diminuer la fréquence des clichés inutiles du rachis cervical.

Les clichés recommandés sont :
- un cliché de face,
- un cliché de profil qui inclut tout le rachis cervical y compris C7-T1,
- un cliché bouche ouverte s'il est techniquement réalisable.

Des clichés dynamiques volontaires en flexion et extension peuvent aider à identifier le traumatisme. Ils seront demandés après étude soigneuse des

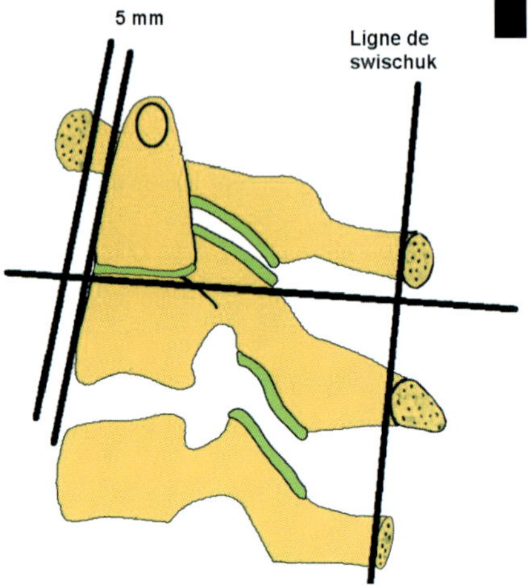

Fig : L'écart entre arc antérieur de C1 et odontoïde doit être inférieur à 5 mm.
La tangente aux arc antérieurs de C1 et C3 doit être tangente àC2 (ligne de Swischuk).
La tangente au cartilage de croissance de l'odontoïde doit passer
par les articulaires supérieures de C2.

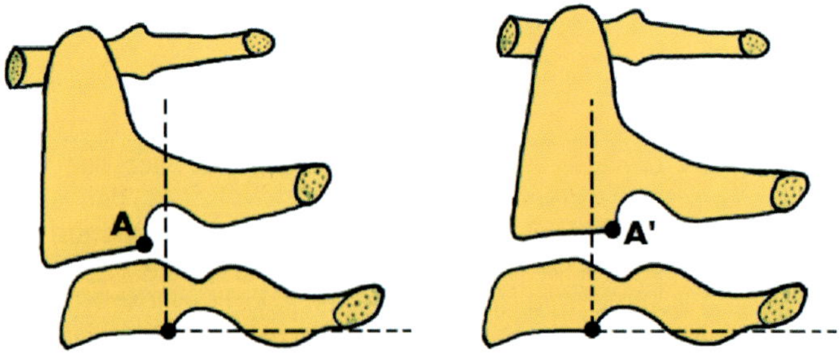

Fig : Pseudo-laxité physiologique C2-C3 en flexion.
L'amplitude globale de C2 par rapport à C3 doit être inférieure à 4 mm
(méthode de Catell et Filtzer).

clichés standard. Ils ne peuvent être réalisés que sous certaines conditions précises :

< Absence de lésions osseuses visibles sur les clichés statiques,
< Enfant calmé et capable de coopérer,
< A distance du traumatisme lorsque la contracture est levée.

2-2 Principaux repères radiographiques indispensables à connaître en traumatologie

La difficulté de lecture des radiographies dans un contexte post-traumatique récent est liée à 3 raisons :

< Le rachis est en croissance avec de nombreux points d'ossification à connaître surtout en C1-C2,
< Il existe chez l'enfant une laxité physiologique d'interprétation difficile surtout en C2-C3,
< Les clichés initiaux sont presque toujours techniquement imparfaits du fait de la contracture douloureuse initiale.

Il existe de nombreuses références d'ouvrage d'imagerie vertébrale de l'enfant. Cependant en pratique les éléments indispensables à connaître sont les suivants :

< L'écart entre arc antérieur de C1 et odontoïde est physiologique jusqu'à une valeur de 5 mm,

< Il existe un cartilage de croissance à la base de l'odontoïde qui peu faire évoquer une fracture. Celui-ci se ferme entre 3 et 7 ans,

< L'apex de l'odontoïde possède un point d'ossification qui apparaît entre 2 et 7 ans, puis fusionne entre 7 et 10 ans,

< La ligne tangente aux bords antérieurs des arcs postérieurs de C1 et C3 doit être tangente à l'arc postérieur de C2 (ligne de Swischuk). Elle est anormale en cas de fracture des pédicules de C2,

< A partir de C3, les espaces inter épineux doivent être similaires, tout écart important et isolé sur un étage est suspect,

< L'aspect triangulaire des corps vertébraux cervicaux est physiologique s'il reste harmonieux par rapport aux étages sus et sous jacents,

< Il existe souvent une pseudo laxité en flexion C2-C3 physiologique,

< L'existence d'un hématome rétro pharyngé est un bon signe indirect de lésion vertébrale.

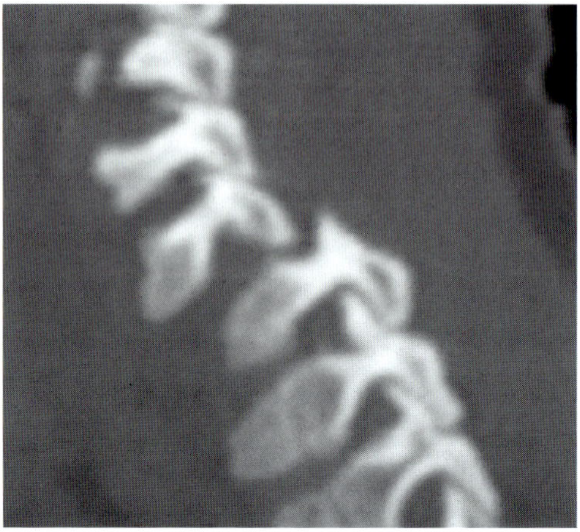

Fig : Le scanner, avec des temps d'acquisition très courts, permet une étude intéressante des lésions osseuses notamment des rapports articulaires lors des reconstructions sagittales. Dans ce cas, une luxation C6-C7.

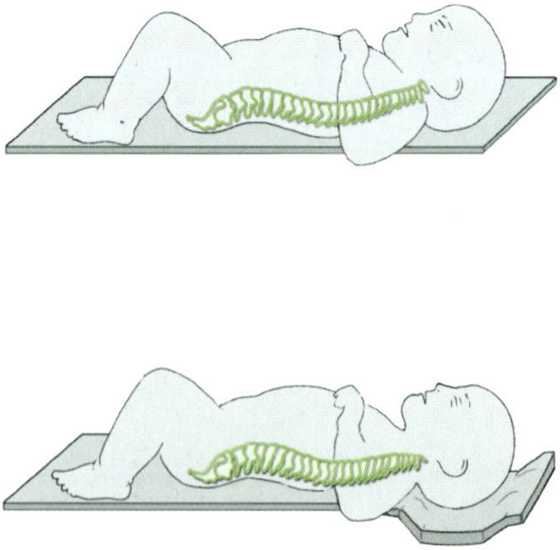

Fig : Technique d'immobilisation du rachis chez l'enfant de moins de 6 ans. Le volume de la tête est plus important par rapport au tronc que chez l'adulte. Le rachis cervical doit être placé en lordose au moyen d'un billot ou d'un plan dur adapté.

3. INDICATION DES AUTRES EXAMENS :

Le scanner et l'IRM sont indiqués dès qu'une anomalie est constatée sur les radiographies standard. Le scanner se justifie dans les suspicions de fractures luxations de facettes articulaires. L'IRM est préférable pour étudier les tissus mous, notamment les lésions du ligament postérieur, la qualité des disques adjacents à la lésion, le fourreau dural et son contenu.

4. LA PRESENTATION CLINIQUE SE FAIT DANS TROIS CIRCONSTANCES

< Traumatisme à haute énergie sur enfant inconscient,
< Traumatisme à haute énergie sur enfant conscient,
< Torticolis aigu post traumatique de l'enfant.

Le contexte à la réception de l'urgence est bien entendu différent dans chacune de ces circonstances. Les pièges y sont cependant toujours présents et il convient d'envisager ces trois situations séparément.

4-1 Traumatisme à haute énergie sur enfant inconscient

Il y a un contexte de polytraumatisme. L'enfant est inconscient du fait d'un traumatisme crânio-cérébral ou se trouve sous sédation, du fait de l'importance des lésions associées.
Dans tous les cas, un traumatisme rachidien doit être évoqué systématiquement et certaines mesures particulières sont à prendre.

- Installation et transport.
Un enfant inconscient avec un traumatisme cervical instable présente un risque important de mobilisation avec déplacement du rachis cervical durant la réanimation. Il est préférable d'utiliser l'intubation naso trachéale plutôt qu'une voie classique d'intubation avec traction cervicale dans l'axe et laryngoscope standard. Chez l'adulte, la simple immobilisation sur un plan dur permet de maintenir le rachis cervical dans une position de lordose physiologique alors que chez le jeune enfant, cette posture du fait du volume relatif important du crâne maintient l'enfant dans une position de cyphose cervicale. Il est recommandé chez l'enfant de moins de 6 ans d'utiliser une technique qui relève le thorax de 2 à 4 cm et qui abaisse l'occiput.

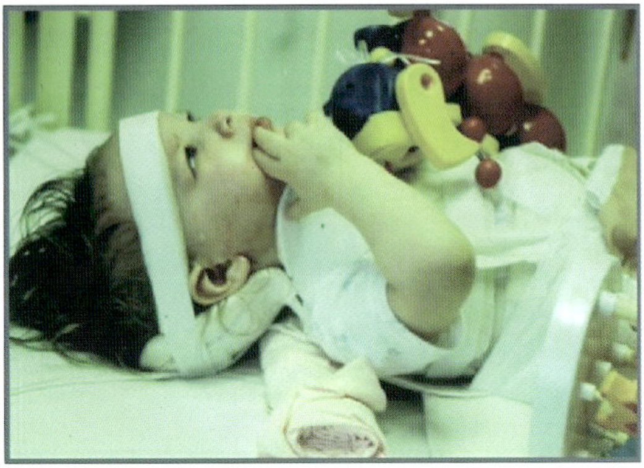

Fig : Immobilisation cervicale.

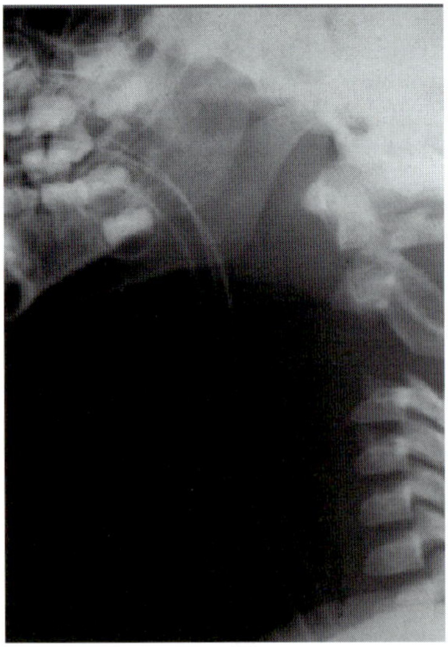

Fig : Mise en traction intempestive sur un enfant inconscient.

Toute immobilisation par traction cervicale est à proscrire chez l'enfant inconscient.

- Imagerie

Une imagerie standard est systématique dés lors qu'un enfant traumatisé est inconscient.
Un scanner et/ou une IRM sont indiqués, le rachis cervical doit être inclus à titre systématique dans l'examen.
Tout cliché dynamique est à proscrire chez l'enfant inconscient. Les clichés n'ont d'intérêt que lorsqu'il s'agit de clichés volontaires en période peu algique, donc en pratique à distance de la période initiale.
Le rachis est immobilisé en fonction de l'âge par un collier mousse ou un simple billot maintenant le rachis en extension.

Dans tous les cas, tout dispositif de mise en traction est interdit.

4-2 Traumatisme à haute énergie sur enfant conscient

L'enfant est conscient, il y a une plainte fonctionnelle sur le rachis cervical. Une immobilisation a été mise en place sur les lieux de l'accident. Dans tout les cas, une hospitalisation s'impose.

L'examen clinique local du rachis se fait à deux personnes, l'une maintient le rachis et l'autre effectue l'examen. Il faut cependant reconnaître que cet examen est sommaire et souvent peu contributif compte tenu de la contracture douloureuse.

C'est essentiellement l'examen neurologique et radiographique standard qui conditionnent la conduite à tenir immédiate.

- En cas de déficit neurologique, une IRM en urgence semble actuellement licite quelque soit l'aspect radiographique standard. En effet, une lésion médullaire sans anomalie osseuse radiographique peut exister chez l'enfant (SCIWORA : Spinal Cord Injury WithOut Radiologic Abnormality). De tels déficits peuvent s'étendre durant plusieurs heures avec un pronostic sombre et peu de possibilités thérapeutiques.

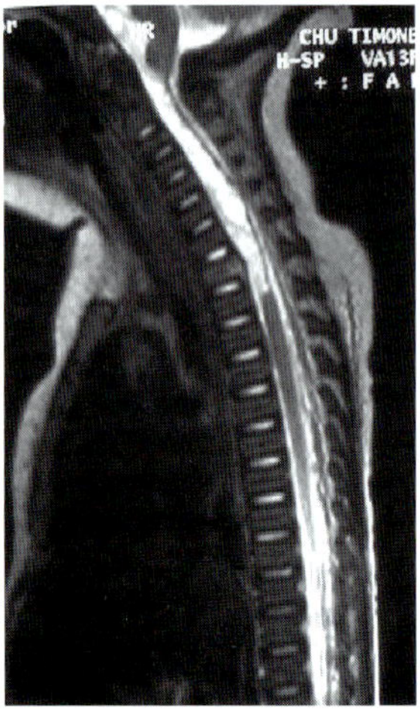

Fig : Lésion médullaire post traumatique sans lésion rachidienne (SCIWORA).

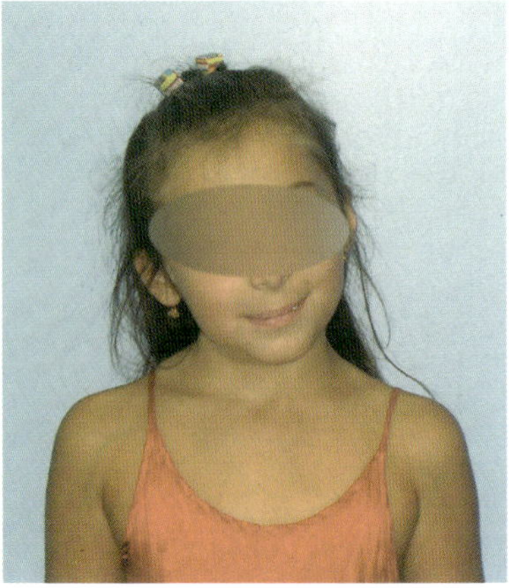

Fig : Aspect clinique d'un torticolis.

- En l'absence de déficit neurologique, un examen attentif des radiographies est indispensable à la recherche de signes directs ou indirects d'instabilité.
  - Toute suspicion d'instabilité impose un avis spécialisé. Si l'instabilité se confirme, une hospitalisation est indispensable. Le rachis est immobilisé par un collier cervical. Le bilan sera complété par une IRM.
  - En l'absence d'instabilité sur les clichés initiaux, il est important d'obtenir une sédation des douleurs afin de pouvoir compléter les investigations. Celles-ci comprennent au minimum de nouveaux clichés standards qui, chez un enfant calmé, permettront une meilleure qualité de clichés. Des clichés dynamiques volontaires peuvent être également effectués.

4-3 Torticolis post traumatique

L'enfant se présente dans une attitude de rachis bloqué douloureux dés lors que l'on tente une manœuvre de réduction douce.
Le bilan radiographique est d'interprétation extrêmement difficile compte tenu de l'attitude fixée du rachis. Seul le cliché bouche ouverte peut être intéressant en montrant des signes patents de luxation C1-C2 qui doivent faire indiquer une IRM complémentaire en urgence.

Dans cette circonstance, l'examen neurologique doit être très soigneux et il est indispensable de s'assurer de la réalité du traumatisme afin d'éviter toute confusion avec un torticolis d'autre origine.

Dans un second temps il est recommandé d'hospitaliser l'enfant jusqu'à obtention d'une analgésie suffisante pour effectuer des clichés standard et des clichés dynamiques. L'analgésie sera obtenue par immobilisation, traction cervicale douce, et antalgique de palier 1ou 2. L'existence de signes d'instabilité impose une exploration complémentaire par scanner ou par IRM.

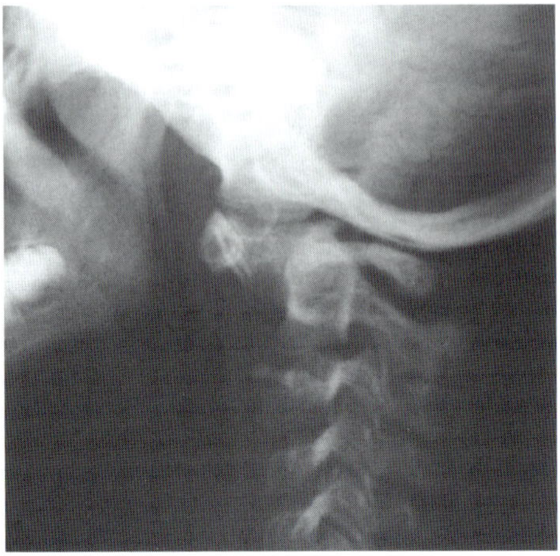

Fig : Rupture du ligament transverse. La ditance entre arc postérieur de CA et odontoïde est bien supérieurà 5mm.

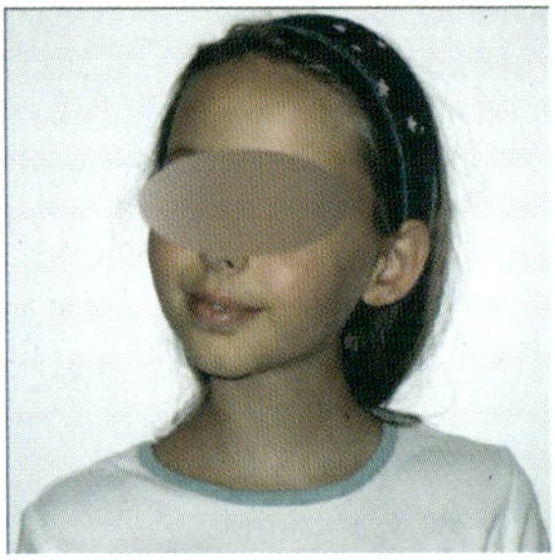

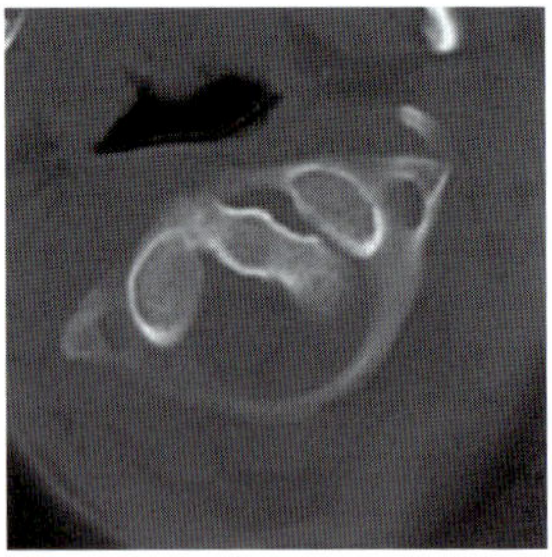

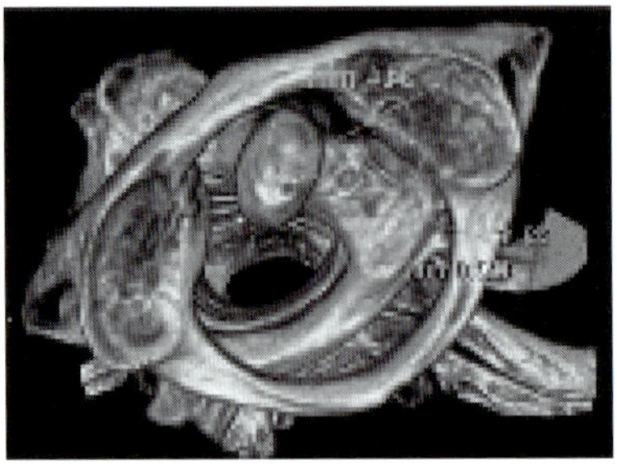

Fig : Luxation rotatoire C1-C2.

5. PRINCPALES LESIONS OBSERVEES

5-1 Traumatisme du rachis cervical supérieur

Les lésions occipito-atloïdiennes et les fractures de l'atlas sont rares, difficiles à identifier, en imagerie initiale, elles s'observent en fait sur les imageries complémentaires.

Trois lésions importantes peuvent survenir à l'étage C1-C2 : lésions ligamentaires, sub-luxations rotatoires C1-C2 et fractures de l'odontoïde.

- Lésions ligamentaires C1-C2:

Les lésions ligamentaires avec instabilité aiguë C1-C2 sont rares. Mais les instabilités chroniques sont fréquentes chez les enfants présentant des affections chroniques.

- Luxations rotatoires C1-C2 :

Les luxations rotatoires C1-C2 peuvent survenir après un traumatisme banal de faible importance.
Plusieurs types sont décrits allant de la forme partielle stable à la forme instable complète beaucoup plus rare.
Le tableau clinique est univoque avec un torticolis irréductible.
Les radiographies standard sont d'interprétation difficile compte tenu de la contracture vertébrale. Les clichés bouche ouverte peuvent être très contributifs en montrant le décalage de l'odontoïde et le pincement des interlignes articulaires C1 C2.
Dans les autres cas, c'est le scanner C1 C2 qui va démontrer la lésion de manière évidente en superposant les coupes transversales sur C1 etC2.

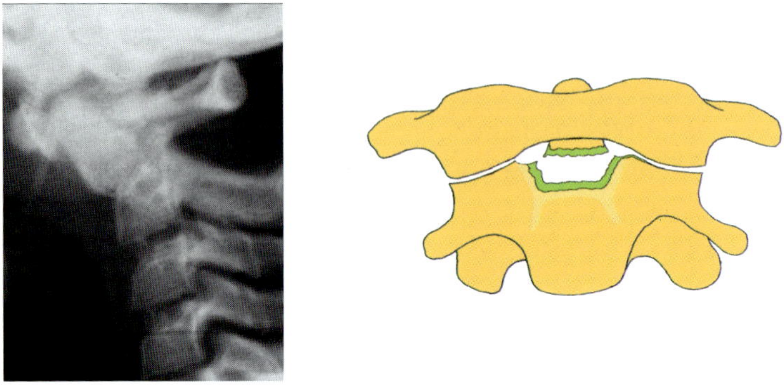

Fig : Fracture de l'odontoide dans la synchondrose.

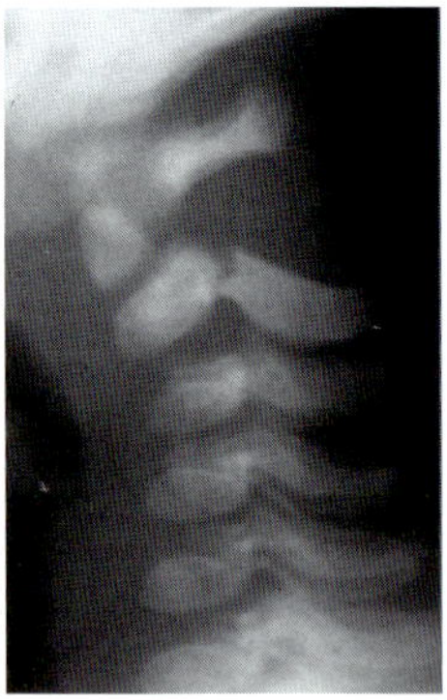

Fig : Fracture bipédiculaire de C2.

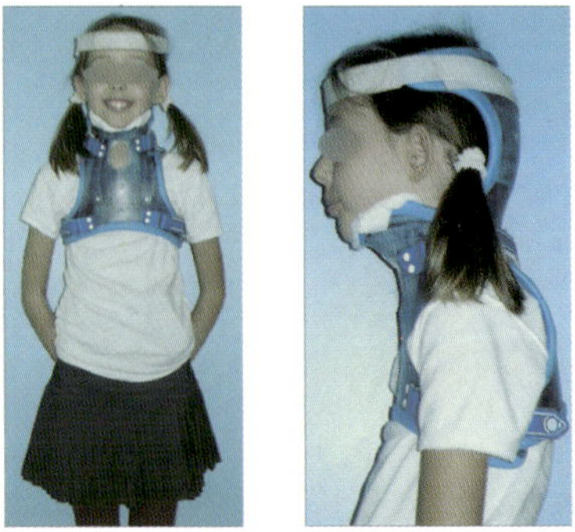

Fig : Dés qu'il existe une instabilité vertébrale vraie, il convient de substituer au simple collier cervical, une vraie minerve avec appuis occipital et frontal.

- Fractures de l'odontoïde :

Les fractures de l'odontoïde représentent 10 % de toutes les fractures et luxations du rachis cervical de l'enfant. Le traumatisme chez l'enfant se produit dans la synchondrose à la base de la dent et le déplacement est antérieur. Elle est décrite comme une épiphysiolyse de la dent. Le mécanisme du traumatisme est sévère avec une chute d'une hauteur importante ou accident de la voie publique. Les lésions neurologiques sont peu fréquentes, car le canal vertébral est large.
Le traitement est le plus souvent orthopédique avec une immobilisation par une simple minerve en extension. Il est rare qu'une chirurgie soit indiquée.

- Fractures du pédicule de C2 :

Le mécanisme est habituellement une extension et une surcharge dans l'axe. Elles sont souvent associées à un traumatisme crânien et facial.
Elles correspondent en fait à un décollement passant à travers le cartilage neuro central.
Chez le petit enfant, une maltraitance est à évoquer.
Le traitement est orthopédique avec une immobilisation par minerve.

5-2 Traumatismes du rachis cervical inférieur

Les fractures-luxations et entorses du rachis cervical inférieur sont rares chez le jeune enfant. Au delà de 8 ans, la fréquence est la même que chez l'adulte.

Sur le cliché de profil, on vérifiera :

Les critères d'instabilités sont identiques à ceux observés chez l'adulte
< alignement du mur vertébral postérieur interrompu en tenant compte de la grande laxité de l'enfant surtout en C2-C3,
< augmentation de l'espace inter-épineux comparé aux étages sus et sous jacents,
< découverture des processus articulaires,
< hématome rétro-pharyngé.

Deux groupes de lésions peuvent être observés :
< fractures et luxations du rachis cervical,

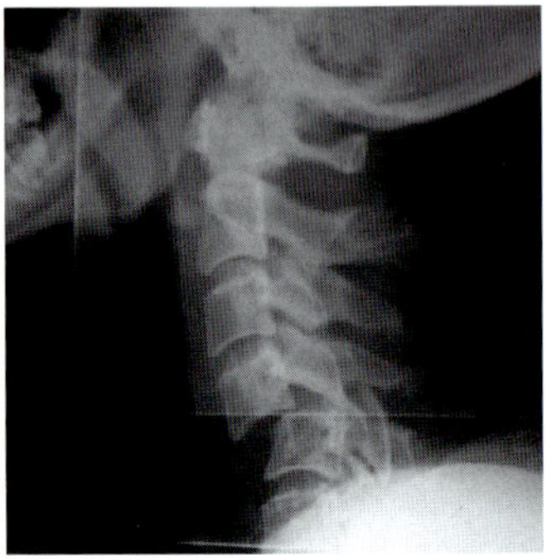

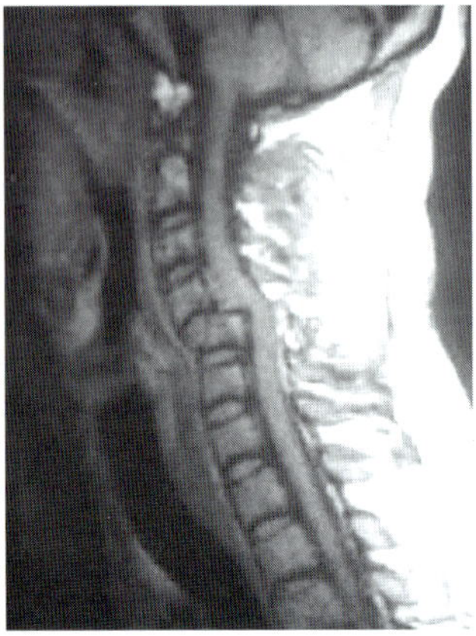

Fig : Luxation C4-C5.

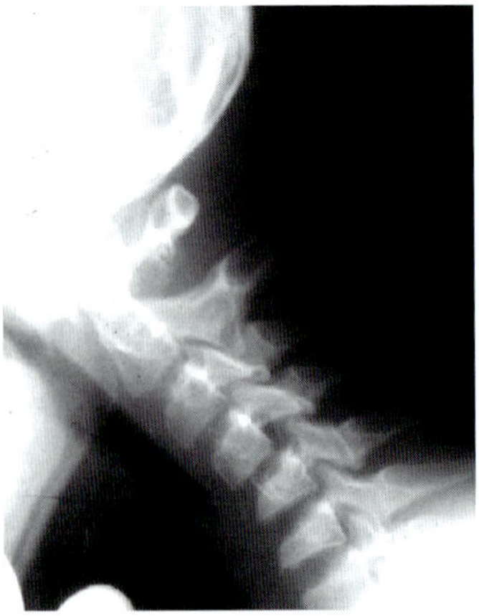

Fig : Entorse grave C4-C5. Notez l'augmentation de l'écart inter épineux C4-C5, les massifs articulaires découverts, l'angulation C4-C5 anormale.

Analogues à celles de l'adulte,
Généralement suite à un traumatisme à haute énergie (AVP, plongeon),
Souvent associées à des troubles neurologiques,
Ils justifient d'une exploration et d'une stabilisation en urgence.

- Entorse grave

Il s'agit de lésions instables, parfois difficiles à diagnostiquer en radiographie standard. Ces lésions pièges justifient leur recherche de façon systématique et notamment des signes simples que sont :

- l'écart inter-épineux,
- la perte du parallélisme articulaire,
- la cyphose localisée.

En cas de suspicion d'instabilité, des clichés dynamiques volontaires peuvent être indiqués, et en cas de douleur avec contracture sévère, une hospitalisation peut être indiquée afin de gérer la douleur et compléter le bilan d'imagerie par une IRM d'emblée ou de nouveaux clichés standards. En fonction des données de l'imagerie complémentaire, une stabilisation chirurgicale ou un traitement orthopédique par minerve peut-être indiqué.

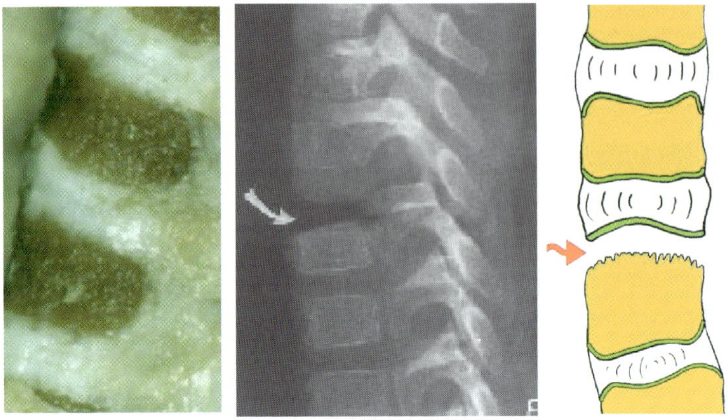

Fig : Le trait de fracture est souvent adjacent au disque au niveau du corps vertébral.

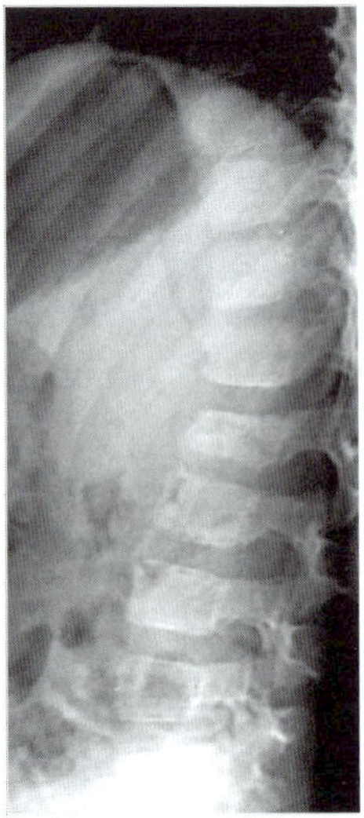

Fig : Tassements vertébraux étagés.

TRAUMATISMES DU RACHIS THORACO LOMBAIRE

1. DEFINITION - EPIDEMIOLOGIE

Il s'agit de lésions rares concernant souvent l'adolescent et dont la présentation et la prise en charge peuvent être assimilées à celles de l'adulte.
Certains éléments sont cependant caractéristiques de l'enfant et doivent être parfaitement connus dès la réception en service d'urgences :

- Le diagnostic est souvent retardé du fait des caractéristiques anatomiques de l'enfant et des lésions associées.
- Les lésions pluri-étagées sont fréquentes. Des lésions médullaires peuvent exister sans lésion osseuse radiologiquement visible. Les aspects des fractures de l'enfant vont parfois être déroutants dans la mesure où la zone mécanique fragile de la partie antérieure du rachis va être située non pas au niveau disco-ligamentaire mais au niveau du corps vertébral adjacent au disque. Ainsi, les traits de fracture sont très souvent adjacents au disque laissant celui-ci intact. La conséquence est une grande aptitude à consolider sans traitement chirurgical, l'inconvénient est un diagnostic souvent difficile, car un simple décollement à la jonction disco-corporéale risque de passer inaperçu dans la période initiale.

2. DIAGNOSTIC

Deux formes peuvent être individualisées :

1-1 Traumatisme isolé du rachis thoraco-lombaire

Il s'agit souvent d'un traumatisme sportif à faible énergie correspondant à une chute de faible hauteur.
La clinique est symptomatique avec une douleur localisée au niveau vertébral thoracique ou lombaire. Les complications neurologiques sont rares.
Les clichés standards permettent le plus souvent de faire le diagnostic en montrant une image typique de tassement vertébral avec une perte de hauteur du corps vertébral en général à l'étage thoracique.

C'est dans ces formes que les tassements sont souvent multi-étagés parfois visibles sur les radiographies standards, parfois visibles essentiellement en secondaire lors de la pratique d'une IRM si elle est réalisée. Les lésions discales sont exceptionnelles et effectivement une IRM montre des signaux discaux normaux.

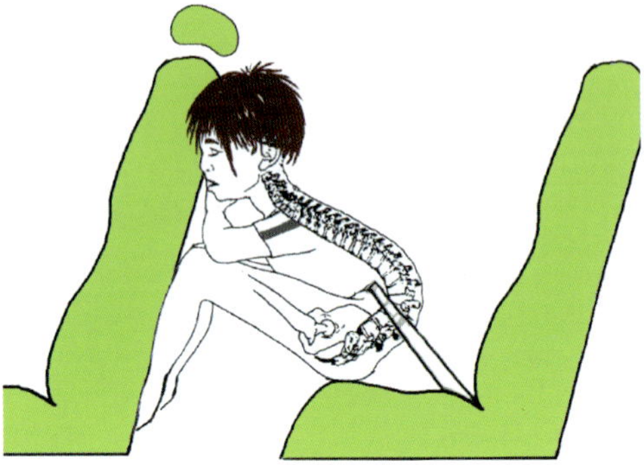

Fig : Mécanisme lésionnel typique d'une fracture de Chance.

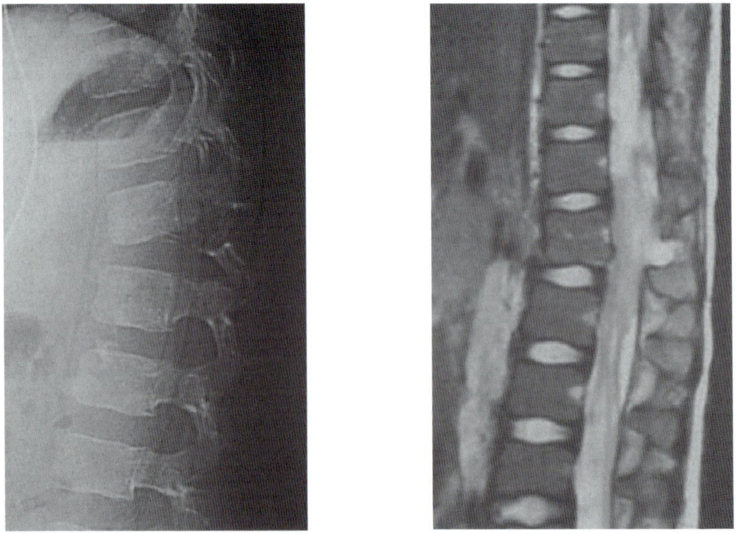

Fig : Fracture en flexion de L1 (fracture de Chance).
L'IRM démontre l'intégrité des structures discales.

Sur le plan pratique, lors de la prise en charge en urgence, il convient d'assurer les gestes suivants :

- hospitaliser l'enfant et l'immobiliser sur un plan dur,
- surveiller les constantes vitales de manière habituelle,
- rechercher systématiquement une hématurie,
- s'assurer de la normalité de l'examen neurologique périphérique,
- contrôler les douleurs ce qui est généralement possible par des antalgiques de palier 2. Il est parfois nécessaire à l'étage lombaire d'utiliser des antalgiques de palier 3,
- recommander une surveillance abdominale et vésicale soigneuse en service car la constitution d'une hématome rétro-péritonéal peut générer une rétention aiguë d'urine transitoire.

Dans un second temps, il sera décidé par l'orthopédiste référent de compléter éventuellement l'imagerie par une IRM afin d'établir de façon formelle le nombre d'étages vertébraux concernés et l'existence d'une éventuelle lésion discale. Il sera également décidé du type et de la durée de l'immobilisation par corset.
Le pronostic des tassements étagés post est excellent chez l'enfant car ils ne s'accompagnent pas de lésions disco ligamentaires.
Il faut cependant garder à l'esprit que certaines pathologies responsables de fragilité osseuse transitoire ou constitutionnelle peuvent provoquer des tassements étagés comme par exemple certaines hémopathies malignes ou l'ostéogenèse imparfaite.

1-2 Traumatisme du rachis entrant dans le cadre d'un polytraumatisme

C'est dans ces conditions, notamment dans les contusions abdominales, que les lésions du rachis thoraco lombaire et lombaire peuvent passer inaperçues.

Toute contusion abdominale et tout hémothorax chez l'enfant imposent au minimum un cliché de la totalité du rachis de profil.

Dans ce contexte, la recherche de lésions vertébrales porte à la fois sur les clichés standards de qualité parfois discutable, mais également sur le body scanner effectué de manière systématique dans le cadre du bilan de polytraumatisme.
Même avec une telle imagerie, le diagnostic de fracture peut être difficile.
Il faut s'attacher tout particulièrement à rechercher les signes suivants :

- perte de hauteur vertébrale,
- lésion du mur postérieur,
- élargissement d'un corps vertébral,
- ouverture d'un espace inter-épineux.

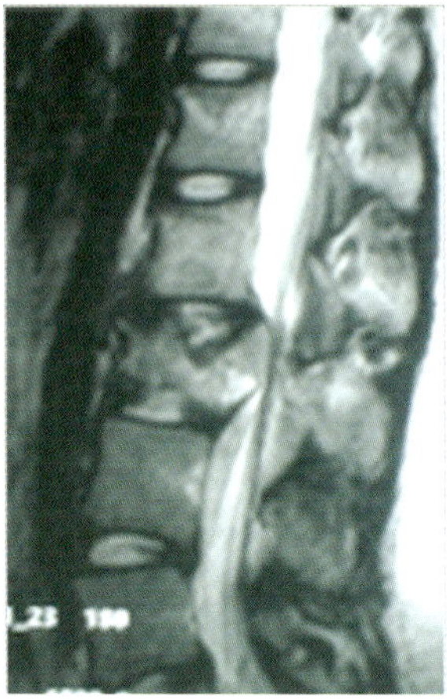

Fig : Fracture écrasement de L2 (burst fracture)
avec compression neurologique associée.

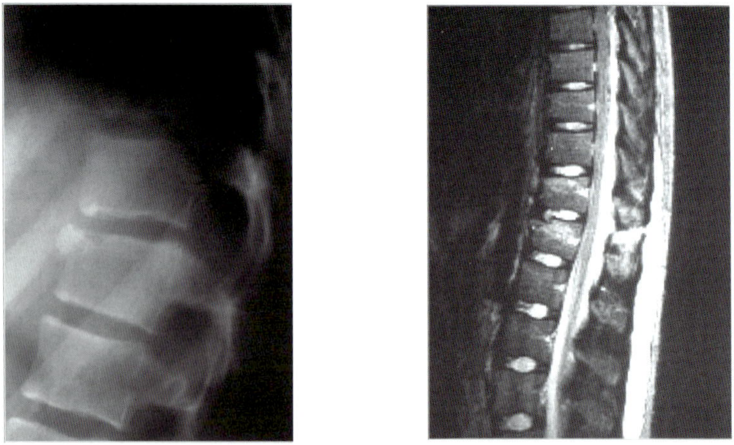

Fig : L'IRM permet de mettre en évidence des tassements vertébraux
non visibles sur les radiographies.

Lorsqu'une lésion neurologique est suspectée ou avérée, un bilan IRM est recommandé afin de faire la part des lésions médullaires, des lésions corporéales, des lésions discales. Actuellement, l'IRM peut modifier radicalement la prise en charge thérapeutique de telles lésions et surtout permet au chirurgien orthopédiste référent d'établir sa stratégie thérapeutique.

Tout traumatisme vertébral avec déficit neurologique associé impose une IRM en urgence.

3. POINTS PARTICULIERS CONCERNANT L'INFORMATION AUX FAMILLES

Exprimer d'emblée les réserves concernant le diagnostic :

- Possibilité de lésions pluri-étagées avec un diagnostic qui risque d'évoluer dans les heures et jours qui suivent.
- Possibilité de lésions neurologiques d'installation progressive chez l'enfant.

TRAUMATISMES PARTICULIERS

Fractures obstétricales

Maltraitance

Fractures pathologiques

Arrachements apophysaires

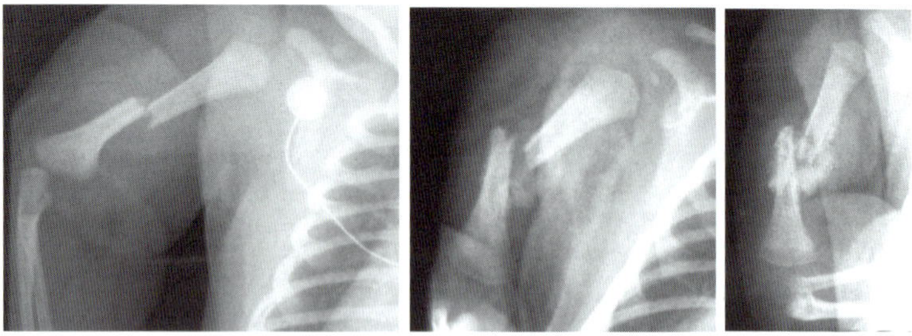

Fig : Fracture obstétricale de l'humérus à J0,J7,J21.A J21
la fracture est solide, le pronostic est excellent grâce au remodelage osseux.

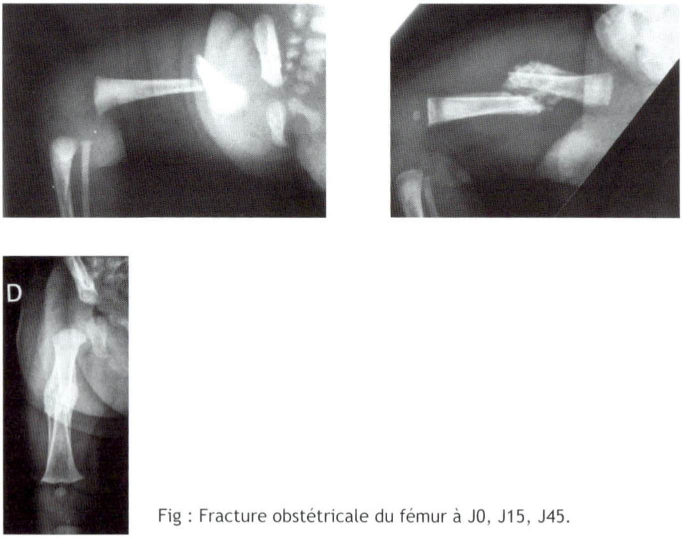

Fig : Fracture obstétricale du fémur à J0, J15, J45.

FRACTURES OBSTETRICALES

1. EPIDEMIOLOGIE

Il s'agit de traumatismes survenus au décours d'un accouchement difficile.
Le potentiel de consolidation et de correction d'axe est majeur de sorte que le pronostic est excellent.
Toutefois des réserves doivent toujours être émises aux membres supérieurs afin de ne pas écarter formellement une lésion associée du plexus brachial.

2. DIAGNOSTIC

< Au membre supérieur
Les lésions les plus fréquentes sont sur la clavicule et l'humérus. La radiographie confirme aisément le diagnostic.
Rarement, le diagnostic peut se poser du coté droit avec une pseudarthrose congénitale de la clavicule, d'aspect analogue mais totalement indolore.
L'impotence fonctionnelle est complète. Il faut être attentif aux mouvements de la main et des doigts, car ce sont les seuls éléments qui permettent d'éliminer une lésion complète du plexus brachial. Une lésion partielle ne peut cependant être écartée formellement qu'après quinze jours, lorsque les phénomènes douloureux auront disparu.

< Au membre inférieur
Les lésions sont plus rares et siègent essentiellement au fémur. L'immobilisation par traction 15 jours règle généralement le problème.

3. TRAITEMENT

Il vise essentiellement une réduction approximative et surtout un contrôle de la douleur par une immobilisation légère par bandage. Le bandage est très souvent à changer quotidiennement.
Dés le quinzième jour, un cal exubérant apparaît sur les clichés de contrôle. La contention est retirée entre 15 et 20 jours.

4. POINTS PARTICULIERS CONCERNANT L'INFORMATION AUX FAMILLES

L'information doit être d'emblée très objective. Il convient surtout de ne pas masquer ou minimiser l'incident. L'excellent pronostic doit être rappelé, les réserves concernant le plexus brachial également. De même il convient de rappeler ou informer qu'une telle lésion n'est pas exceptionnelle, quels que soient la maternité et l'obstétricien concerné. Enfin, il faut préciser que le cal exubérant perceptible à la palpation et visible à la radio est appelé à se résorber en quelques mois.
Colliger ces deux éléments dans le carnet de santé est fondamental pour instaurer la confiance et éventuellement, attester de l'information donnée à distance, en cas de recours médico-légal.

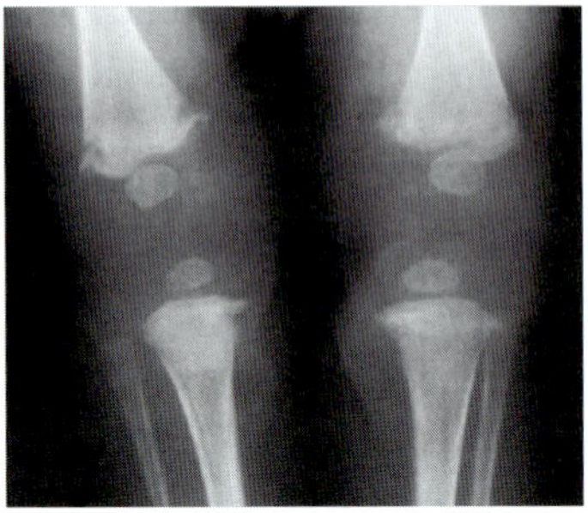

Fig : Fractures métaphysaires des deux fémurs et des deux tibias par contusion appuyée évocatrices de chocs directs itératifs.

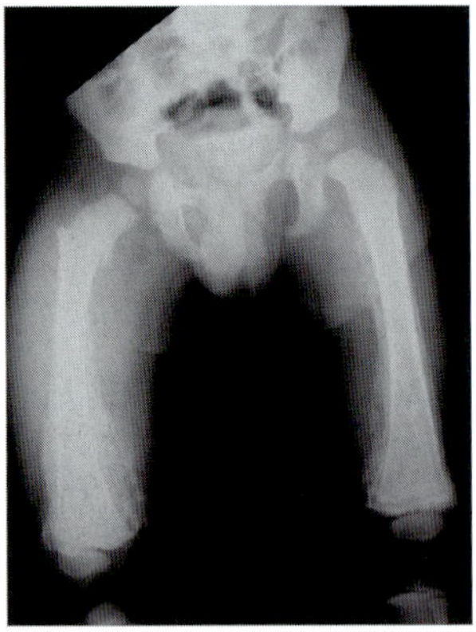

Fig : Appositions périostées bilatérales larges témoignant de fractures anciennes et itératives.

MALTRAITANCE PHYSIQUE

Il ne s'agit pas là de traiter de l'ensemble de la problématique de la maltraitance, mais essentiellement de souligner les points particuliers à rechercher et évoquer lorsqu'un tableau orthopédique constitue le motif de consultation aux urgences.

1. DEFINITION - EPIDEMIOLOGIE

Il s'agit de tout enfant victime de la part de ses parents ou tout autre adulte de violences physiques, ou d'abus sexuel pouvant avoir des conséquences graves sur son développement physique ou psychique.
La fréquence est difficile à estimer. Concernant les maltraitances physiques, les chiffres de 50 cas par département et par an sont rapportés. Ils sont variables en fonction de la population concernée en terme de tranche d'âge, région géographique, milieu socio-économique.

2. DIAGNOSTIC

L'âge jeune de l'enfant (inférieur à 3 ans) est un des éléments clés du diagnostic dans un contexte où l'on retrouve des paramètres largement décrits tels que troubles du comportement, conflits familiaux, dépression, handicap de l'enfant.
Dès lors qu'une association lésionnelle (fractures multiples d'âge différent, lésions cutanées, troubles du comportement) éveille l'attention au point de faire évoquer un problème de maltraitance, la plus grande rigueur doit être portée dans la démarche clinique.
Tous les éléments susceptibles d'affirmer ou d'infirmer un tel diagnostic doivent être notés scrupuleusement dans le protocole d'urgence en s'attachant sur le plan orthopédique particulièrement aux faits suivants :

- Antécédents traumatiques (évoquant une ostéogenèse imparfaite ou une hémophilie),
- Retard diagnostique manifeste entre le moment de l'apparition et celui de la lésion évoquée (hématomes anciens sur lésions présumées récentes),
- Lésions cutanées associées,
- Le bilan d'imagerie, notamment les aspects de fracture métaphysaire ou métaphyso-épiphysaire en coin associée à l'existence de bande claire métaphysaire, fracture décollement épiphysaire, importante réaction périostée,
- D'autres aspects peuvent être évocateurs tels qu'une fracture fémorale chez un enfant non marchant,
- D'autres éléments devront être recherchés dès l'examen initial tels que des troubles neurologiques, un céphalhématome.

Le diagnostic différentiel d'un enfant polycontus est l'hémophilie. Il est facile à affirmer sur des arguments cliniques et biologiques.

Le diagnostic différentiel majeur pour un enfant multifracturé est celui d'une fragilité osseuse par ostéogénèse imparfaite. Il repose sur :

- l'existence d'antécédents familiaux tels que transmission génétique autosomique dominante le plus souvent,
- les signes cliniques tels que sclérotiques bleues, dentinogénèse imparfaite,
- les signes radiologiques tels que trame osseuse claires, os wormiens, fractures de côtes.

Enfin, il faut replacer ce diagnostic différentiel dans son contexte de probabilité qui est résumé par les chiffres suivants :

Maltraitance physique	Ostéogénèse imparfaite
5600 signalements /an	1/10 000 naissances
55 cas par département /an	72 cas /an
500 décès /an	< 1 cas / an / département
500 séquelles graves /an	70 % de diagnostic facile

0,5% des suspicions de maltraitances physiques sont des ostéogénèses imparfaites.
20 cas par an en France posent un vrai problème de diagnostic différentiel.
1 difficulté diagnostique tous les 5 ans par département.

3. POINTS PARTICULIERS CONCERNANT LA PRISE EN CHARGE AUX URGENCES

Le médecin de garde aux urgences a deux rôles fondamentaux :

- Evoquer une maltraitance,
- Protéger l'enfant, c'est-à-dire l'hospitaliser afin de mettre en œuvre la démarche diagnostique complète et l'action sociale et/ou judiciaire adaptée.

Il semble inutile et peu efficient de commencer une démarche exhaustive en service d'urgence. Celle-ci risque d'être conduite de manière désordonnée et dans une ambiance conflictuelle évidente vis-à-vis de la famille.
C'est, chez un enfant hospitalisé, que pourra être conduit le reste du bilan (radiographie du squelette complet, scintigraphie osseuse, scanner cérébral, échographie abdominale, fond d'œil, densitométrie osseuse, bilan d'hémostase).

L'enquête sociale, voire judiciaire, doit être également conduite en hospitalisation. Tout doit être mis en œuvre par le médecin des urgences pour bien expliquer aux parents qu'il s'agit essentiellement d'une mesure visant à protéger l'enfant.

- En cas de refus des parents d'hospitaliser l'enfant, la démarche à conduire à partir du service des urgences va consister à effectuer un signalement judiciaire au Procureur de la République. De manière habituelle après réception du Fax, le Procureur de la République ou son substitut ordonnera une ordonnance de façon provisoire (OPP).
- Dans les autres cas, la démarche hospitalière peut se conduire dans un contexte plus détendu faisant entrer en jeu la Protection Maternelle Infantile (PMI) et l'Aide Sociale à l'Enfance (ASE).

Exemple type de signalement :

Je soussigné...
- Certifie avoir examiné le ...l'enfant...
- Description précise des lésions sans interprétation de leur origine,
- fractures
- ecchymoses (et non traces de coups)
- traces de brûlures (et non brûlures de cigarette)
- plaies (et non coups de couteau)
- lésions ecchymotiques circulaires (et non traces de strangulation)
- Préciser la localisation des lésions, l'ancienneté.
- Il semble préférable lors de ce premier certificat d'éviter de rapporter les déclarations de l'enfant qui n'apportent pas d'élément supplémentaire au juge dans un contexte d'urgence, dont l'objectif est l'hospitalisation afin de reprendre tous ces points dans un contexte plus calme.
- Eviter de déclarer que l'enfant doit faire l'objet d'une mesure de protection urgente, car ceci est du ressort du juge. Le médecin doit indiquer que l'état de l'enfant exige des soins urgents et ne peut s'expliquer simplement par les explications fournies par l'entourage.
- Conclure que l'enfant présente un état clinique nécessitant une hospitalisation d'urgence.
- Dater, signer, envoyer par télécopie au Tribunal et s'assurer de sa réception.
- Conserver une copie.

4. POINTS PARTICULIERS CONCERNANT L'INFORMATION AUX FAMILLES

Il est fondamental durant tout le séjour aux urgences hospitalières de conserver un lien neutre et objectif avec l'entourage familial de l'enfant. Il convient également de se rappeler que la démarche consistant à conduire l'enfant aux urgences constitue de la part de certaines familles un appel à l'aide dans un contexte extrêmement difficile à vivre.
Il convient enfin au médecin urgentiste de fédérer l'ensemble du personnel médical et paramédical dans cette attitude afin d'éviter tout jugement arbitraire aléatoire et sans aucun intérêt dans la prise en charge de l'enfant.

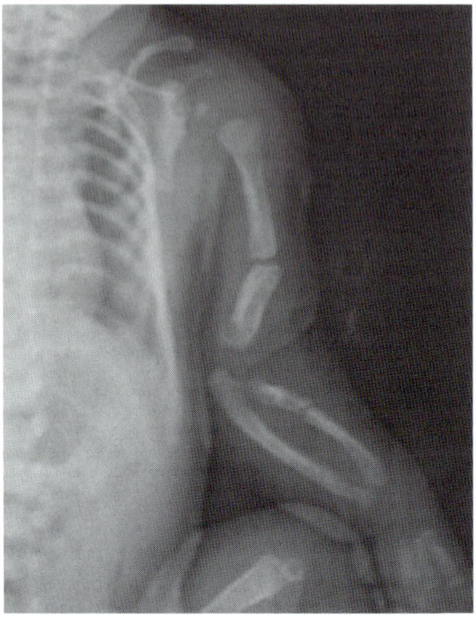

Fig : Fractures itératives et multiples survenant dans un contexte de fragilité osseuse généralisée.

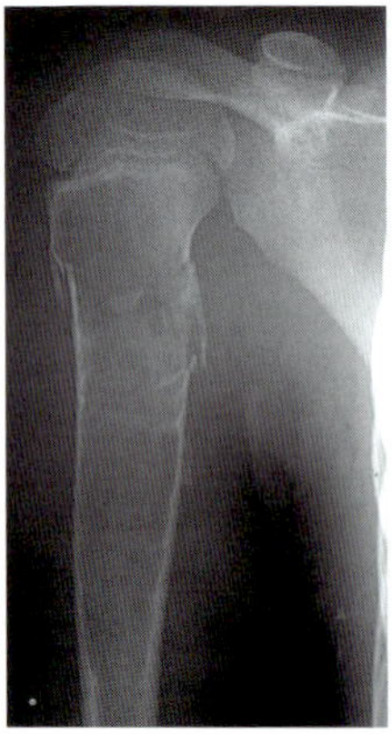

Fig : Fracture sur kyste solitaire bénin de l'humérus.

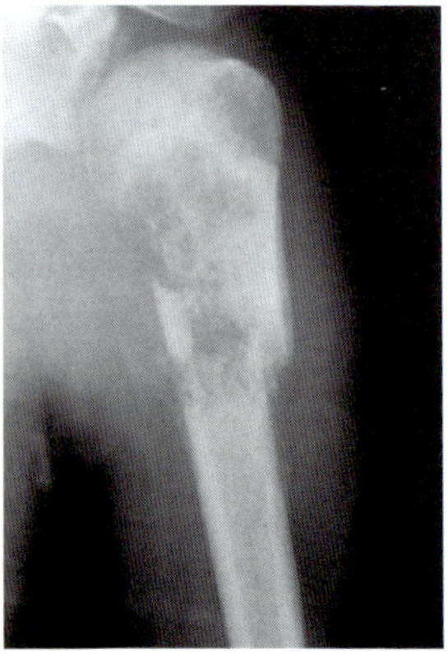

Fig : Fracture pathologique sur tumeur maligne de l'humérus.

FRACTURES PATHOLOGIQUES

1. DEFINITION

Dans le contexte de l'urgence, il s'agit de toute fracture survenant sur un os atteint de fragilité locale ou générale. Dans ces deux circonstances, la période initiale en salle d'urgence est fondamentale en terme de dépistage et d'orientation.

2. FRAGILITE OSSEUSE GENERALISEE

Une fragilité osseuse générale telle que l'ostéogenèse imparfaite est généralement connue à l'admission et la prise en charge relève d'une immobilisation légère, puis une prise en charge secondaire par l'équipe suivant habituellement l'enfant.

Il se pose le problème du diagnostic de la première fracture et du diagnostic différentiel avec une maltraitance. Il s'agit de toute évidence d'un problème de spécialiste à gérer secondairement. Le rôle du médecin en urgence est primordial dans le sens où il va évoquer le diagnostic et mettre en place les bases d'un dialogue avec l'entourage familial qui conditionnera souvent tout le reste de l'histoire médicale.

3. FRACTURE SUR FRAGILITE OSSEUSE LOCALISEE

Les formes les plus fréquentes sont les fractures de l'humérus sur lésion kystique. Cependant, tous les segments osseux peuvent être concernés ainsi que tous types de tumeurs.

Ici encore la démarche du médecin aux urgences est double :

- Reconnaître le caractère pathologique de la fracture.
  - Circonstances déclenchantes de faible énergie,
  - Aspect anormal de la trame osseuse au niveau de la fracture (corticales amincies, trame hétérogène, lacune),
  - Cette étape est d'autant plus importante que si une contention radio opaque est mise en place, le diagnostic risque d'être retardé jusqu'à la consolidation.
- Orienter rapidement l'enfant vers un référent spécialisé. Il y a en fait rarement d'urgence dans les formes peu déplacées. Il est souvent décidé d'attendre la consolidation spontanée pour démarrer un bilan d'imagerie qui ne soit pas artéfacté par l'hématome fracturaire. Cependant, en cas de suspicion de lésion maligne ou infectieuse, un prélèvement biopsique peut être indiqué.

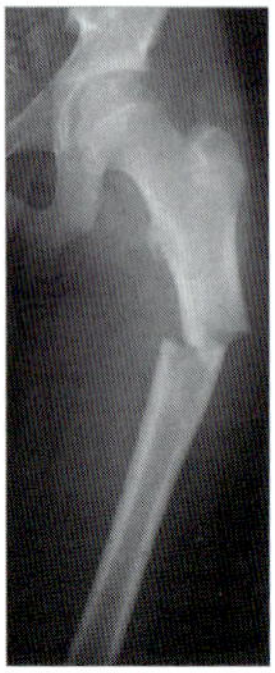

Fig : Enfant agé de 12 ans présentant une fracture du fémur proximal lors d'un accident de sport. Au cours de l'intervention chirurgicale, il est retrouvé un aspect atypique du foyer de fracture. Le chirurgien décide de différer à toute ostéosynthèse et il réalise une biopsie.

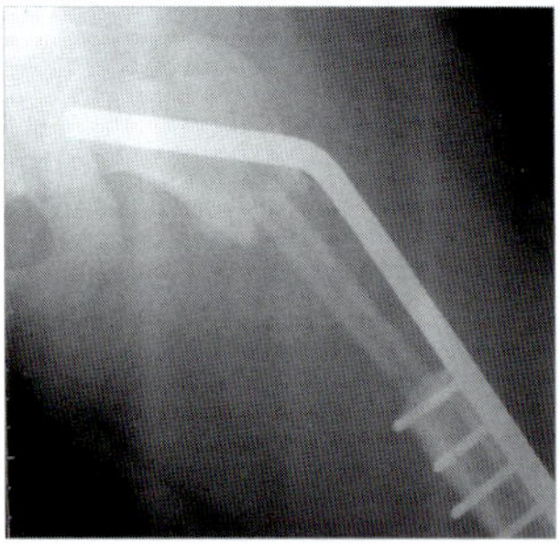

Fig : La biopsie retrouve une dysplasie fibreuse. L'enfant est alors opéré dans un deuxième temps. Il est effectué une résection tumorale et une greffe osseuse par un segment de fibula.

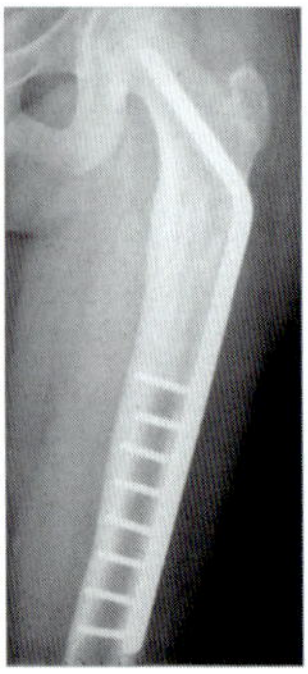

Fig : Résultat à 2 ans de recul.

Toute ostéosynthèse doit être proscrite au moindre doute avec une lésion maligne.

Compte tenu des diagnostics évoqués il est recommandé que le médecin ayant reçu le patient s'assure lui même de prendre un rendez vous rapide avec le référent et idéalement s'assure que ce rendez-vous a été honoré, en collaboration avec le médecin traitant.

4. INFORMATION AUX FAMILLES

L'annonce d'une fracture pathologique à une famille induit immédiatement une grande quantité de questions légitimes auxquelles il n'est pas possible de répondre avec certitude, dans la plupart des cas.
En cas de fracture pathologique, il faut informer de l'existence d'une lésion mais jamais s'avancer sur le pronostic ni sur les détails de la future prise en charge spécialisée. Cette tâche sera celle de l'équipe spécialisée.

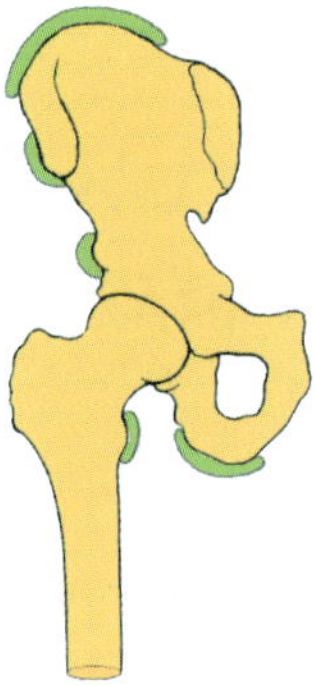

Fig : Apophyses du bassin et du fémur proximal.

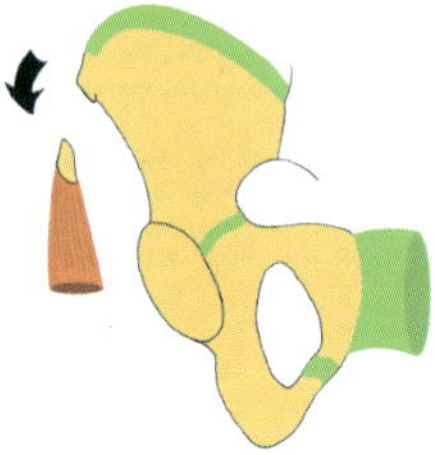

Fig : Arrachement de l'épine iliaque antéro-supérieure.

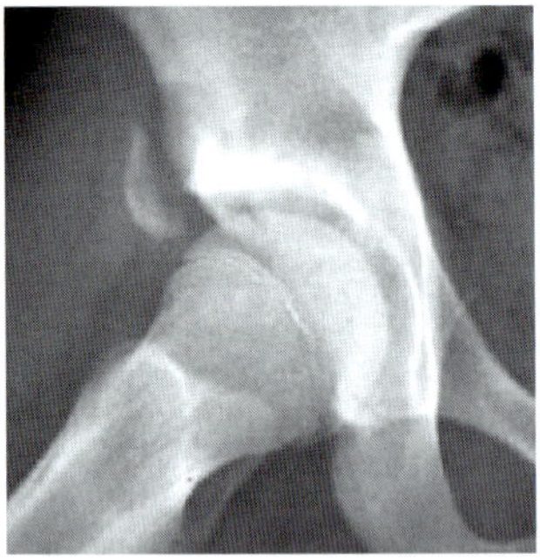

Fig : Arrachement de l'épine iliaque antéro-inférieure.

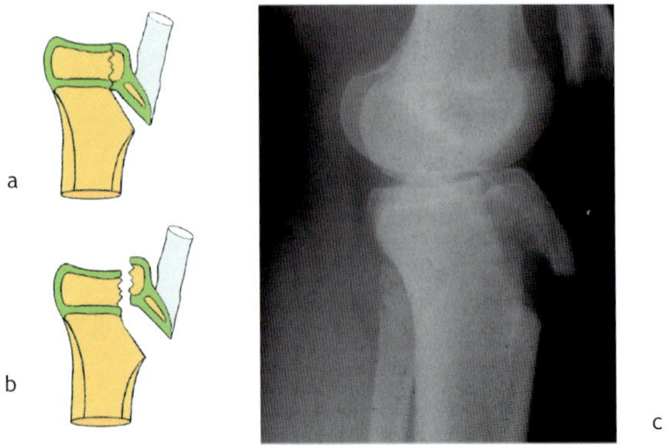

Fig (a,b,c) : Arrachement de la tubérosité tibiale. La surface articulaire tibiale peut être plus ou moins concernée selon le volume du fragment apophysaire arraché.

ARRACHEMENTS APOPHYSAIRES

1. EPIDEMIOLOGIE, PHYSIOPATHOLOGIE

Il s'agit de lésions bénignes typiques de la période de l'adolescence.
Leur mécanisme est lié au fait que l'apophyse constitue une éminence osseuse sur laquelle s'insère généralement un des gros tendons de l'organisme. Cette apophyse possède une structure osseuse recouverte d'une coiffe cartilagineuse et reliée au reste du squelette par un cartilage de croissance analogue à celui que l'on trouve dans les épiphyses articulaires. Ce cartilage de croissance constitue le point de fragilité de la chaîne musculo-squelettique à la période de l'adolescence. Ainsi tant que ce cartilage de croissance restera ouvert, on n'observera pas de claquage musculaire, ni de rupture tendineuse, mais un authentique décollement apophysaire correspondant à un décollement du cartilage de croissance de l'apophyse. A la fin de l'adolescence, la soudure du cartilage de croissance modifie le site des points de faiblesse et fait apparaître une pathologie plus proche de celle de l'adulte.

2. DIAGNOSTIC

Il s'agit le plus souvent d'un accident sportif dont le mécanisme est le traumatisme contre résistance d'un des grands groupes musculaires des membres inférieurs.
Les régions les plus concernées sont :

- l'arrachement de l'épine iliaque antéro-supérieure sous l'effet de la tension du muscle sartorius,
- l'arrachement de l'épine iliaque antéro-inférieure sous l'effet de la tension du rectus femoris,
- l'arrachement de la tubérosité tibiale sous l'effet de la tension contrariée du ligament patellaire,
- l'arrachement de la tubérosité ischiatique sous l'effet de la tension des muscles ischio-jambiers,
- L'arrachement du petit trochanter.

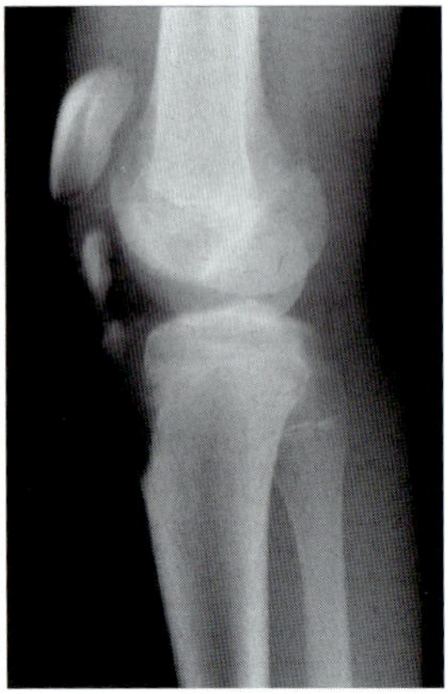

Fig : Arrachement complet de la tubérosité tibiale avec ascension de l'ensemble de l'appareil extenseur du genou.

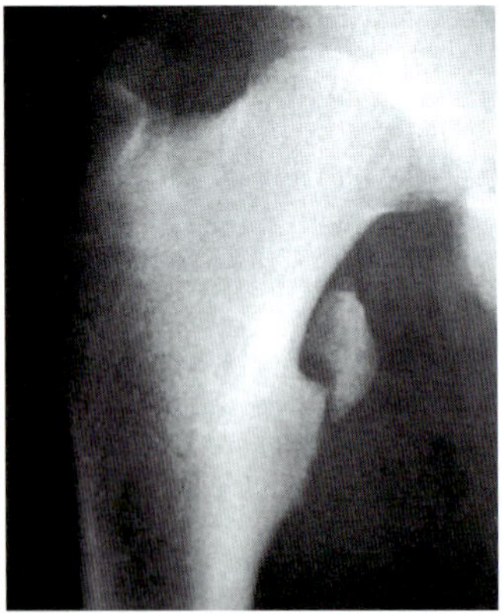

Fig : Arrachement du petit trochanter.

La présentation est une douleur aiguë, élective dans la région concernée, véritable douleur de claquage musculaire. L'imagerie standard met parfois en évidence le fragment osseux séparé sachant que cet élément est toujours plus volumineux que ce qui est vu sur la radio compte tenu de sa consistance ostéo-cartilagineuse. Parfois, la mise en évidence de l'arrachement est difficile à faire dans certaines régions (épine iliaque antéro-inférieure) et c'est l'échographie qui montrera un volumineux hématome associé à un fragment ostéo cartilagineux séparé.

3. TRAITEMENT

Dans tous les cas, il faut hospitaliser l'enfant. Les phénomènes douloureux sont importants, ils exigent une mise au repos stricte par des antalgiques de palier 2 plus rarement de palier 3.
En cas d'arrachement apophysaire du bassin, la mise en place d'une traction du membre inférieur a un excellent rôle antalgique. A défaut, une attelle amovible fémoro-jambière pourra jouer un rôle analogue.
Les arrachements apophysaires du bassin ne justifient que d'un traitement simple sans fixation chirurgicale du fragment arraché. Généralement, l'apophyse se refixe spontanément moyennant un cal un peu volumineux, mais avec un résultat fonctionnel toujours satisfaisant.
L'arrachement apophysaire de la tubérosité peut par contre être préjudiciable à la fonction du genou notamment à la qualité de verrouillage et, même parfois, à la congruence articulaire lorsque l'arrachement se poursuit sur la surface articulaire pré-spinale. Sa fixation chirurgicale est alors recommandée par un moyen que le chirurgien orthopédiste va choisir (le moins agressif pour la croissance restante).

4. POINTS PARTICULIERS CONCERNANT LA PRISE EN CHARGE AUX URGENCES

Toute douleur aiguë chez un adolescent lors d'un accident sportif, doit faire évoquer un arrachement apophysaire avec un tableau clinique analogue au claquage musculaire de l'adulte. L'hospitalisation est indispensable afin de confirmer ce diagnostic et surtout de traiter la douleur qui est importante à la phase initiale, bien que de courte durée.

5. POINTS PARTICULIERS CONCERNANT L'INFORMATION AUX FAMILLES

Toujours rappeler le bon pronostic d'une telle lésion, l'importance d'une gestion efficace de la douleur initiale. Préciser d'emblée que la fixation chirurgicale de l'apophyse arrachée n'a que peu d'indication sauf rares cas de formes très déplacées. Le résultat fonctionnel est bon surtout lorsqu'il s'agit de localisation au niveau du bassin.

ORTHOPEDIE

BOITERIES, IMPOTENCES FONCTIONNELLES ET DOULEURS DES MEMBRES INFERIEURS CHEZ L'ENFANT DE MOINS DE 3 ANS

1. EPIDEMIOLOGIE, CLASSIFICATION

La boiterie douloureuse est très fréquente. C'est un motif habituel de consultation aux urgences. Il s'agit d'un symptôme pour lequel le diagnostic est parfois difficile.

L'âge de l'enfant représente le fil conducteur des hypothèses étiologiques.

La prise en charge doit se faire avec deux priorités :

- Rechercher une infection ostéo-articulaire qui est une urgence absolue,
- Toujours évoquer une origine traumatique.

2. EXAMEN CLINIQUE

Devant une boiterie, un triple examen s'impose orthopédique, neurologique, général.

2-1 Examen orthopédique

Quelques éléments essentiels de l'interrogatoire sont à rechercher.
L'ancienneté des symptômes qui peut être très variable.
Le ou les facteurs déclenchants (piège du traumatisme évoqué à tort +++).

L'examen clinique doit être standardisé et consigné sur le protocole. Il comprend :

- L'évaluation de toutes les amplitudes articulaires du membre, notamment des hanches (déficit de rotation), des genoux, des chevilles.
- La palpation systématique de l'ensemble du squelette à la recherche de points douloureux électifs.
- Une douleur dans les mouvements de rotation des membres en cas de fracture sous périostée.
- La variation de température locale d'un membre.
- La recherche d'épanchement intra-articulaire particulièrement au niveau du genou
- La recherche d'une amyotrophie souvent très marquée chez l'enfant.
- L'examen du rachis thoraco-lombaire et des articulations sacro-iliaques (impossibilité de flexion antérieure du tronc, signe de raideur dans la spondylodiscite).

< La recherche d'une lésion cutanée du pied (une plaie, un corps étranger).
< La recherche d'une attitude antalgique (membre inférieur en abduction rotation externe).

2 2 Examen neurologique

Il est systématique sous peine de méconnaître une pathologie neurologique fruste (infirmité motrice cérébrale à minima chez le petit enfant). Il convient de rechercher un déficit moteur, des signes pyramidaux. Il faudra systématiquement interroger la famille sur les circonstances de la naissance.

2 3 Examen général

Recherche d'un amaigrissement,
Altération de l'état général,
Pathologie intercurrente.

La prise de la température doit être systématique
devant toute boiterie chez l'enfant.

Ainsi, le diagnostic pourra être orienté et les investigations paracliniques décidées (biologie, imagerie).

3. DIAGNOSTICS EVOQUES

3-1 La boiterie non douloureuse
Elle est rare et peut se voir dans deux circonstances
< une pathologie malformative telle qu'une luxation congénitale découverte à l'age de la marche.
< une pathologie neurologique débutante (examen neurologique systématique ++).

3-2 Les douleurs bilatérales
< Les douleurs dites de croissance du petit enfant :
Vespérales et nocturnes,
Symétriques, à la face antérieure ou postérieure des genoux et tibias,
Jamais douloureuse le matin,
Le pronostic est excellent et il n'y a pas d'indication d'imagerie.

< Les douleurs diffuses asymétriques : Elles sont souvent le fait de d'arthralgies et de myalgies entrant dans le cadre de syndromes a 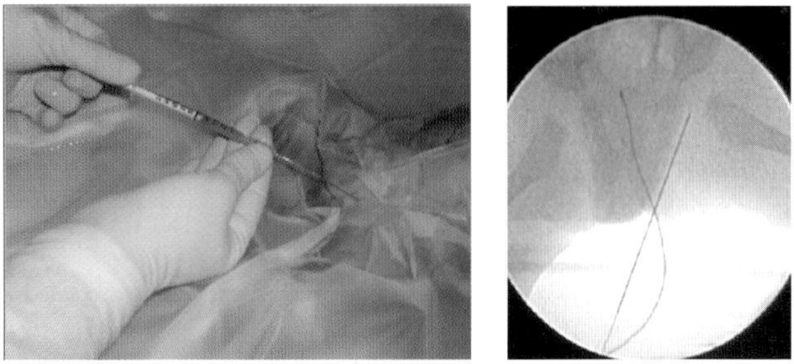 b

Fig (a, b) : Ponction de hanche sous contrôle scopique.

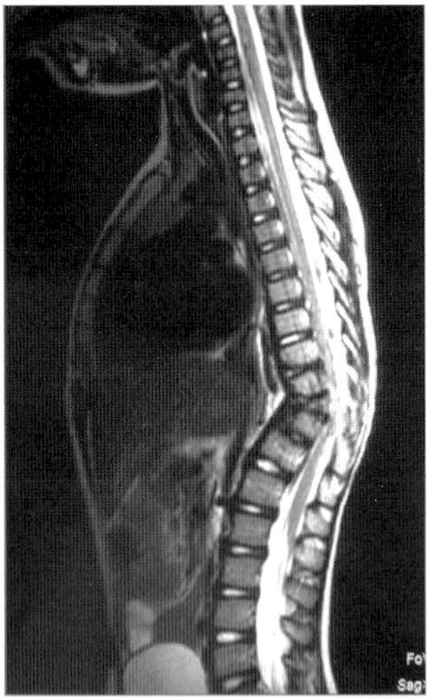

Fig : Spondylodiscite infectieuse avec lésions corporéales et discales.

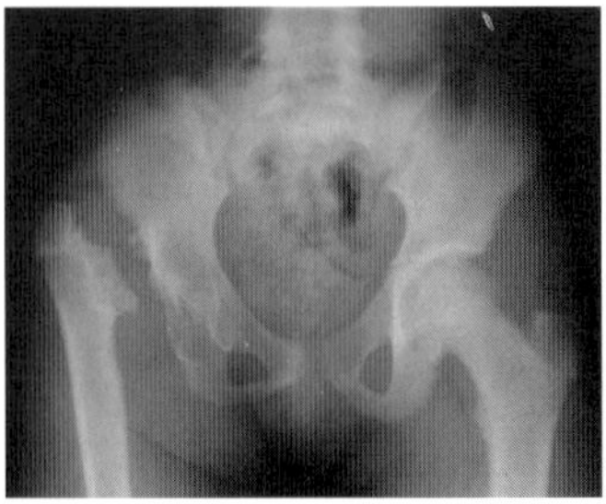

Fig : Séquelle d'ostéo arthrite de hanche du nourrisson vue à l'adolescence. Disparition complète de la tête fémorale, absence de développement du cotyle, luxation de hanche.

viraux. Cependant, il faut se souvenir qu'elles peuvent être infiniment préoccupantes. Dés lors qu'elles persistent plusieurs jours ou s'associent à des anomalies hématologiques, elles justifient d'une hospitalisation en pédiatrie pour écarter un problème d'hémopathie maligne.

3-3 Les douleurs unilatérales

3-3-1 La pathologie infectieuse

Lorsque l'infection est évoquée (douleur, impotence, fièvre) un bilan paraclinique doit être indiqué et les résultats obtenus en quelques heures. Ceci sous entend que scintigraphie et IRM ne peuvent être indiquées en première intention compte tenu du degré d'urgence et de l'âge de l'enfant.

Le bilan paraclinique comprend un bilan sanguin inflammatoire (NFS, VS, CRP fibrine), une radiographie et une échographie centrées sur le segment douloureux, si on parvient à le définir.

Cas typique : Ostéo arthrite du nourrisson
Bilan inflammatoire perturbé, CRP élevée.
Echographie : épanchement articulaire ou abcés sous-périosté.
Radiographie : les modifications osseuses sont souvent retardées, une modification des rapports osseux, un refoulement des parties molles sont parfois visibles.
L'association de deux signes en faveur d'une infection ostéo articulaire impose de poursuivre la démarche en urgence :

- hospitaliser l'enfant,
- rechercher une porte d'entrée infectieuse et effectuer des prélèvements systématiques,
- Discuter avec le chirurgien l'indication de ponction du site suspect avant tout traitement,
- Mettre en place une voie veineuse et prélever des hémocultures,
- Dés que l'ensemble du bilan bactériologique est réalisé il convient de démarrer une double antibiothérapie probabiliste parentérale anti-staphylococcique (ex : cefamandole + fosfomycine),
- Mettre en place une immobilisation à visée antalgique.

Autres localisations infectieuses
Certaines localisations sont particulièrement trompeuses et peuvent s'exprimer par une boiterie ou une impotence. Elles ne sont cependant pas exceptionnelles, particulièrement les sacro-iléites et les spondylodiscites infectieuses. Le diagnostic peut être évoqué devant l'aspect « guindé » de la marche du fait de la contracture. La douleur en position assise dans un contexte infectieux est également très évocatrice.

Douleur ostéo articulaire + température
=
Infection ostéo-articulaire jusqu'à preuve du contraire.

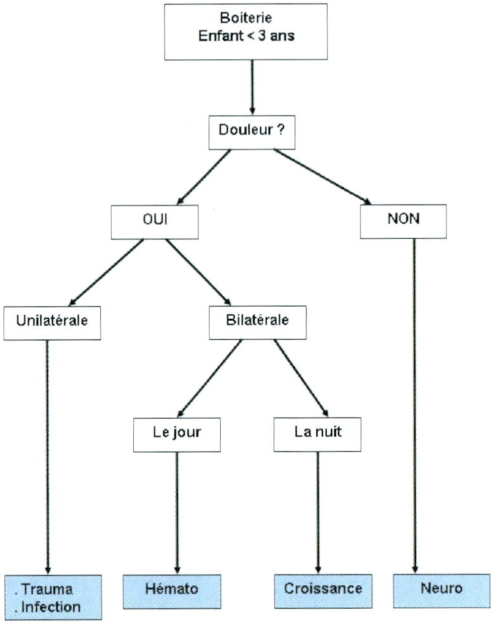

Orientation diagnostique devant une boiterie chez un enfant de moins de 3 ans.

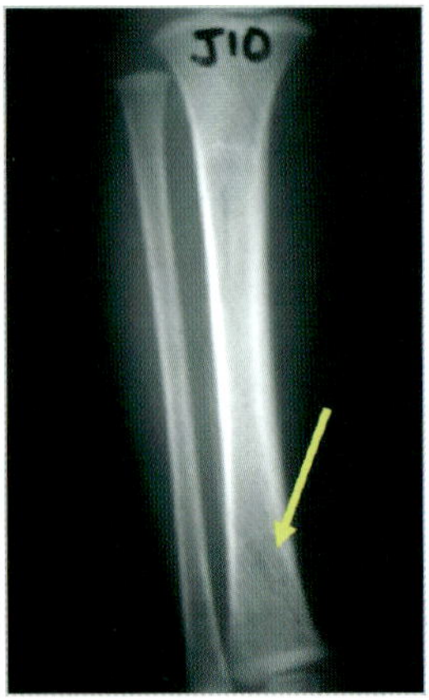

Fig : Fracture dite en cheveu d'ange, spiroïde, non déplacée passée inaperçue.
On peut observer le trait métaphysaire distal et une apposition périostée.

3-3-2 Les traumatismes ostéo-articulaires
Deux ordres de difficultés peuvent se poser à l'étape clinique : la méconnaissance du traumatisme, et le traumatisme inavoué du fait d'un contexte de maltraitance.

Le traumatisme méconnu : il survient chez un enfant floride. Il se manifeste par une impotence douloureuse, un refus de marche. La notion de l'incident initial est parfois méconnue des parents car une simple chute de sa hauteur peut entraîner une lésion fracturaire. L'absence de signe radiologique initial franc en cas de fracture non déplacée ou fracture en cheveu peut faire errer le diagnostic plusieurs jours. Paradoxalement, l'état de l'enfant s'améliore progressivement. Le bilan inflammatoire est normal. C'est finalement la radiographie à la troisième semaine montrant la formation d'un cal périosté, associé à la guérison clinique qui permet un diagnostic rétrospectif. Un contexte de lit à barreaux entre lesquels l'enfant a pu se coincer le membre inférieur est classique. La scintigraphie lorsqu'elle est demandée retrouve une hyperfixation localisée et peut permettre un diagnostic plus précoce.

La maltraitance : elle entre dans un cadre différent et constitue une urgence. Certains signes doivent faire évoquer une telle possibilité dès l'étape clinique. La répétition des traumatismes et des admissions aux urgences, la confusion ou la discordance du discours de l'entourage, l'agressivité ou l'irritation des parents vis à vis du praticien et de l'enfant, la passivité de l'enfant, l'existence de lésions cutanées d'âges différents, l'altération de l'état général, constituent autant de motifs indiquant une hospitalisation d'emblée. La découverte de lésions osseuses d'âges différents ou de sièges inhabituels (métaphysaires pures, arcs postérieurs des côtes,...) sur les clichés radiographiques du squelette ou la scintigraphie confirme le diagnostic.

3-3-3 Autres causes rares
Les pathologies de l'enfant plus grand tels que synovites de hanche ou ostéochondrites sont exceptionnelles à cet âge.
D'autres causes ne seront établies que devant la persistance des symptômes qui aura conduit à pratiquer des investigations complémentaires. On peut ainsi retrouver au terme de ces investigations des pathologies rares telles qu'hémopathies, tumeurs malignes, métastases de tumeurs abdominales.

4. POINTS PARTICULIERS CONCERNANT LA PRISE EN CHARGE AUX URGENCES

Les priorités :

Eliminer une infection ostéo-articulaire aiguë par un bilan simple et rapide.
Ne pas méconnaître une maltraitance.

Il ne faut pas hésiter en cas de bilan négatif ou de doute à s'abstenir de tout traitement et revoir l'enfant après un délai de quelques jours en consultation spécialisée.

En l'absence de signe de gravité, l'hospitalisation n'est pas indispensable.
Cependant, **toujours** préciser que la persistance des symptômes après quelques jours doit amener a revoir l'enfant.

BOITERIES, IMPOTENCES FONCTIONNELLES ET DOULEURS DES MEMBRES INFERIEURS CHEZ L'ENFANT DE PLUS DE 3 ANS

1. EPIDEMIOLOGIE, CLASSIFICATION

Il s'agit d'un sujet vaste, regroupant de nombreuses étiologies. Le principal problème lors du premier examen de l'enfant est l'orientation du diagnostic. Il n'est pas question dans cet ouvrage de traiter de manière exhaustive l'ensemble des pathologies concernées. L'objectif est de donner les éléments permettant de repérer une éventuelle urgence et cheminer de façon cohérente parmi les différents examens complémentaires à disposition.
Les critères qui vont permettre une telle orientation sont essentiellement cliniques. Il s'agit de l'existence d'une douleur, du caractère uni ou bilatéral des symptômes, de l'âge, des données de l'examen clinique. D'autres éléments seront à prendre avec beaucoup de prudence, car souvent, source de pièges, notamment la notion de traumatisme récent et le siège déclaré de la douleur.

2; EXAMEN AUX URGENCES

Devant une boiterie, un triple examen s'impose, examen orthopédique, examen neurologique, examen général.

2-1 Examen orthopédique

Quelques éléments essentiels de l'interrogatoire sont à rechercher :
- L'ancienneté des symptômes qui peut être très variable,
- Le ou les facteurs déclenchants (piège du traumatisme évoqué à tort +++).

L'examen clinique doit être standardisé et consigné sur le protocole. Il comprend :

- L'évaluation de toutes les amplitudes articulaires du membre, notamment des hanches (déficit de rotation), des genoux, des chevilles.
- La palpation systématique de l'ensemble du squelette à la recherche de points douloureux électifs.
- Recherche d'épanchement intra-articulaire particulièrement au niveau du genou.
- Recherche d'une amyotrophie musculaire souvent très marquée chez l'enfant.

- Examen du rachis thoraco-lombaire et des articulations sacro-iliaques.
- Recherche une attitude antalgique (membre inférieur en abduction rotation externe).

Un simple trouble statique de type genu varum, genu valgum ou pied plat ne saurait expliquer une douleur chez l'enfant.

2-2 Un examen neurologique

Il est systématique sous peine de méconnaître une pathologie neurologique fruste (infirmité motrice cérébrale à minima chez le petit enfant, myopathie débutante chez le grand enfant). Il convient de faire marcher l'enfant sur la pointe des pieds, sur les talons, rechercher un déficit moteur, des signes pyramidaux. Faire asseoir et relever l'enfant 3 fois de suite peut révéler un signe de Govers témoignant d'une myopathie débutante.

2-3 Un examen général

- Antécédents,
- Altération récente de l'état général,
- Perte de poids,
- Fièvre.

La prise de la température doit être systématique devant toute boiterie chez l'enfant.

Ainsi, le diagnostic pourra être orienté et les investigations paracliniques décidées.

3. DIAGNOSTICS EVOQUES ET PRISE EN CHARGE

3-1 La boiterie non douloureuse

Elle est rare, deux étiologies doivent être recherchées :
- Une pathologie malformative, mais elle est généralement connue de la famille.
- Une pathologie neurologique débutante telle une maladie neuro musculaire ou une tumeur médullo-vertébrale, d'où l'intérêt d'un examen neurologique systématique.

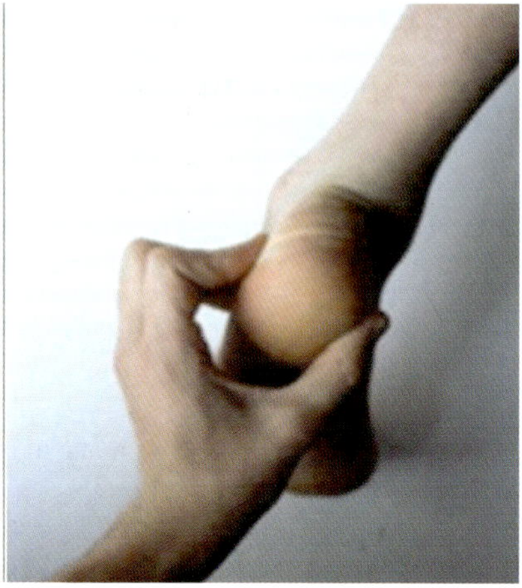

Fig : La douleur des deux talons bilatérale et symétrique signe une maladie de Sever ou apophysitede croissance des calcanéums. Le caractère bilatéral et symétrique autorise à se passer d'imagerie complémentaire.

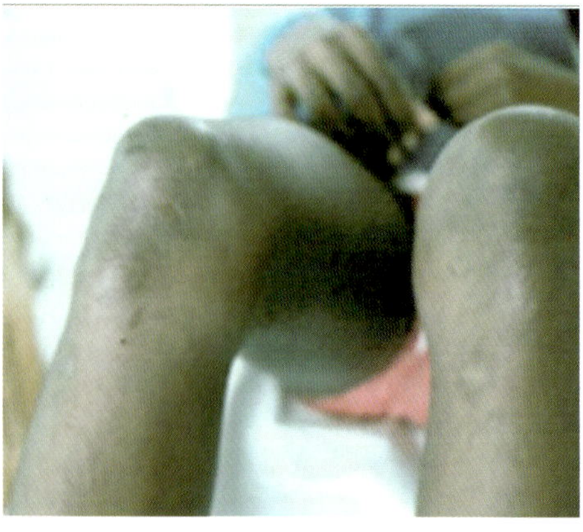

Fig : Tuméfaction des deux tubérosités tibiales évocatrice d'une apophysite de croissance des tubérosités tibiales. La douleur élective et le caractère bilatéral symétrique permettent de se passer d'imagerie pour affirmer le diagnostic.

3-2 Les douleurs bilatérales et symétriques

Elles sont fréquentes et le plus souvent de bon pronostic.

< **Les douleurs dites « de croissance » du petit enfant :**

Vespérales et nocturnes,
Symétriques, à la face antérieure ou postérieure des genoux et tibias,
Jamais douloureux le matin,
Le traitement est simple par mise au repos, antalgiques niveau 1, éventuellement anti-inflammatoire.

< **Les douleurs d'hyper sollicitation chez le grand enfant :**

Apophysites de croissance : Maladie de Sever du calcanéum, maladie d'Osgood Schlatter des genoux...

< **Les chondropathies patellaires de l'adolescent :**

Lors de la poussée de croissance pubertaire.

3-3 Douleurs unilatérales

Ce sont les cas les plus fréquents regroupant des pathologies très diverses.
L'orientation diagnostique se fait en fonction de la localisation.

3-3-1 Douleur de hanche

3-3-1-1 Chez l'enfant de 3 à 10 ans

A cet âge, une douleur de hanche fait indiquer systématiquement le bilan suivant :
< une radiographie du bassin de face couché et de la hanche suspecte de profil,
< une échographie de hanche,
< un bilan inflammatoire biologique comportant : NFS, VS, CRP, fibrine.

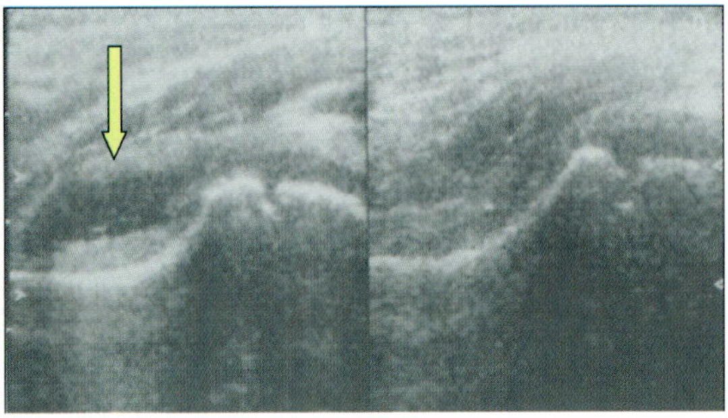

Fig : Epanchement échographique au niveau de la hanche gauche.

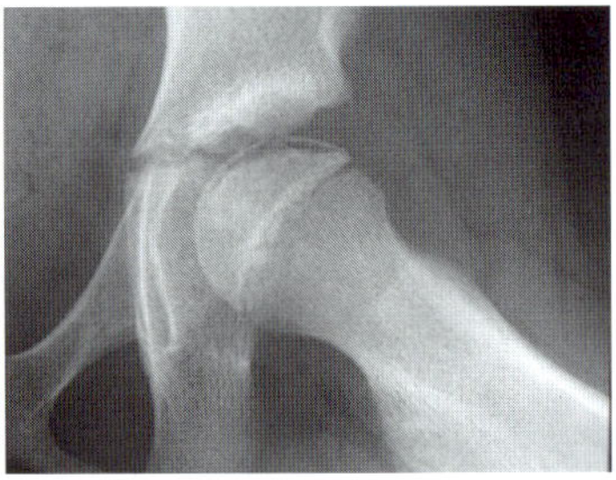

Fig : Image initiale typique d'ostéochondrite primitive de hanche en coup d'ongle.

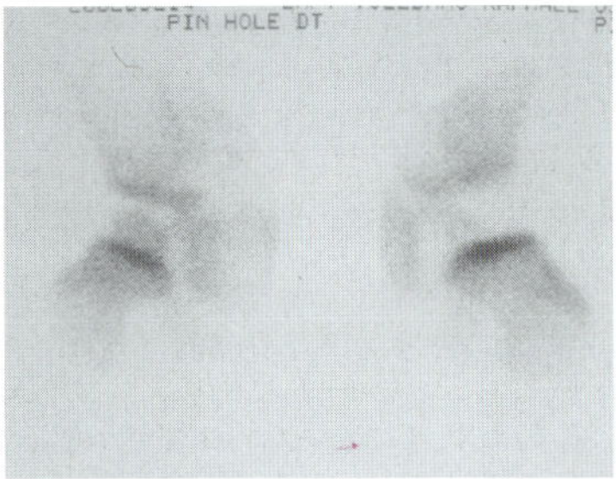

Fig : Aspect scintigraphique typique d'une ostéochondrite de hanche gauche avec n trou de fixation de l'épiphyse fémorale lié à l'ischémie.

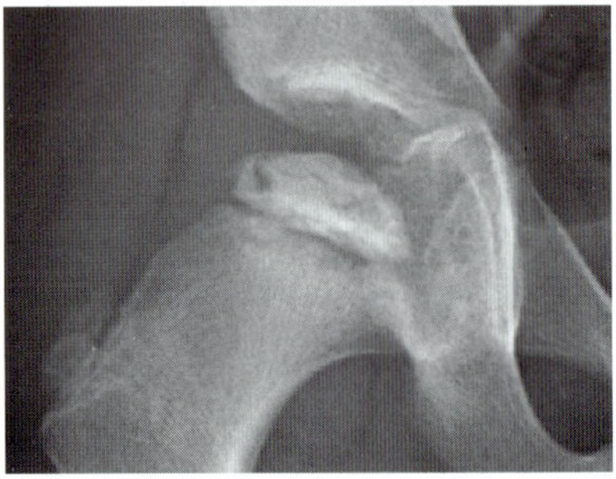

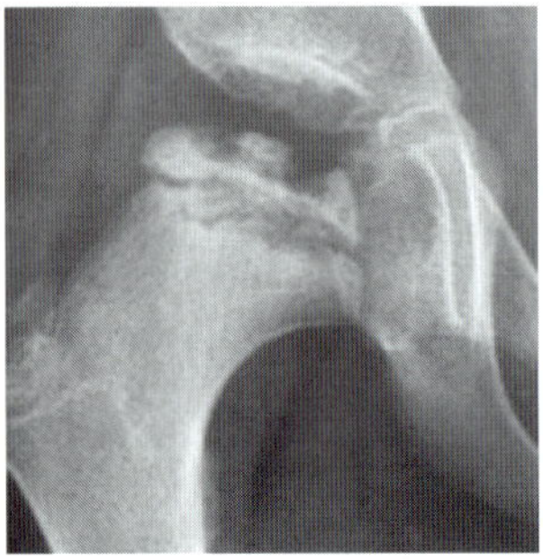

Fig : Evolution d'une ostéochondrite de hanche droite vers la condensation et la fragmentation.

Trois diagnostics sont à évoquer en priorité :
Il s'agit de la synovite aigue transitoire ou « rhume de hanche », de l'ostéochondrite primitive de hanche et de la pathologie infectieuse de type ostéoarthrite ou ostéomyélite.

1 - La synovite aiguë transitoire ou « rhume de hanche » :

- Les clichés radiographiques sont normaux.
- L'échographie de hanche montre un épanchement intra articulaire non spécifique.
- Le bilan inflammatoire est normal ou discrètement perturbé.
- L'interrogatoire retrouve souvent un épisode infectieux de la sphère ORL dans les 15 jours précédents.
- Le traitement est basé sur le repos strict pendant 5 jours. La nécessité d'un retour à domicile ou d'une hospitalisation et d'une mise en traction se discute au cas par cas et en fonction des équipes.

Ainsi, certains hospitalisent systématiquement les synovites garantissant ainsi une guérison rapide avec reprise des activités.
D'autres éliminent un problème infectieux et selon l'état de blocage de la hanche recommandent 5 jours de repos à domicile puis nouvelle consultation à J5 avec une éventuelle imagerie complémentaire si persistance de la boiterie.

Il est d'usage de convoquer l'enfant en consultation spécialisée de chirurgie dans un délai de 2 à 3 mois avec une radiographie du bassin de face et de la hanche de profil afin de s'assurer de la restitution *ad integrum* clinique et radiographique. Cette notion est cependant controversée, car l'efficacité d'une telle démarche n'est pas démontrée.

2 - L'ostéochondrite primitive de hanche ou maladie de Legg Perthes Calvé

- Les radiographies standards : signes évidents d'ischémie de l'épiphyse fémorale.
  Il est alors nécessaire de préciser le bilan par des clichés centrés sur la hanche de face et de profil afin de préciser l'importance de l'atteinte et le stade évolutif.
- L'échographie est le plus souvent normale .
- Le bilan inflammatoire est normal.
- *En cas de doute :* scintigraphie osseuse qui montre l'hypofixation de l'épiphyse.
- A la période initiale, l'hospitalisation et la mise en traction est légitime compte tenu de l'importance de la raideur articulaire, de l'information à donner aux parents sur cette pathologie de mauvais pronostic, de l'organisation, des aménagements scolaires à prévoir dans les mois qui suivent.

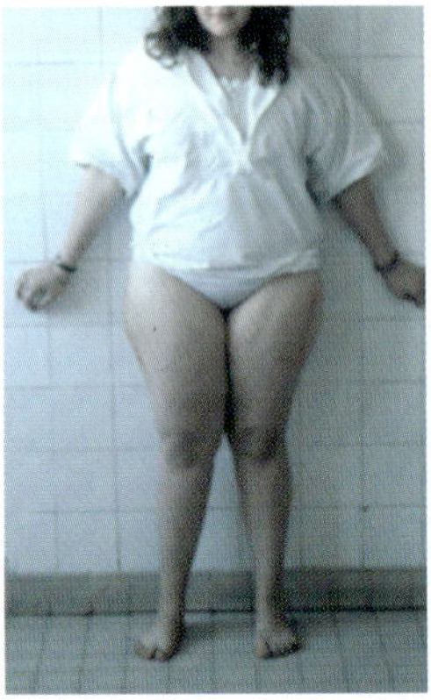

Fig : Morphotype très évocateur d'épiphysiolyse de hanche chez une adolescente présentant une boiterie.

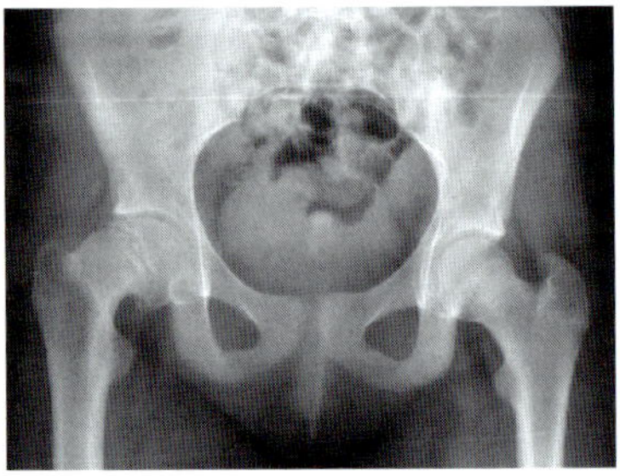

Fig : Radiographie typique d'une épiphysiolyse de hanche droite avec bascule de l'épiphyse fémorale vers le bas.

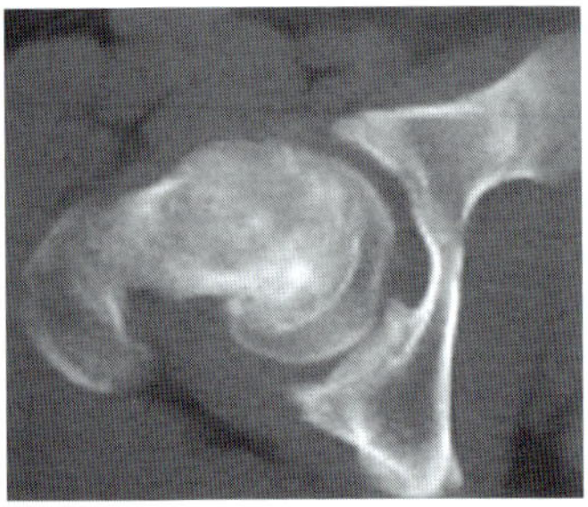

Fig : TDM typique d'une épiphysiolyse de hanche avec bascule de l'épiphyse vers l'arrière.

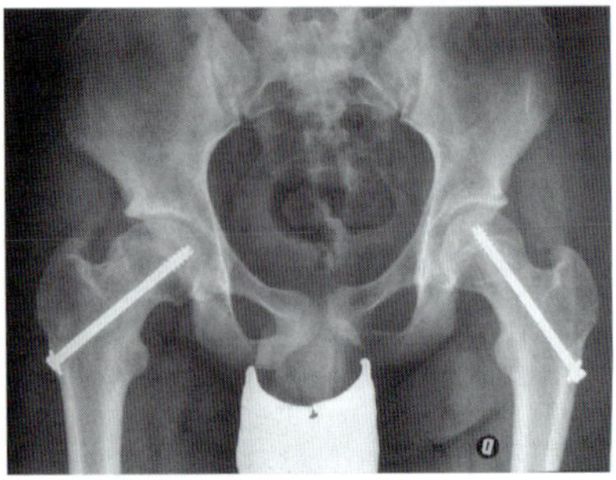

Fig : Traitement par vissage d'une épiphysiolyse de hanche droite avec vissage préventif à gauche.

3 - Une pathologie infectieuse de type ostéomyélite ou ostéoarthrite.

- Les radiographies : normales au début.
- L'échographie : épanchement intra articulaire, parfois abcès sous périosté.
- Le bilan inflammatoire biologique : CRP très précocement élevée.
- *En cas de doute diagnostique* : IRM ou scintigraphie osseuse puis ponction ou biopsie.
- Hospitalisation en urgence.
- Recherche du germe : Portes d'entrée, hémocultures, ponction sous AG + ou - drainage.
- Double antibiothérapie probabiliste IV 10 jours, puis orale minimum 2 mois.
- Immobilisation relative du membre.
- Autres : pathologie tumorale bénigne ou maligne.

3-3-1-2 Chez l'enfant de 10 à 15 ans

Les étiologies précédentes deviennent rares, il s'ajoute deux étiologies :

- **l'épiphysiolyse de hanche :**
  Glissement de la métaphyse par rapport à l'épiphyse fémorale. Souvent acutisation d'une épiphysiolyse chronique (enfant adiposo-génital marchant depuis plusieurs mois en rotation externe du membre inférieur et se plaignant de la hanche).
  La radiographie standard est typique en montrant sur la face le déplacement de la tête fémorale vers le bas le plus souvent. Le cliché de profil est indispensable pour objectiver le déplacement en arrière En cas de doute diagnostique, une TDM confirme le glissement.

L'hospitalisation est recommandée, car la transformation en une forme aiguë, si elle survient après le passage aux urgences, relève de la responsabilité médicale du médecin concerné.

Parfois le diagnostic peut être plus difficile, car l'enfant est peu douloureux ou présente une douleur isolée du genou.

Une douleur du genou qui ne fait pas sa preuve chez un adolescent
doit conduire à examiner soigneusement les hanches
et demander une radiographie du bassin et de la hanche de profil.

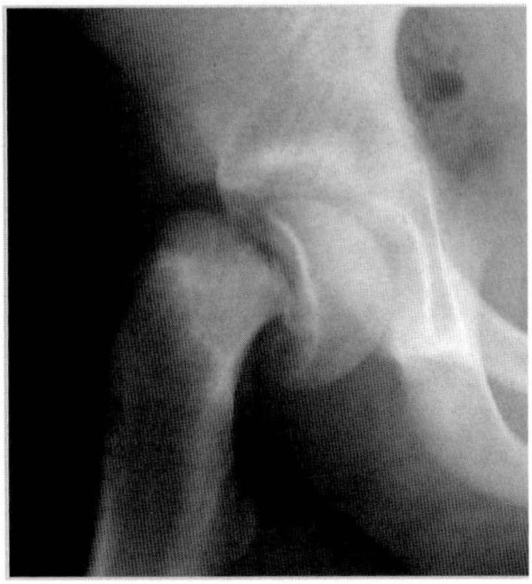

Fig : Epiphysiolyse aiguë de hanche avec glissement brutal de l'épiphyse fémorale.

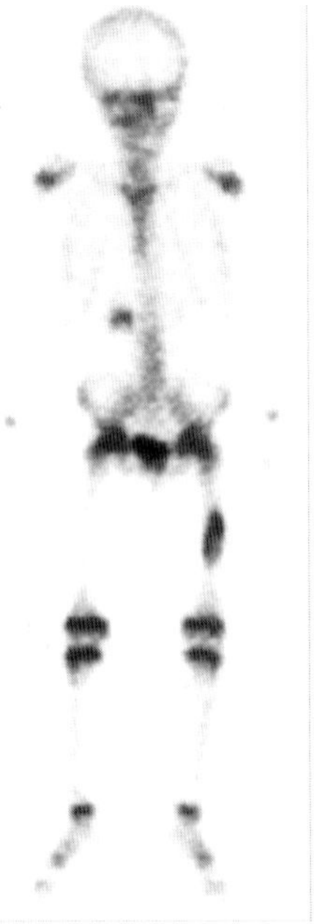

Fig : Scintigraphie osseuse chez un enfant présentant une douleur de cuisse gauche. Un claquage musculaire avait été initialement évoqué. La scintigraphie permet d'objectiver une hyperfixation osseuse sur la diaphyse fémorale gauche.

Le traitement repose sur la stabilisation de la tête fémorale par un vissage. Un vissage préventif de la hanche controlatérale est à discuter.

Tout adolescent pré-pubère qui marche en rotation externe et présente des douleurs de la hanche et du genou doit être considéré comme porteur d'une épiphysiolyse. Il doit bénéficier d'une imagerie complète, et être hospitalisé le jour même.

< **Les syndromes d'hyper sollicitation ou surmenage :** arrachements apophysaires de l'enfant sportif.
L'hospitalisation n'est pas indispensable, sauf en cas de douleurs importantes. L'immobilisation simple suffit généralement à obtenir la consolidation.
Se rapporter selon la localisation au chapitre concerné.

3-3-2 Douleur de cuisse et de jambe

Rare, le caractère inhabituel doit faire toujours évoquer une pathologie tumorale.
Attention au piège du traumatisme évoqué à tort.
Il y a une indication de radiographies standards centrées sur le segment concerné avec articulations sus et sous-jacentes.
Si ce bilan est normal, il conviendra d'adresser l'enfant en consultation spécialisée pour conduire des explorations complémentaires.

Ne jamais s'en tenir au diagnostic de tendinite ou de claquage musculaire chez un enfant porteur d'une douleur de cuisse ou de jambe

3-3-3 Douleur du genou : Fréquente +++

Les causes les plus fréquentes en consultation réglée sont les douleurs d'origine rotulienne de l'adolescent ou les apophysites de croissance de type Osgood Schlatter. De tels diagnostics sont simples, lorsque les douleurs sont bilatérales. En revanche, lors de douleurs unilatérales, un tel diagnostic doit être remis en question et un bilan d'imagerie standard est nécessaire.

En situation d'urgence, le risque d'erreur diagnostique est important d'autant qu'il s'agit d'un motif de consultation très fréquent.
L'examen clinique a alors une importance toute particulière avec des signes d'alerte majeurs tels que épanchement, amyotrophie, points douloureux.
Il est indispensable de se souvenir que chez l'enfant toute douleur du genou peut être une douleur rapportée d'une pathologie de la hanche.

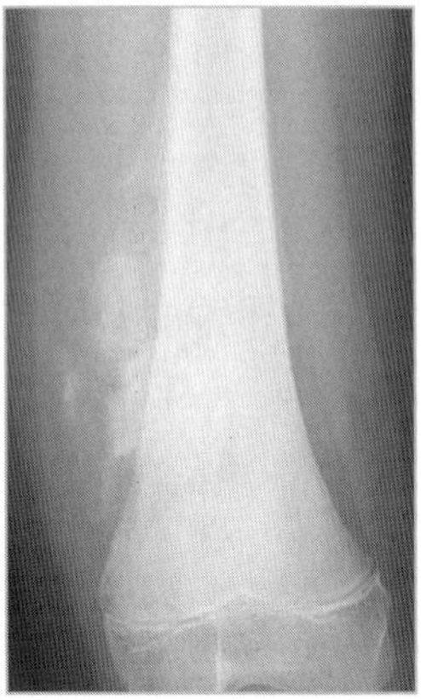

Fig : Tumeur maligne du fémur distal.

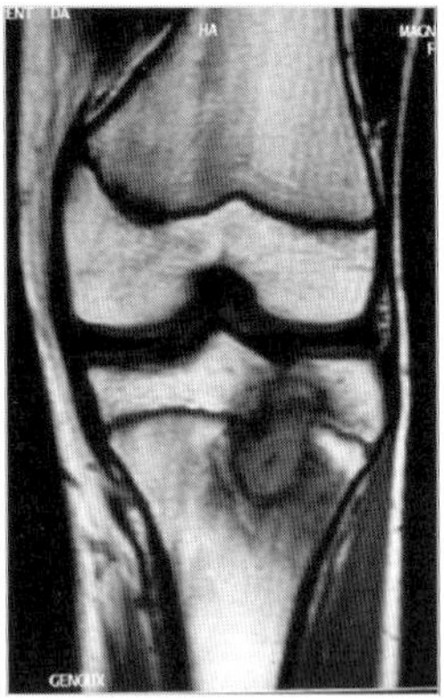

Fig : Ostéomyèlite du tibia proximal visible en IRM.

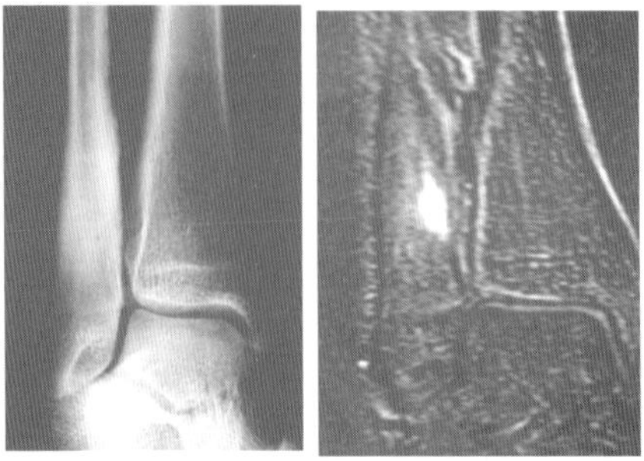

Fig : Un adolescent est porteur d'une douleur de cheville rapportée à une entorse ancienne. La radiographie standard montre un épaississement de la fibula distale. Une IRM est demandée qui montre un foyer inflammatoire évident. Il s'agit d'un ostéome ostéoïde.

Origine traumatique :
Ne jamais parler de tendinite, entorse, rupture musculaire, hématome après 3 semaines de douleur chez l'enfant. Toujours rechercher une étiologie non traumatique.

Origine tumorale :
- Maligne : Ostéosarcome, tumeur d'Ewing. Le genou est le siège le plus fréquent des tumeurs malignes de l'enfant.
- Bénigne : kyste, ostéome ostéoïde...

Etiologie infectieuse : arthrites et ostéomyélites dans leurs formes subaiguës. Intérêt de l'IRM.

Autres : ostéochondrites, atteintes rhumatismales, hémopathies.

3-3-4 Douleur de la cheville et du pied

Les mêmes étiologies qu'au niveau du genou sont retrouvées. L'objectif lors d'un premier examen aux urgences est d'écarter une étiologie traumatique évidente ou une origine infectieuse.
Il convient encore une fois d'insister auprès de l'entourage qu'en l'absence d'amélioration en quelques jours une consultation spécialisée est nécessaire.

3-4 Les douleurs d'origine psychogène

- Elles doivent parfois être évoquées, particulièrement chez l'adolescent sous forme de conversions hystériques ou dépressions masquées.
- Il n'en reste pas moins qu'un tel diagnostic doit rester un diagnostic d'élimination. Il ne faut pas hésiter dans de telles circonstances, à avoir recours à la scintigraphie osseuse avant de l'affirmer. Un entretien avec les parents en l'absence de l'enfant est indispensable afin d'expliquer, rassurer, et proposer des solutions thérapeutiques simples.
- Ces douleurs intriquées de manifestations psychiques nécessitent une prise en charge thérapeutique spécialisée.

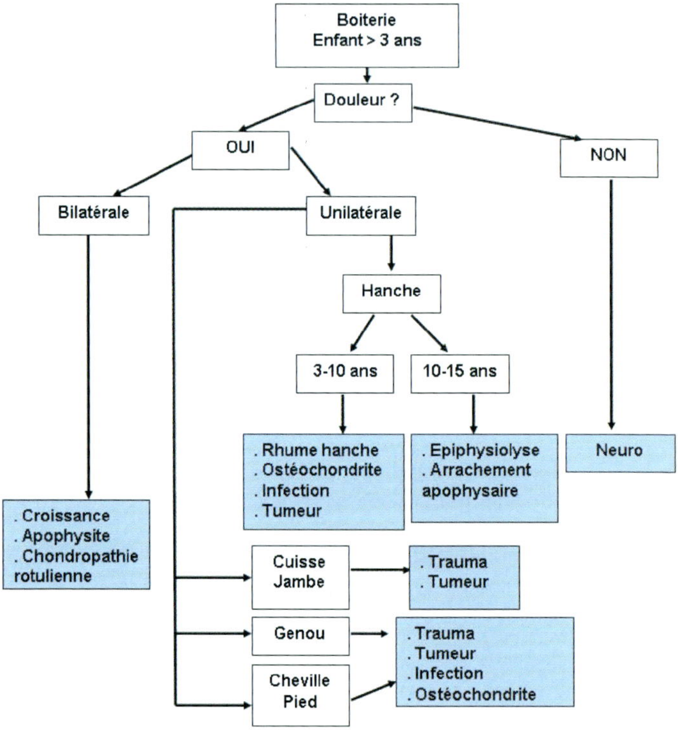

Orientation diagnostique devant une boiterie chez un enfant de plus de 3 ans.

4. POINTS PARTICULIERS CONCERNANT LA PRISE EN CHARGE AUX URGENCES

< Toute douleur unilatérale évoluant depuis plus de 7 jours justifie un bilan radiographique standard.

< Toute douleur unilatérale supérieure à 21 jours justifie un nouveau bilan radiographique, et en cas de normalité une imagerie complémentaire.

< IRM ,s'il existe des signes de focalisation.

< Scintigraphie en l'absence de symptomatologie typique.

< Ne jamais retenir un défaut d'axe constitutionnel (genu valgum, genu varum, pieds plats) comme responsable du syndrome douloureux.

< Ne jamais retenir un traumatisme ancien comme responsable d'une douleur chronique chez l'enfant.

< La prise de la température doit être systématique en cas de douleur ou de boiterie.

< Toute douleur ou boiterie associée à une amyotrophie justifie une exploration exhaustive.

< Toute boiterie chez l'adolescent doit être considérée comme une épiphysiolyse jusqu'à preuve du contraire.

< Etre toujours vigilant sur les douleurs rapportées chez l'enfant (Hanche-Genou, Hanche-Rachis lombaire).

INFECTIONS OSTEO-ARTICULAIRES AIGUES

1. DEFINITIONS

- Les conditions anatomiques expliquent les différentes manifestations osseuses et/ou articulaires des infections. Ces conditions changeant avec la croissance, les manifestations vont varier avec l'âge de l'enfant. Des formes de passage restent toujours possibles.
- L'ostéoarthrite est une atteinte combinée de l'os et de l'articulation. Il peut s'agir de l'extension d'une atteinte métaphysaire à l'épiphyse, chez le nouveau-né et le nourrisson, lorsque la barrière vasculaire entre métaphyse et épiphyse n'est pas encore établie. Il peut s'agir encore d'une atteinte combinée lorsque la métaphyse est en situation intra-articulaire comme c'est le cas à la hanche, l'épaule et l'extrémité proximale du radius.
- L'arthrite septique est une atteinte de l'articulation. Le germe atteint primitivement la synoviale et l'infection se développe dans l'articulation.
- L'ostéomyélite est une atteinte de l'os et de la moelle osseuse, préférentiellement dans la région métaphysaire en raison de la dissémination hématogène du germe et du ralentissement du flux sanguin au niveau de la métaphyse.

2. EPIDEMIOLOGIE, CLASSIFICATION

1-1 Ostéomyélite ou arthrite aiguë communautaire de l'enfant

- Survient sans terrain prédisposant +++, surtout au delà de l'âge de 5 ans.
- Parfois traumatisme minime initial ! **piège**
- Plus fréquent chez le garçon.
- Métaphyse des os longs avec une prédilection pour le genou et l'épaule.
- Staphylocoque doré dans > 90% des cas.

1-2 Ostéomyélites, ostéoarthrites et arthrites aiguës non communautaires ou sur terrain particulier

- Nouveau-nés et nourrissons (et aussi enfants de 2 à 5 ans) : Staphylocoques, Streptocoque B, Bacilles Gram Négatif, Pneumocoque, Haemophilus, Kingella.
- Drépanocytaires : Staphylocoque, Salmonelles, Shigelles et autres Bacille Gram Négatif, Pneumocoque.
- Antécédents d'hospitalisation, prématurité, gestes invasifs, terrains particuliers (déficits immunitaires)...: germes atypiques.

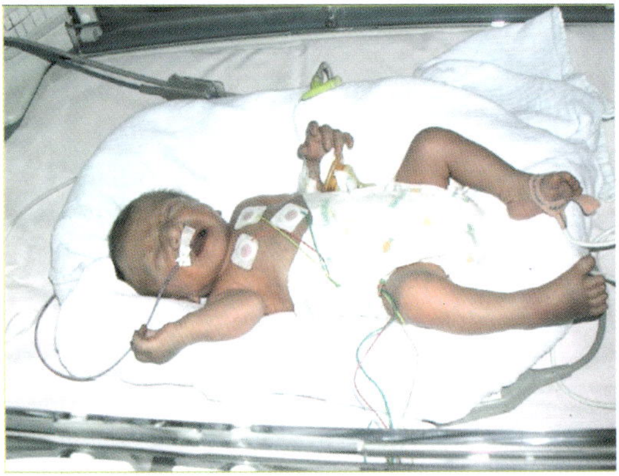

Fig : Attitude pseudo paralytique du membre inférieur droit.

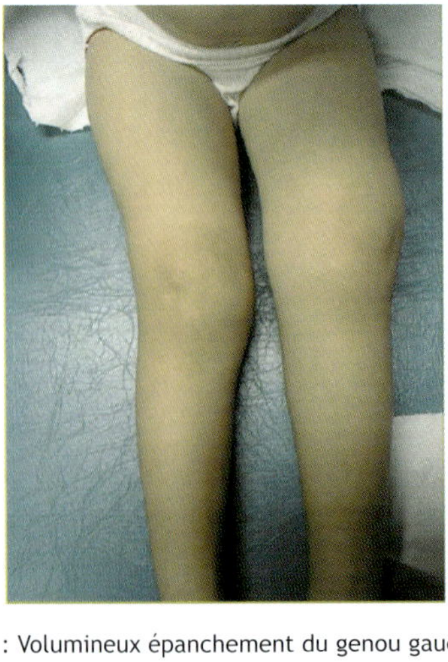

Fig : Volumineux épanchement du genou gauche.

3. DIAGNOSTIC

3-1 Présentations cliniques

En fonction de l'âge les tableaux cliniques vont être différents.

- **Chez le nouveau né et le nourrisson**, il s'agira d'une ostéoarthrite. L'expression clinique peut être très variable. Les formes trompeuses sont les plus fréquentes. Il faudra savoir y penser même en l'absence de fièvre devant une simple limitation douloureuse d'une articulation, une asymétrie de gesticulation, des pleurs répétés lors des changes, une position antalgique, pseudoparalytique d'un membre.
- **Chez l'enfant**, il s'agira plus fréquemment d'une arthrite. La douleur est plus facilement exprimée et localisée. L'impotence fonctionnelle est marquée. On retrouve une boiterie ou un refus d'appui, une raideur articulaire. Toute tentative de mobilisation de l'articulation exacerbe la douleur. Localement on évaluera la chaleur et la rougeur en comparant à l'articulation opposée. Un épanchement sera recherché. La fièvre n'est pas constante.
- **Chez l'enfant plus grand et l'adolescent,** il s'agira plus volontiers d'une ostéomyélite. Dans la forme aiguë, la douleur est métaphysaire, circonférentielle, réveillée à la palpation. L'articulation adjacente reste classiquement mobile. L'état général peut-être altéré, mais des formes subaiguës à début insidieux avec des signes atténués ne sont pas rares.
- Certaines localisations particulières, comme le rachis, nécessitent une attention particulière. Le patient étant en décubitus dorsal, le déclenchement de douleurs lors de la mise en hyperflexion simultanée des cuisses sur le tronc doit alerter. La douleur majorée par la position assise doit aussi alerter.

3-2 Le bilan biologique inflammatoire

Il doit être simple en première intention (NFS, VS, plaquettes, CRP , fibrine). Il peut être normal ou légèrement perturbé. Cela ne permet pas d'éliminer le diagnostic.

- Le plus souvent on retrouve un syndrome inflammatoire non spécifique.
- Attention, des douleurs osseuses chez l'enfant peuvent révéler une leucémie aiguë.

3-3 La stratégie d'imagerie

Il s'agit d'une véritable stratégie car quel que soit le plateau technique à disposition, l'imagerie ne devra jamais retarder la prise en charge thérapeutique. Le choix devra être :

- réalisé en connaissant les avantages et les inconvénients de chaque examen,
- adapté aux possibilités du plateau technique,
- hierarchisé en fonction de chaque situation clinique.

3-3-1 La **radiographie simple**, facilement accessible, a peu d'efficacité diagnostique au début (refoulement des parties molles, modification des rapports osseux), mais peut contribuer au diagnostic différentiel (fracture, tumeur).

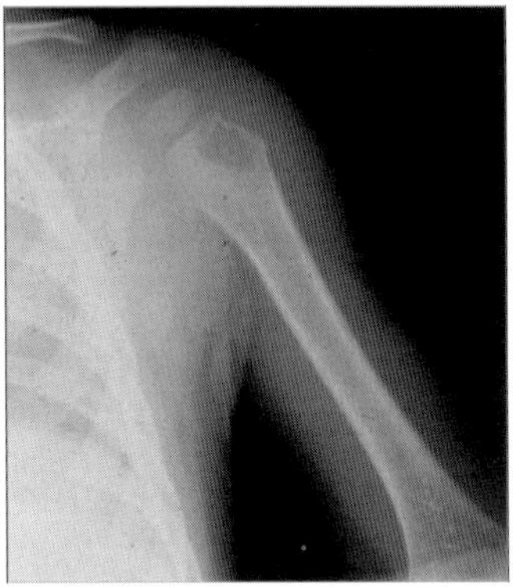

Fig : Géode de l'extrémité supérieure de l'humérus correspondant à une ostéomyélite.

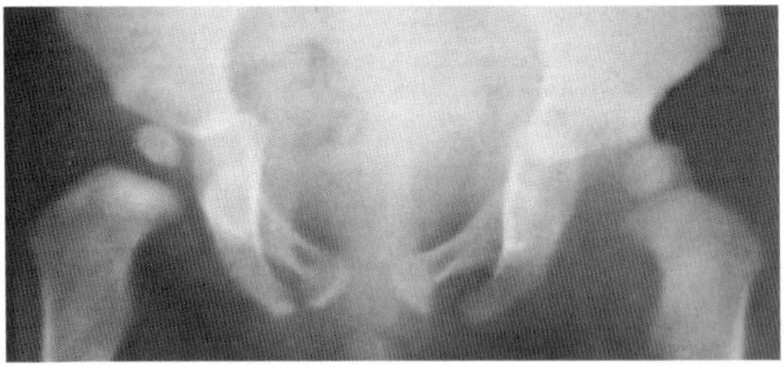

Fig : Aspect excentré et subluxé de la hanche gauche du fait d'un épanchement important.

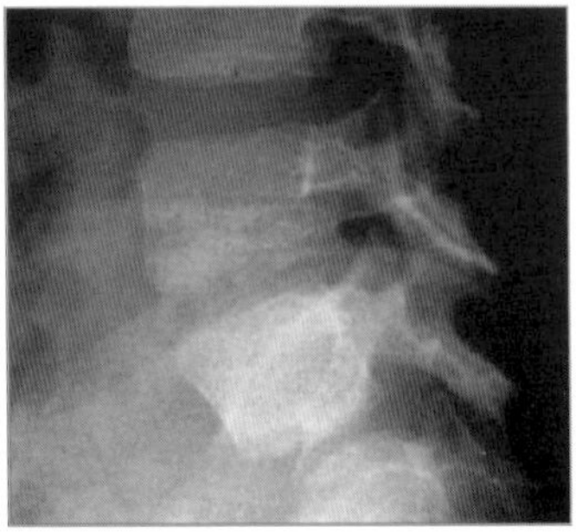

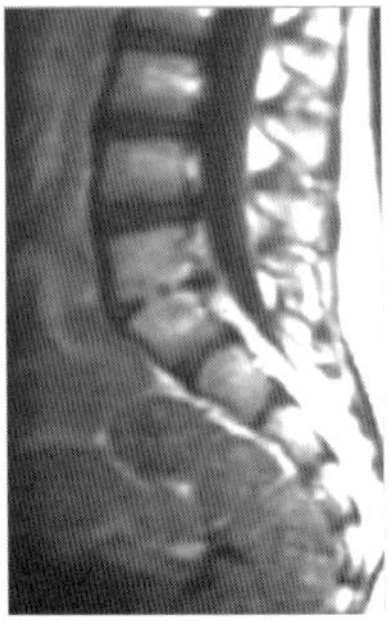

Fig : Pincement discal L4-L5 sur la radiographie standard. Confirmation du diagnostic de spondylodiscite infectieuse sur l'IRM.

3-3-2 **L'échographie simple**, et facilement disponible, recherchera un épanchement articulaire, une réaction synoviale, un abcès sous-périosté.

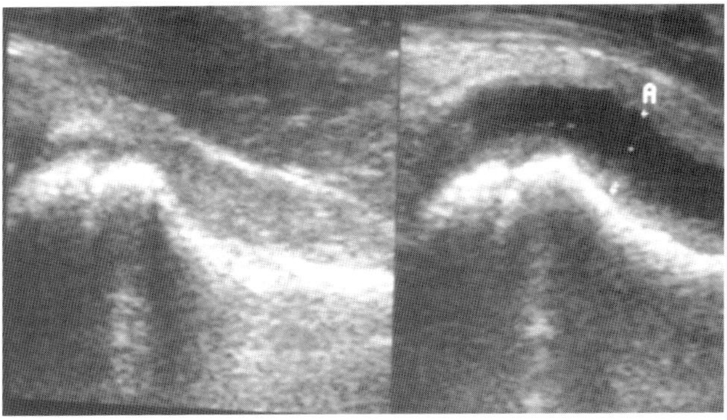

Fig : Epanchement échographique de hanche visible à droite.

3-3-3 **L'IRM** est la technique de référence, non irradiante, mais est parfois difficile à mettre en œuvre (indisponible dans certains centres, nécessitant une anesthésie générale chez l'enfant de moins de 5 ans).

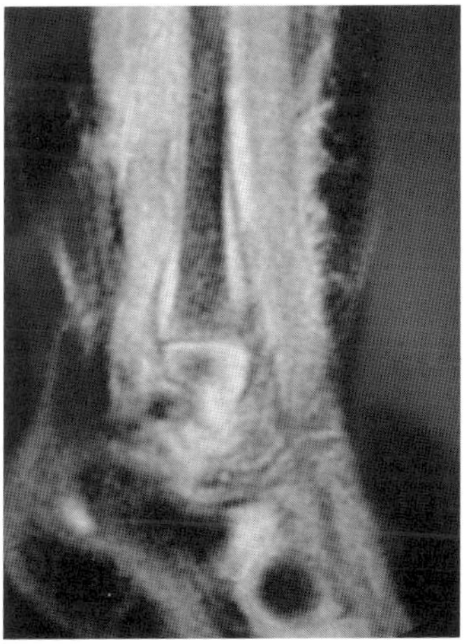

Fig : Aspect IRM d'une ostéoarthrite de la fibula sur une IRM de la cheville en coupe sagittale. On note le décollement du périoste qui témoigne d'un abcès sous périosté.

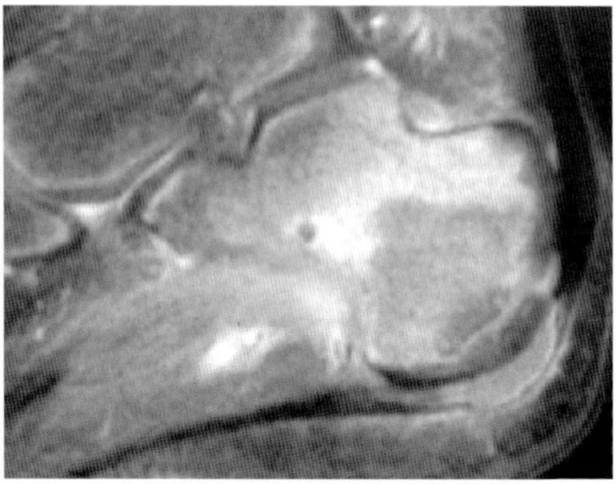

Fig : Aspect IRM d'une ostéite du calcanéum.

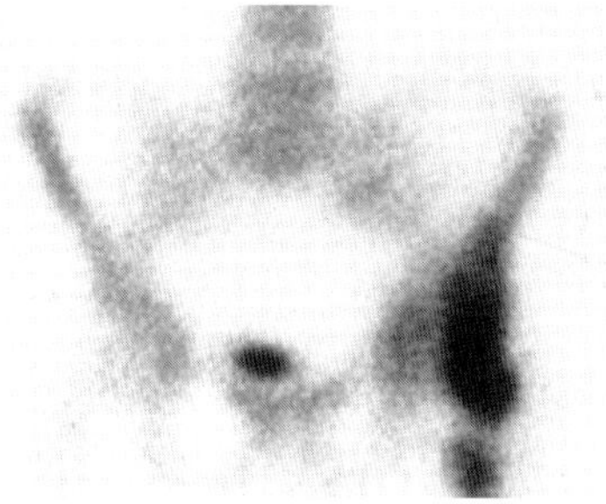

Fig : Scintigraphie osseuse montrant une hyperfixation de la hanche gauche en rapport avec une ostéoarthrite de hanche.

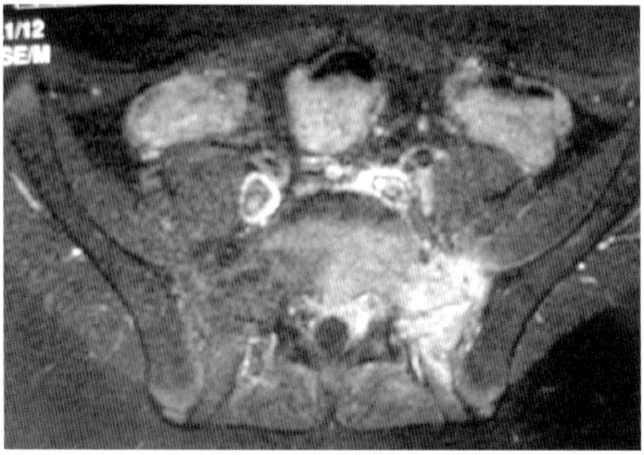

Fig : Aspect IRM d'une arthrite infectieuse de l'articulation sacro iliaque gauche.

3-3-4 La **tomodensitométrie** est simple souvent plus accessible que l'IRM mais irradiante et, comme la radiographie, a peu d'efficacité diagnostique au début. Elle peut être utile pour une ponction guidée.

3-3-5 La **scintigraphie** n'apporte aucune information anatomique. Elle est sensible mais de spécificité faible ou nécessitant gallium ou leucocytes marqués. Elle est peu utilisable en urgence.

En pratique, devant un tableau d'ostéo arthrite infectieuse aiguë, il n'est pas possible de retarder le traitement dans l'attente d'une imagerie complexe de type IRM ou scintigraphie.

3-4 Le bilan bactériologique

- Hémocultures systématiques
- Prélèvements des portes d'entrées éventuelles (cutanées, ORL, urinaires ...).
- La ponction articulaire et/ou osseuse, à la recherche du germe en cause, sera discutée systématiquement avec l'équipe chirurgicale. Elle est quasiment systématique dans certains cas tel que épanchement évident sur la hanche ou le genou. Ailleurs, elle est beaucoup plus discutable comme dans le cas d'une spondylodiscite infectieuse.

4. TRAITEMENT

- Il repose sur l'antibiothérapie qui doit être commencée dés que l'ensemble du bilan bactériologique est réalisé.
- Dans les formes communautaires de l'enfant, de multiples protocoles peuvent être utilisés. On peut proposer à titre indicatif :
  Bristopen 100 mg/kg/j en 3 injections IVD
  + Amiklin 15 mg/kg/j en 1 injection IVL.

- Pour toutes les autres formes en particulier enfant < 5 ans, terrains particuliers :
  Claforan 100 mg/kg/j en 3 injections IVD
  + Fosfocine 100 mg/kg/j en 3 perfusions IV sur 4 heures
  + Amiklin IV 15 mg/kg/j en 1 injection IVL.

La durée de l'antibiothérapie IV reste discutée, pour certains 10 jours systématiques, pour d'autres jusqu'à disparition des douleurs ou jusqu'à normalisation de la CRP.

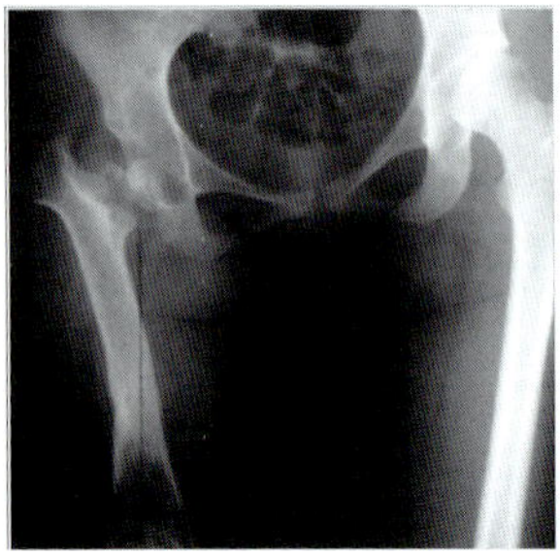

Fig : Séquelles d'une ostéo-arthrite de hanche néonatale. Le fémur est raccourci, la tête fémorale est nécrosée.

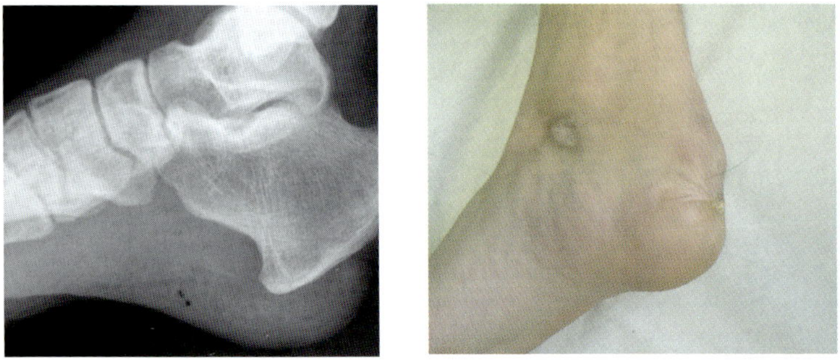

Fig : Séquelle d'ostéite du calcanéum survenue à la période néo-natale. On note la brièveté du calcanéum du fait d'un trouble de croissance. Il existe des troubles trophiques des parties molles avec une fistule récurrente chronique empêchant un chaussage normal.

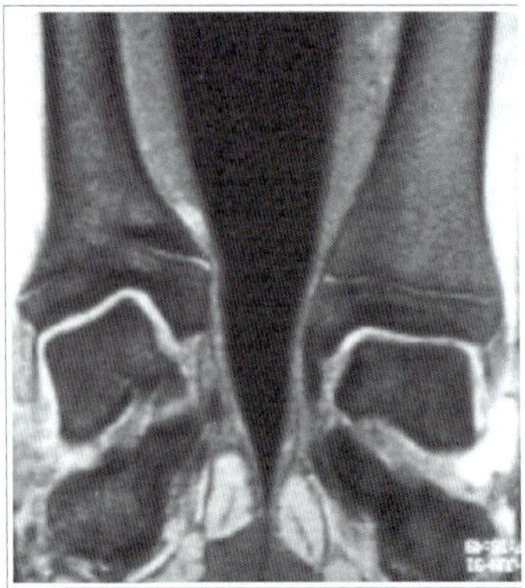

Fig : Epiphysiodèse post-infectieuse du tibia distal droit provoquant raccourcissement et défaut d'axe.

Un relais par voie orale sera réalisé. Là, encore sa durée est discutée, mais la durée totale de l'antibiothérapie ne doit jamais être inférieure à 6 semaines.

- Le traitement chirurgical commence dés l'étape diagnostique. Les modalités seront discutées au cas par cas, ponction à l'aiguille, arthrotomie, lavage irrigation, incision d'un abcès sous-périosté.
  Un flacon à hémocultures sera systématiquement ensemencé par le produit de ponction, cela augmente la sensibilité des prélèvements à visée bactériologique et permet dans certains cas une étude de biologie moléculaire.
- La prise en charge de la douleur au moyen d'antalgiques de niveau 2 ou 3.
- L'immobilisation.
  Elle a un rôle antalgique et anti inflammatoire, évite les attitudes vicieuses. Elle peut être stricte, mais doit permettre une surveillance clinique; elle peut être relative (traction).

5. POINTS PARTICULIERS CONCERNANT LA PRISE EN CHARGE AUX URGENCES

- Attention à l'allégation d'un traumatisme bénin qui peut faire errer le diagnostic.
- Se méfier des fréquentes formes frustre :tableau clinique peu marqué, sans fièvre sans importante perturbation du bilan biologique.
- Se méfier des formes masquées par une antibiothérapie ou un traitement anti-inflammatoire.

En présence d'une mono-arthrite de l'enfant, la hantise doit être celle d'une atteinte infectieuse directe. Toute mono-arthrite de l'enfant est infectieuse jusqu'à preuve du contraire. Ce n'est que secondairement et hors contexte d'urgence, que le diagnostic de monoarthrite réactionnelle ou rhumatismale peut être évoqué.

6. POINTS PARTICULIERS CONCERNANT L'INFORMATION AUX FAMILLES

Il faut d'emblée préciser les points suivants :

- il s'agit d'une pathologie sévère avec des risques de séquelles (destruction de l'articulation, trouble de croissance par atteinte du cartilage de croissance).
- le traitement risque d'être prolongé, certainement médical, mais aussi chirurgical.
- comme dans toute pathologie à risque de séquelles, il ne faut pas s'engager dans un schéma thérapeutique précis. Celui-ci sera adapté secondairement par les chirurgiens et les infectiologues.

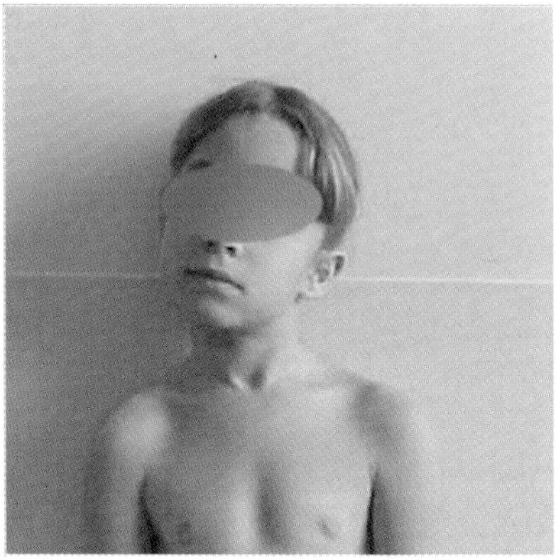

Fig : Torticolis typique.

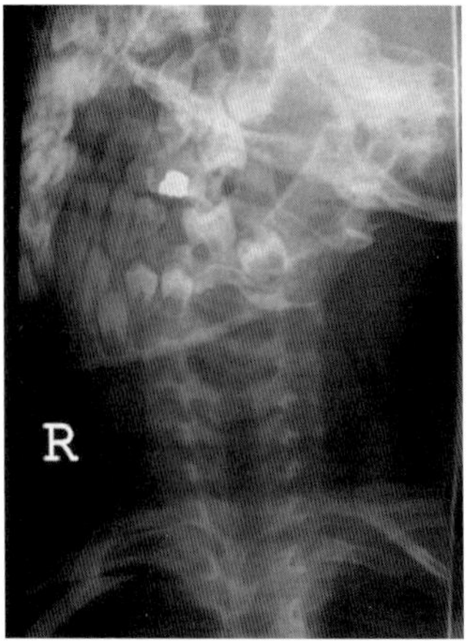

Fig : La radiographie standard est d'interprétation difficile en urgence du fait de la contracture douloureuse. De nouveaux clichés seront nécessaires après la phase algique.

CONDUITE A TENIR DEVANT UN TORTICOLIS D'APPARITION RECENTE

1. EPIDEMIOLOGIE - FREQUENCE

- Il s'agit d'une situation à la fois fréquente et délicate en situation d'urgence.
- Dans l'immense majorité des cas, il s'agit d'un torticolis bénin encore appelé torticolis paroxystique bénin ou dérangement intervertébral mineur. Cependant dans un faible nombre de cas, le torticolis peut être le premier signe d'une lésion grave qui va justifier une investigation complémentaire et parfois de manière urgente. Ceci place le médecin de garde aux urgences dans une situation inconfortable, partagé entre une hospitalisation systématique selon un principe de précaution et la réalité quotidienne pour laquelle bon nombre de torticolis peuvent justifier un retour à domicile sous surveillance parentale.
- Pour avancer dans cette réflexion, une conduite systématique doit être instaurée afin d'écarter tout signe d'alerte pouvant faire évoquer une pathologie grave et surtout urgente.

2. EXAMEN INITIAL D'UN TORTICOLIS

2-1 L'examen clinique

La recherche de certains items doit soigneusement colligée dans le protocole d'urgence :

- L'ancienneté : un torticolis acquis irréductible depuis plusieurs jours est un élément préoccupant.
- Les circonstances de survenue, en sachant que le contexte traumatique doit toujours être remis en question.
- Le caractère spontanément douloureux ou lors d'une tentative douce de réduction.
- La prise de température pouvant faire évoquer un problème de spondylodiscite infectieuse ou d'infection ORL concomitante.
- L'examen neurologique : il doit être exhaustif, complet, détaillé à la recherche de tout signe déficitaire qui va alors conduire à la réalisation d'explorations en urgence.

2-2 Les examens complémentaires minimum sont :

- une radiographie standard de face, de profil et une incidence cliché bouche ouverte. Il faut néanmoins savoir que ces clichés vont être d'interprétation très difficile compte tenu de la déformation vertébrale et que parfois seul le cliché bouche ouverte peut être contributif. Pour ces raisons, certains auteurs préfèrent différer le cliché en cas de persistance du torticolis après 7 jours.
- un bilan biologique inflammatoire comportant CRP et NFS.

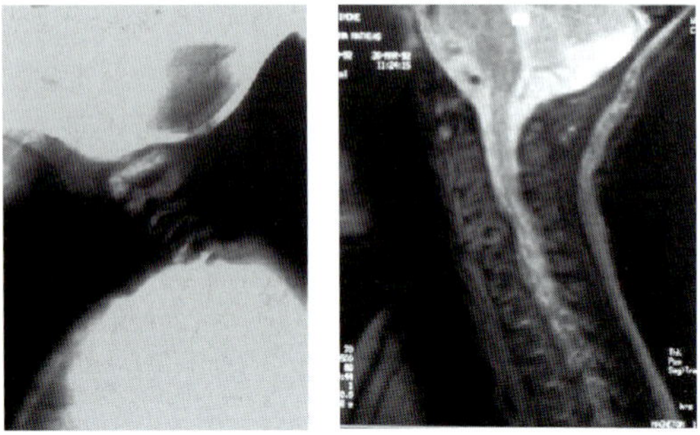

Fig : Spondylodiscite cervicale révélée par un torticolis douloureux fébrile.

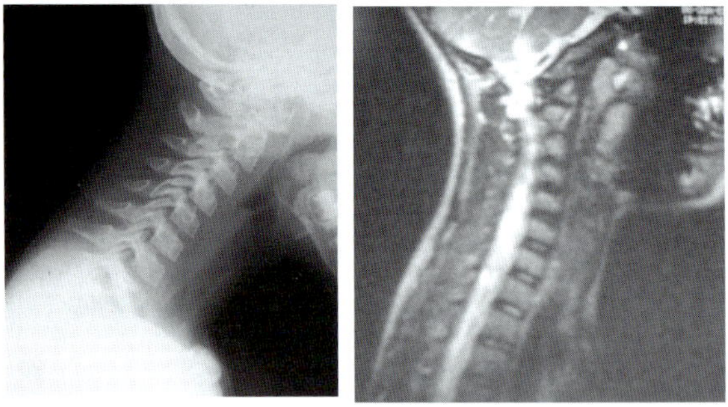

Fig : Adolescent présentant un torticolis depuis 4 semaines, admis en urgence pour tétraparésie. La radiographie standard montre une raideur vertébrale cervicale sévère. L'IRM montre une lésion expansive du tronc cérébral. L'histologie montrera un gliome du tronc cérébral.

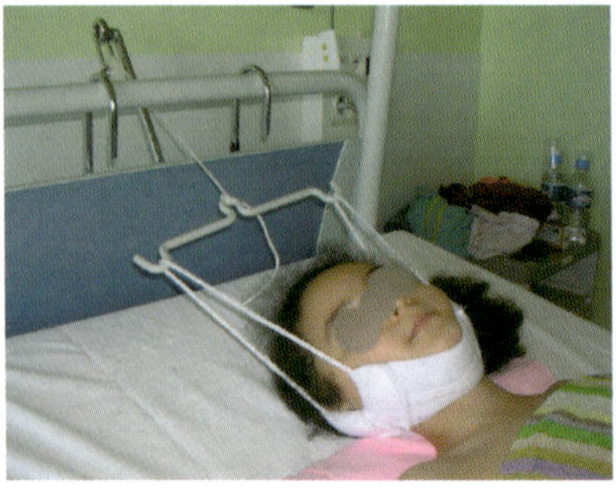

Fig : Dispositif de traction cervicale.

3. TORTICOLIS SURVENANT DANS UN CONTEXTE INFECTIEUX

Deux diagnostics doivent être évoqués :
< **Une spondylodiscite infectieuse.**
Il s'agit d'une véritable urgence notamment chez le tout petit chez qui les lésions vertébrales peuvent être très rapides. La mobilisation du rachis est très douloureuse. La fièvre est le plus souvent présente. Le bilan biologique est perturbé. Dès lors que l'on a bien pu faire préciser aux parents le caractère acquis et non congénital de la lésion, un nourrisson doit être suspect à priori de spondylodiscite infectieuse et pris en charge en urgence comme toute ostéo arthrite infectieuse du nourrisson.

< **Un torticolis** peut également accompagner toute infection ORL.

4. TORTICOLIS EN L'ABSENCE DE CONTEXTE INFECTIEUX

La priorité est d'écarter un problème neurologique notamment tumoral.
< **Torticolis en rapport avec une lésion tumorale**
Il s'agit généralement d'un torticolis acquis depuis plusieurs jours, d'aggravation progressive, peu douloureux. Bien entendu, toute notion de maux de tête, altération de l'état général doit être prise en compte. Toute anomalie de l'examen neurologique périphérique, même mineure, doit également donner l'alerte et faire indiquer une IRM ou un scanner en urgence.

< **Entorse rotatoire C1-C2**
Lorsqu'un contexte traumatique, même mineur existe, il peut s'agir d'une entorse rotatoire C1-C2 *(cf. traumatisme du rachis cervical).*
Le caractère brutal, peu algique doit faire évoquer le diagnostic, même en dehors de tout contexte traumatique.

< **De nombreuses autres causes de torticolis peuvent être retenues.**
C'est l'intensité et la durée qui va faire indiquer un traitement par simple collier cervical avec un retour à domicile ou une hospitalisation par traction cervicale douce. Dans tous les cas, l'enfant doit être revu après un délai de 48 heures et seule la correction de la déformation va permettre un bilan d'imagerie standard satisfaisant complétant le diagnostic étiologique.

Tout torticolis admis en urgence doit bénéficier d'un examen neurologique exhaustif colligé dans le protocole d'urgence.
Tout torticolis sévère doit être hospitalise et mis en traction douce (5% du poids du corps).

ANNEXE
LE QUOTIDIEN DES URGENCES

Les contentieux aux urgences
Le service des urgences, lieu de rencontres,
lieu magique d'apprentissage

LES CONTENTIEUX AUX URGENCES

Comment les éviter, comment les minimiser

Un service d'urgence est un lieu où se déroule par définition une situation anxiogène pour l'ensemble des acteurs. Cette notion est logiquement majorée dans le cadre de l'urgence pédiatrique où la notion d'enfant en danger potentialise la situation de stress.
Dans un tel contexte, les contentieux sont inévitables. Il appartient à tous les acteurs de savoir les affronter et les gérer.

Lorsqu'ils portent sur des erreurs de diagnostic, tels que la non identification de la lésion initiale ou sur un défaut de prise en charge thérapeutique, l'analyse rétrospective du dossier, son expertise dans un cadre amiable ou juridique trouve toute sa raison. Elle doit faire partie désormais de notre quotidien et l'ensemble des soignants doit être prêt à l'assumer.

L'expérience montre cependant que la majorité des contentieux aux urgences ne portent pas sur le fond, mais sur des problèmes de forme, générant des situations complexes, aisément évitables, dés lors que l'on sait les repérer.
Quatre sources de conflit peuvent être identifiées, motivant le plus souvent plaintes et recours : le délai d'attente, la gestion de la douleur initiale, l'information à la famille, la traçabilité du suivi proposé.

< Le délai d'attente :
Il est inévitable, notamment à certaines périodes de l'année et de la journée. Un examen initial succinct à la recherche de signes de gravité doit permettre d'établir des critères de gravité et hiérarchiser l'ordre de passage des patients. Lorsque les familles sont informées de ce type de procédure et du délai prévisible, une part importante de l'angoisse parentale est contrôlée. Le rôle de l'infirmière d'accueil et d'orientation est primordial à ce stade.

< Le contrôle de la douleur :
L'enfant a mal, l'articulation est augmentée de volume, immobilisez la en empêchant l'utilisation du membre (immobilisation en flexion au coude membre en supination) (immobilisation en flexion au genou pied à 90° : marche avec cannes anglaises). Deux démarches concomitantes doivent être conduites, immobiliser le membre concerné et utiliser les antalgiques adaptés.
L'immobilisation reste le meilleur des antalgiques . Elle donne le temps de la réflexion, de solliciter un avis plus élaboré d'un plus ancien. L'immobilisation ne devra se faire bien sûr qu'après vérification de l'absence de complication vasculo nerveuse d'où l'importance de l'examen initial qui doit être consigné et colligé.

> On ne vous reprochera jamais d'avoir immobilisé un enfant,
> on vous reprochera toujours de ne pas l'avoir fait.

Utiliser les antalgiques sans réserve. La douleur est le facteur anxiogène par excellence. Elle fait le lit de l'algodystrophie. Les protocoles décrits dans le chapitre correspondant doivent permettre un contrôle satisfaisant des douleurs.

< L'information des patients :

L'ensemble du service des urgences doit être en totale cohérence quant aux procédures de prise en charge. Une fois la règle définie, on ne doit plus en changer. Les familles chercheront toujours la solution la plus facile apparente, le minimum de contraintes, l'absence d'immobilisation, le temps minimal d'immobilisation.

La meilleure manière de désamorcer le conflit lié au temps est de colliger le maximum d'information sur l'observation, s'en tenir le plus possible aux procédures du service, faire une fiche de liaison pour le collègue qui verra l'enfant en post-urgence.

C'est la valse des intervenants qui est la cause principale d'agression, de perte de confiance et de tourisme chirurgical et la naissance de contentieux.

Au terme du passage, le médecin-senior des urgences doit s'assurer qu'une information complète a été prodiguée aux familles.

Rien de pire que d'avoir tenu des propos optimistes si l'évolution est désastreuse.

Rien de pire que d'avoir tenu des propos alarmistes si c'est une lésion bénigne.

< La traçabilité du suivi proposé.

Un grief fréquent des familles est d'avoir quitté le service des urgences sans suivi médical. En pratique, cette information a été effectuée, mais pas notée dans le dossier. Elle fait cruellement défaut en cas d'expertise.

En traumatologie, l'appareillage plâtré doit être régulièrement surveillé. La détérioration, la destruction du plâtre n'est pas forcément la cause d'un défaut de réalisation. Ne culpabilisez donc pas et ne vous laissez pas conter ! Ne pas hésiter à faire un plâtre solide. Plâtre résine représente une solution élégante.

N'hésitez pas à faire des convocations hebdomadaires suivant le milieu où évolue l'enfant. Elles surchargent les consultations post-urgences, mais diminueront les contentieux.

Le juste milieu repose sur une parfaite connaissance et sur l'expérience qui ,hélas, met du temps à se constituer. Un des objectifs de cet ouvrage est de faire partager l'expérience des plus anciens pour diminuer au maximum le temps d'apprentissage. Pierre Chrestian à l'issue d'une carrière riche dans la prise en charge de l'urgence, a proposé une typologie humoristique et caricaturale des parents tels qu'ils peuvent se présenter à l'accueil d'un service d'urgence : Il distingue ainsi :

- **L'anxieux :** Veut tout savoir avant que l'on ait commencé les soins. Il faut prendre son temps et lui expliquer, voire recommencer. Il veut être rassuré.

- **Le perfectionniste :** Monsieur je sais tout. Il a tout lu, tout vu. Appartenant souvent à des milieux intellectuels. Ses connaissances souvent parcellaires de la pathologie sont souvent un obstacle à votre démarche.

- **Le suspicieux :** D'emblée on voit le personnage, il interroge, il note tout. Il demande une pluie de certificats. Il se recommande d'un tas de gens. Tout noter c'est la meilleure parade !

- **Le fils de confrère.** Situation redoutable qui nous met en situation à être jugé par un de nos pairs. Même inconsciemment, il évaluera vos gestes et votre comportement. Faites comme avec les autres. L'idéal, surtout si vous êtes émotif, c'est de le faire sortir lors des soins.

Quelques règles comportementales peuvent être établies, correspondant à des recettes de survie en milieu souvent hostile.

- Saluer les parents et dire un mot gentil à l'enfant, le calmer.
- Se présenter et décliner sa fonction.
- Rassurer et expliquer ce que l'on va faire.
- Ne jamais donner une impression d'affolement ou de ne pas dominer la situation (s'entraîner).
- Exclure tout commentaire sur la tenue vestimentaire, l'état de propreté, les risques d'appartenance ethnique ou religieuse.

LE SERVICE D'URGENCE LIEU DE RENCONTRES, LIEU D'APPRENTISSAGE

Pierre CHRESTIAN

Le service des urgences, lieu de rencontre, lieu magique d'apprentissage est le siège de situations multiples qui peuvent se décliner de trois manières :

- Conflit entre les soignants et les parents.
- Conflit entre l'enfant et les soignants.
- Conflit entre soignants.

1 Conflit entre les soignants et l'enfant

C'est souvent la première rencontre de l'enfant et de l'hôpital.
Quelques minutes quelques heures auparavant en parfaite santé, totalement indépendant, joueur, il devient prisonnier d'une immobilisation ce qui limite son autonomie.
C'est la découverte de ce nouvel état qui génère tous les conflits.

L'enfant a peur, il doit être rassuré.
L'enfant a mal, il doit être calmé.
Il faut lui expliquer clairement ce qu'il a et ce que l'on va faire.
C'est la peur de l'avenir qui est à l'origine des difficultés.
La plupart du temps, la persuasion permet le soin.
Certains enfants-rois sont désormais au-delà du dialogue.

Les urgences représentent un lieu de toutes les rencontres, de toutes les situations même les plus incongrues, des plus cocasses ou plus dramatiques.
Fantastique école de vie, baromètre social.

2 Conflit entre les soignants et les parents

Analysons ces conflits :
Conflit de préséance : les parents transfèrent temporairement l'autorité aux soignants.
Agressivité : l'accident qui vient de se produire conforte la famille à une situation inédite.
L'accident est de la faute à un tiers, l'agressivité se retourne vers le fautif.
Le discours agressif se translate sur les soignants : les soins ne sont pas assez rapides, trop douloureux.

L'accident est occasionné par un défaut de surveillance familiale, du frère, de la mère ou des grands parents.
La notion de faute se transforme en pôle d'agressivité.

3 Conflit entre les soignants : l'urgence lieu de pouvoir

< ***Entre membres du personnel médical***
L'antagonisme s'il est inévitable doit être inapparent.
Pour lisser les conflits, il faut un guide thérapeutique, c'est l'objet de cet excellent manuel que vous avez entre les mains.

< ***Entre paramédicaux et médicaux***
Le séjour prolongé d'une infirmière en service d'urgence lui confère une expérience pratique, un vécu irremplaçable. Sachez écouter ses conseils. C'est un savoir d'action, un savoir-faire.
Vous avez un savoir théorique souvent supérieur au sien qui explique le pouvoir. Votre intelligence consistera à engranger les conseils en les confrontant à votre savoir théorique, à les digérer et à faire votre propre synthèse entre savoir théorique et savoir d'action.

Pour le jeune soignant, c'est un lieu merveilleux d'apprentissage
où l'on voit des malades,
avec une mise en pratique d'un savoir,
soulager, réparer, guérir.

Lieu de satisfaction : une impression d'être utile
mais aussi un lieu où l'on fait ses preuves.

REFERENCES BIBLIOGRAPHIQUES

OUVRAGES DE BASE

BONNARD C, BRACQ H. *Du symptôme au diagnostic.* Monographie du groupe d'étude en orthopédie pédiatrique. Sauramps médical. Montpellier 2000.

CHENE T, CHRESTIAN P, LAUNAY F. *Les immobilisations plâtrées en service d'urgences.* Sauramps médical. Montpellier 2003.

CHRESTIAN P, DE BILLY B. *Guide illustré des fractures des membres de l'enfant.* Sauramps médical 2000.

CLAVERT JM, KARGER C, LASCOMBES P, LIGIER JN, MÉTAIZEAU JP. *Fractures de l'enfant.* Monographie du groupe d'étude en orthopédie pédiatrique. Sauramps médical. Montpellier 2002.

FITOUSSI F. *Urgences chirurgicales pédiatriques,* Estem. Paris 2003

LASCOMBES P. *Embrochage centro médullaire élastique stable.* Elsevier, Paris 2006.

OGDEN JA. *Skeletal Injury in the Child.* 3ème edition Springer-Berlag, New York 2000.

ROCKWOOD CA, WILKINS KE, BEATY JH. *Fractures in children.* 6ème edition. Lippincott-Raven. Philadelphia New York 2006.

Site de la Société Française d'Orthopédie Pédiatrique (SOFOP):
www.sofop.org

Site du Groupe Francophone de Réanimation et Urgence Pédiatrique (GFRUP) : **www.gfrup.com**

Site de la Société Française de Radiologie (SFR) :
www.SFR-radiologie asso.fr

POUR EN SAVOIR PLUS

Prise en charge de la douleur

Agence Nationale d'Accréditation et d'Evaluation Santé. Evaluation et stratégies de prise en charge de la douleur aiguë en ambulatoire chez l'enfant de 1 mois à 15 ans. Paris ANAES 2000

Site de l'Association pour la Diffusion sur le Traitement de la Douleur de l'Enfant **www.pediadol.org**

Site de Société Française d'Anesthésie Réanimation (SFAR) : **www.SFAR.org**

Site de l'Association des Anesthésistes Réanimateurs Pédiatriques d'Expression Française (ADARPEF) : **www.adarpef.org**

Formes compliquées

DE BILLY B. *Polytraumatismes de l'enfant.* Cahier d'enseignement de la SOFCOT N° 66, pp 153-174. Expansion Scientifique Paris 1998.

DOHIN B. *Complications aigues des fractures des membres chez l'enfant.* Cahier d'enseignement de la SOFCOT N° 82, pp 203-220. Elsevier Paris 2003.

Membres supérieurs

DAUTEL G. *Traumatismes de la main de l'enfant.* Cahier d'enseignement de la SOFCOT N° 70, pp 253-671. Expansion Scientifique Paris 1999.

DAMSIN JP, LANGLAIS J. *Traumatologie du coude de l'enfant.* Cahier d'enseignement de la SOFCOT N° 72. Elsevier Paris .2000

Membres inférieurs

CHOTEL F. *Entorses du genou de l'enfant et de l'adolescent.* Cahier d'enseignement de la SOFCOT N° 85, pp 209-240. Elsevier Paris 2004.

DE COURTIVRON B. *Fractures des 2 os de la jambe chez l'enfant.* Cahier d'enseignement de la SOFCOT N° 87, pp 263-287. Elsevier Paris 2005.

MALLET JF, LECHEVALLIER J. *Chirurgie et orthopédie du genou de l'enfant.* Monographie du groupe d'étude en orthopédie pédiatrique. Sauramps médical. Montpellier 1993.

LANGLAIS J. *Traumatologie aigue de la cheville de l'enfant et de l'adolescent.* Cahier d'enseignement de la SOFCOT N° 91, pp 256-288. Elsevier Paris 2006.

Rachis

JOUVE JL, BOLLINI G, PANUEL M, PETIT P, GARRON E ET LECOQ C. *Traumatisme du rachis de l'enfant.* Encycl Méd Chir (Elsevier, Paris), Appareil locomoteur, 15-815-A-10, 1999, 7 p.

MAZDA K. *Fractures du rachis thoracique et lombaire chez l'enfant et l'adolescent.* Cahier d'enseignement de la SOFCOT N° 79, pp 263-274. Elsevier Paris 2002.

MAURIN C, HERBAUX B. *Infections ostéo-articulaires.* Monographie du groupe d'étude en orthopédie pédiatrique. Sauramps médical. Montpellier 1995.

Achevé d'imprimer par Présence Graphique
2 rue de la Pinsonnière - 37260 Monts
N° d'imprimeur : 030723264-1000